国家卫生健康委员会"十三五"规划教材配套教材
全国高等学校配套教材
供基础、临床、预防、口腔医学类专业用

病理学
实习指导

第2版

主　编 李玉林　王医术

副主编 李一雷　李　伟　辛　颖

编　者（以姓氏笔画为序）

王　琳（吉林大学基础医学院）　　　李一雷（吉林大学基础医学院）

王医术（吉林大学基础医学院）　　　李玉林（吉林大学基础医学院）

王悦增（吉林大学基础医学院）　　　李美英（吉林大学基础医学院）

石英爱（吉林大学基础医学院）　　　李艳茹（吉林大学基础医学院）

吕　爽（吉林大学基础医学院）　　　吴　珊（吉林大学基础医学院）

刘静华（吉林大学基础医学院）　　　何　旭（吉林大学基础医学院）

阮　洋（吉林大学基础医学院）　　　辛　颖（吉林大学基础医学院）

苏学今（吉林大学基础医学院）　　　倪劲松（吉林大学第一医院）

李　伟（吉林大学基础医学院）　　　高　航（吉林大学基础医学院）

人民卫生出版社

图书在版编目（CIP）数据

病理学实习指导/李玉林，王医术主编. —2 版.
—北京：人民卫生出版社，2019

全国高等学校五年制本科临床医学专业第九轮规划教
材配套教材

ISBN 978-7-117-27973-4

Ⅰ.①病…　Ⅱ.①李…②王…　Ⅲ.①病理学-实习-
高等学校-教学参考资料　Ⅳ.①R36-45

中国版本图书馆 CIP 数据核字（2019）第 008516 号

人卫智网	www.ipmph.com	医学教育、学术、考试、健康，
		购书智慧智能综合服务平台
人卫官网	www.pmph.com	人卫官方资讯发布平台

病理学实习指导
第 2 版

主　　编：李玉林　王医术
出版发行：人民卫生出版社（中继线 010-59780011）
地　　址：北京市朝阳区潘家园南里 19 号
邮　　编：100021
E－mail：pmph @ pmph.com
购书热线：010-59787592　010-59787584　010-65264830
印　　刷：三河市宏达印刷有限公司
经　　销：新华书店
开　　本：787×1092　1/16　印张：13
字　　数：341 千字
版　　次：2015 年 5 月第 1 版　　2019 年 2 月第 2 版
　　　　　2024 年 1 月第 2 版第 2 次印刷（总第 5 次印刷）
标准书号：ISBN 978-7-117-27973-4
定　　价：49.00 元
打击盗版举报电话：010-59787491　E-mail：WQ @ pmph.com
（凡属印装质量问题请与本社市场营销中心联系退换）

　　《病理学实习指导》是李玉林教授主编的国家规划教材《病理学》第6、7、8版的配套教材,是在《病理学理论纲要与实验指导》的基础上修订而成。其与《病理学》的第6、7版一起,于2009年获国家教学成果二等奖,现为国内绝大多数院校病理学教学的首选配套教材。

　　随着第9版《病理学》教材的出版,国家规划同时受人民卫生出版集团的委托,对《病理学实习指导》进行了再版修订。作为与国家卫生健康委员会"十三五"规划教材《病理学》第9版的配套实习课教材,《病理学实习指导》(第2版)最大程度上与主教材的章节设计、体例调整、内容取舍相一致,以方便病理学教学内容和课程体系的构建。

　　《病理学实习指导》(第2版)包括总论和各论共十七章内容。在书末附有临床病理讨论、尸体剖检(剖检注意事项、剖检用具、尸体检查方法、记录表格及剖检临时记录)、活体组织检查(活体组织检查的种类、病理检查报告的类型及病理标本检查申请单)、正常脏器体积和重量、常规病理学技术和英中文名词对照。在章节的设置上,依照《病理学》(第9版)增加了"遗传性疾病和儿童疾病",将寄生虫病的内容并入到感染性疾病当中。内容方面,严格按照《病理学》(第9版)对概念和相关内容进行了修订。此外,在临床病理讨论部分还更新了心血管系统的病例,在活体组织检查部分加入了术中快速活检等临床病理学内容。与第一版相比,新增图片10幅,图片的清晰度有明显提高,病变显示或强调处增加了相应的标识。

　　本书的定位仍然是本科生配套教材,以临床医学、基础医学、公共卫生、口腔医学、法医学、医学检验、护理、影像、药学等专业的本科生为主要读者对象。也可作为参考书供临床医学长学制学生、研究生、青年医师、教师和执业医师使用。

　　本书付梓之际,对组织设计与亲自编写的王医术教授、对在百忙中抽出时间完成编写任务的各位编委、对有效组织协调组稿收稿的编写秘书刘静华老师一并表示感谢!

　　本书编写的时间仍显仓促,更由于水平有限,难免存在一些错误和不足,敬希各兄弟院校的同道和使用者对本书提出宝贵意见。

李玉林

2019年1月

目 录

绪　　论

一、病理学的实习内容及方法

病理学的实习内容主要是通过肉眼和显微镜下观察基本病理过程及主要疾病病变的形态和结构变化,进一步巩固与验证课堂理论知识,加深对理论知识的理解和记忆,以更好地掌握所学内容。这些形态学观察包括病理组织切片及大体标本两方面,它们均来自尸体解剖及活体组织检查材料。此外,实习过程中还包括多媒体示教、动物实验模型的观察、尸体剖检的见习及进行临床病理讨论。

(一)大体标本的观察

1. 首先确定病变标本的器官来源,然后由外及里、从上到下观察器官的体积、形状、颜色、硬度、表面及切面的情况,并与正常器官对比,找出病变所在,然后全面细致地观察病变特点。具体观察要点如下:

体积:有无增大或缩小。增大时常导致包膜紧张,缩小时包膜可出现皱缩。

表面:注意是否光滑,被膜(浆膜)有无渗出物或增厚。

颜色:淤血可呈暗红色;出血常呈点片状,经甲醛溶液固定后的出血灶呈黑色;缺血为灰白色。若病灶呈灰黄色或正常纹理消失,常为坏死。

质地:变硬或变软。纤维组织增生可使硬度增加,组织坏死可变软。

切面:结构是否正常,管腔器官要注意管壁的厚度,有无内容物及其性状、颜色。

2. 发现病灶时,注意观察病灶部位、分布、数目、大小、形状、颜色、质地及周围情况;如为肿瘤还要注意有无包膜及其与周围组织的关系,有无其他继发改变等。

各主要器官的肉眼观察要点举例:

心脏:观察心脏的大小、形状及冠状血管的分布情况,心外膜的色泽及光滑度。切面观察各心腔有无扩张,肉柱和乳头肌有否改变;心内膜是否光滑,有无心内膜下出血和附壁血栓;室壁的厚度,心肌有否出血、坏死及瘢痕形成;进一步观察各瓣膜的情况,如瓣膜的厚度、有无赘生物,赘生物的数量、大小、分布、色泽、形状等;瓣膜有无破损。此外,还要注意房室间隔有无缺损。

肺脏:表面脏层胸膜是否光滑,有无渗出物、出血及增厚。肺组织弹性、硬度、体积的变化;切面的颜色,有无实变病灶和新生物。支气管分布情况、管腔是否扩张,腔内有无渗出物和新生物,管壁是否增厚,其周围肺组织有何改变。肺门淋巴结有无改变。

肝脏:体积的大小和外形有无变化;表面是否光滑,被膜有无增厚;质地变软或变硬;切面颜色,有无出血、坏死、脓肿形成;有无结节形成,结节的大小、颜色、分布情况(局限或弥漫)、边界,弥漫性结节间纤维间隔的宽窄等。

脾脏:体积是否增大或缩小(肿大的脾脏被膜紧张、脾切迹明显,体积缩小则被膜皱缩);被膜是否光滑、增厚及粘连;切面的颜色、脾小体的结构是否清楚,有无梗死灶等病变;观察病变的形态特点。

肾脏:观察肾脏的形状和大小;表面是否光滑,是否呈颗粒状或凹陷瘢痕,有无出血点、脓肿等变化;肾脏的颜色和质地。切面观察皮质的厚度及与髓质的分界是否清楚;肾实质有无破坏(如形成空洞)、肿物形成等病变。肾盂的形态变化情况。

消化道(食管、胃、肠):先确定消化道的部位,观察其外形及浆膜的情况,浆膜有无渗出物、粘连和色泽变化;管腔黏膜面有无渗出物、出血、糜烂、溃疡及肿块;观察病变的形态变化。

脑:观察脑表面血管有无扩张充血,蛛网膜下腔有无出血或渗出物;脑回有无增宽或变窄,脑沟有无变浅或加深(脑水肿时脑回加宽、脑沟变浅;脑萎缩时脑回变窄、脑沟变深);颅底动脉有无动脉粥样硬化;小脑和海马回有无压痕;切面脑组织内有无出血、软化灶形成及占位性病变;脑室是否扩张、出血。

3. **病理诊断**　根据所见病变特点,结合理论知识综合分析作出初步诊断。病理诊断的书写方法为:器官名称加病变或疾病名称,如肺淤血、肝硬化、肠伤寒及胃腺癌等。

(二)组织切片的观察

病理组织切片的观察及描述要点亦因各组织器官或各种疾病而有所不同,需要在具体实习各内容时逐步学习和掌握。这里仅扼要介绍组织切片观察的一般原则。

1. **肉眼观察**　先用肉眼观察组织切片的结构特点(疏松、致密)或形状,可以初步判定某些组织和器官:如肺组织疏松、脾组织可见脾小体结构等,其他脏器如心肌、肝、肾、脑、消化道也可依据各自结构特点进行初步辨认。通过观察切片的致密度、颜色等是否一致,可以初步判定病变所在:如缺血性梗死灶往往较正常组织的颜色浅,脑软化灶结构疏松、染色浅,肿瘤组织通常较蓝染,伴有充血或出血则颜色较红。然后在显微镜下着重观察病变处。

2. **低倍镜观察**　注意切片的正确放置(盖玻片覆盖面应朝上),再放入显微镜下观察。观察时应注意从组织一端(从上到下或从左到右)开始连续逐个观察每一个视野。实质器官一般由外(被膜侧)向内、空腔器官由内(黏膜层)向外逐步观察。全面观察后,辨认是何组织、器官(验证肉眼初步判定的准确程度),然后根据组织学和病理学知识判定该组织是否正常,找到病变所在,确定病变范围及其与周围组织的关系,详细观察主要的病变及次要病变处。

3. **高倍镜观察**　仔细观察病变部位的结构(实质和间质)和细胞特点。应当注意,必须在先用低倍镜全面观察之后,为了进一步清楚地观察某些病变更细微的结构时再换用高倍镜观察。切忌直接用高倍镜观察,否则既容易因调不好焦距而损坏切片,又容易漏掉病变而误诊(因高倍镜视野局限,不容易看到全局)。

4. 最后综合分析所观察到的病变,作出正确、全面的病理诊断。

(三)动物实验

运用动物实验的方法,可在适宜动物身上复制出某些人类疾病的动物模型(animal model)。通过疾病复制过程可以研究疾病的病因学、发病学、病理改变及疾病的转归。其优点在于可根据需要,对之进行任何方式的观察研究,或与人体疾病进行对照研究。比如,可在兔耳复制炎症模型,观察红、肿、热、痛和功能障碍等炎症表现;通过在兔循环系统中注入气体的方法,模拟观察气体栓塞的临床表现。此外,还可进行一些不能在人体上进行的研究,如致癌剂的致癌作用和癌变过程的研究及某些生物因子的致病作用等。这种方法可弥补人体病理学研究所受到的制约,但应注意的是动物和人体之间毕竟存在一定的物种上的差异,不能把动物实验结果不加分析地直接套用于人体,仅可作为研究人体疾病的参考。

（四）临床病理讨论

临床病理讨论是通过阅读典型病例的临床病理(尸体解剖)资料,结合所学病理学理论知识,在教师指导下进行讨论,以达到理论联系实际、进一步加深对所学理论知识的理解以及培养综合分析问题和解决问题的能力的目的。在进行讨论时,首先根据肉眼及显微镜下所见的病理变化,结合临床表现,作出主要病理诊断;然后分析病变的发生、发展过程及主要病变间的互相关系;并分析病变和主要临床表现的关系;找出患者的主要死亡原因。课堂讨论前学生必须认真、仔细阅读有关资料,运用所学病理学及其他相关学科的知识,写出发言提纲并积极参与讨论。

二、病理实习的注意事项

1. 实习课前应对相关理论内容作充分复习,并应复习相关正常解剖学和组织学的内容。

2. 实习中应注意理论联系实际,用理论知识来解释所看到的形态变化,通过对形态的观察来验证理论知识。此外,还应注重局部与整体、病变与临床的结合。实习中所观察的标本都是病理过程中某一阶段的病理变化,必须以动态的、发展的观点去理解这些变化。

3. 发扬实事求是、耐心细致的科学作风,培养观察能力及分析能力。为此必须首先认准各种病理变化。在观察标本时,应先全面观察,找出病变所在,然后分析各种变化之间的相互关系,最后综合分析作出正确的诊断。

4. 注意爱护实习用品,包括显微镜、大体标本、病理切片及电脑多媒体系统设施。在实习室中,必须遵守实习室的各种规章制度。

5. 保持实习室的清洁,下课后应把实习室清扫干净,关好水、电及门窗。

第一章
细胞和组织的适应与损伤

理论纲要

掌握 适应、萎缩、肥大、增生、化生、可逆性损伤(变性)、坏死、凝固性坏死、液化性坏死、纤维素样坏死、坏疽、溃疡、空洞、机化及凋亡的概念;细胞水肿、脂肪变、玻璃样变的形态学改变及坏死的基本病变、类型及结局。

熟悉 淀粉样变性、黏液样变性和病理性色素沉着、病理性钙化、细胞凋亡及与坏死的区别。

了解 损伤的原因与发生机制和细胞老化的主要机制。

一、细胞和组织的适应

1. **适应** 是细胞和由其构成的组织、器官对于内、外环境中的持续性刺激和各种有害因子而产生的非损伤性应答反应。形态学上一般表现为萎缩、肥大、增生和化生。

2. **萎缩** 是指已发育正常的细胞、组织或器官的体积缩小。表现为实质细胞体积缩小并伴有实质细胞数量的减少。萎缩可分为生理性萎缩和病理性萎缩两类。生理性萎缩常见于胸腺的青春期萎缩、生殖系统中卵巢、子宫及睾丸的更年期后萎缩等。病理性萎缩有:①营养不良性萎缩;②压迫性萎缩;③失用性萎缩;④去神经性萎缩;⑤内分泌性萎缩;⑥老化和损伤性萎缩。肉眼观:萎缩的组织、器官体积减小,重量减轻,色泽变深。镜下:萎缩细胞胞质内可出现脂褐素颗粒,萎缩的细胞体积缩小,数量减少。

3. **肥大** 由于功能增加,合成代谢旺盛,使细胞、组织或器官体积增大称为肥大。肥大可分为生理性肥大和病理性肥大两类。根据形成的原因不同,又可分为代偿性肥大和内分泌性肥大。

4. **增生** 细胞有丝分裂活跃而致组织或器官内细胞数目增多的现象,称为增生,常导致组织或器官的体积增大和功能活跃。可分为生理性增生和病理性增生两类。生理性增生包括代偿性增生和内分泌性增生。病理性增生最常见的原因是激素过多或生长因子过多。

5. **化生** 一种分化成熟的细胞类型被另一种分化成熟的细胞类型所取代的过程称为化生。常见的化生有上皮组织的鳞状上皮化生、胃黏膜上皮的肠上皮化生和间叶组织中的骨或软骨化生。

二、细胞和组织的损伤

当机体内外环境改变超过组织和细胞的适应能力后,可引起细胞及其间质发生物质代谢、组织化学、超微结构乃至光镜和肉眼可见的异常变化称为损伤。细胞损伤的发生机制主要体现在：①细胞膜的破坏；②活性氧类物质的损伤；③细胞质内高游离钙的损伤；④缺氧的损伤；⑤化学性损伤；⑥遗传变异。

（一）可逆性损伤——变性

变性是指细胞或细胞间质受损伤后，由于代谢障碍，而使细胞内或细胞间质内出现异常物质或正常物质异常蓄积的现象，通常伴有功能低下。去除病因后，细胞水肿、脂肪变等大多数变性可完全恢复正常。主要类型有：

1. **细胞水肿**　或称水变性，好发于心、肝、肾等器官的实质细胞。发生原因是缺氧、感染和中毒。其机制是细胞容积和胞质离子浓度调节机制的功能下降。肉眼观察受累器官体积增大，包膜紧张，切面隆起，边缘外翻，颜色变淡。光镜下细胞弥漫性肿大，细胞质内出现红染细颗粒状物。电镜下细胞核正常，胞质内的线粒体和内质网肿胀呈囊泡状。

2. **脂肪变**　甘油三酯蓄积于非脂肪细胞的细胞质中称为脂肪变。多发生于肝细胞、心肌细胞、肾小管上皮细胞和骨骼肌细胞等。与感染、酗酒、中毒、缺氧、营养不良、糖尿病及肥胖有关。轻度脂肪变，肉眼观受累器官可无明显变化。随着病变的加重，脂肪变的器官体积增大，淡黄色，边缘圆钝，切面呈油腻感。镜下脂肪变的细胞胞质中出现大小不等的球形脂滴空泡。大者可充满整个细胞而将胞核挤至一侧。肝脂肪变最常见，显著弥漫性脂肪变称为脂肪肝，重度者可继发肝坏死和肝硬化。慢性酒精中毒或缺氧可引起心肌脂肪变，常累及左心室内膜下和乳头肌部位，脂肪变心肌呈黄色，与正常心肌的暗红色相间，形成黄红色斑纹，称为虎斑心。

3. **玻璃样变**　细胞内或间质中出现半透明状蛋白质蓄积，称为玻璃样变或称透明变。细胞内玻璃样变表现为细胞胞质内出现均质红染圆形小体。常见于肾小管上皮细胞、浆细胞（Rusell 小体）、肝细胞（Mallory 小体）等。纤维结缔组织玻璃样变为胶原纤维老化的表现，如瘢痕组织。细小动脉壁的玻璃样变（细动脉硬化）常见于高血压、糖尿病所引起的血管病变。

4. **淀粉样变**　细胞间质，特别是小血管基膜下出现淀粉样蛋白质-黏多糖复合物沉淀，称为淀粉样变。

5. **黏液样变**　黏液样变是指细胞间质内黏多糖（透明质酸等）和蛋白质的蓄积。

6. **病理性色素沉着**　正常人体内的内源性色素和进入体内的外源性色素增多并积聚于细胞内外，称为病理性色素沉着。沉着的色素多为内源性色素（含铁血黄素、脂褐素、胆红素和黑色素等）。

7. **病理性钙化**　骨、牙之外的组织中固态钙盐沉积称为病理性钙化，分为营养不良性钙化和转移性钙化。

（二）不可逆性损伤——坏死与凋亡

1. **坏死**　坏死是以酶溶性变化为特点的活体内局部组织中细胞的死亡。细胞核的变化是细胞坏死的主要形态学标志，表现为核固缩、核碎裂和核溶解。核固缩是指细胞染色质 DNA 浓缩、皱缩，使核体积减小，嗜碱性增加。核碎裂是由于细胞核核膜破裂，核染色质崩解成碎片所致。核溶解则是非特异性 DNA 酶和蛋白酶激活分解核 DNA 和核蛋白，核染色质嗜碱性下降，仅能见到核的轮廓。

（1）坏死的类型

凝固性坏死：蛋白质变性凝固且溶酶体酶水解作用较弱时，坏死区呈灰黄、干燥、质实状态，称为凝固性坏死。多见于心、肝、肾、脾等器官的缺血性坏死。坏死区呈灰白或黄白色，质地较硬，周围可形成一暗红色充血出血带与正常组织分界。镜下坏死区细胞结构消失，细胞的外形和组织轮廓仍可保存一段时间。干酪样坏死亦为凝固性坏死,常见于结核病。坏死组织微黄,质松软,细腻,状似干酪。镜下原有的组织结构完全崩解破坏,呈现一片无定形、颗粒状的红染物。

液化性坏死:由于坏死组织中可凝固的蛋白质少,或坏死细胞自身及浸润的中性粒细胞等释放大量水解酶,或组织富含水分和磷脂,则细胞组织易发生溶解液化,称为液化性坏死。如脓肿、脑软化、肝细胞溶解性坏死、脂肪坏死等。

纤维素样坏死:发生于结缔组织和血管壁的一种坏死,病变局部结构消失,形成边界不清的小条或小块状深红染的、有折光性的无结构物质。常见于变态反应性疾病。

坏疽:是指局部组织大块坏死并继发腐败菌感染。分为干性、湿性和气性等类型。**干性坏疽**常见于动脉阻塞但静脉回流通畅的四肢末端,由于水分蒸发,坏死的肢体干燥皱缩呈黑色,与周围正常组织间有明显的分界线。**湿性坏疽**多发生于与外界相通的肺、肠、阑尾和子宫等内脏,也可发生于动脉阻塞及静脉回流受阻的肢体,腐败菌感染较重,呈黑色或暗绿色,与健康组织无明显分界线。**气性坏疽**系深达肌肉的开放性创伤合并产气荚膜杆菌等厌氧菌感染,组织坏死并产生大量气体,使病变区肿胀,与正常组织分界不清。

(2) **坏死的结局**:坏死的结局可分为:溶解吸收;分离排出;机化与包裹;钙化。

(3) **坏死的后果**:坏死对机体的影响取决于坏死细胞的生理重要性、坏死细胞的数量、坏死细胞周围同类细胞的再生情况及坏死器官的储备代偿能力。

2. **细胞凋亡**　凋亡是活体内局部组织中单个细胞程序性细胞死亡的表现形式,是由体内外某些因素触发细胞内预存的死亡程序而导致的细胞主动性死亡方式,在形态和生化特征上都有别于坏死(表 1-1)。

表 1-1　凋亡与坏死的比较

	凋　亡	坏　死
机制	基因调控的程序化细胞死亡,主动进行(自杀性)	意外事故性细胞死亡,被动进行(他杀性)
诱因	生理性或轻微病理性刺激因子诱导发生,如生长因子的缺乏	病理性刺激因子诱导发生,如缺氧、感染、中毒等
死亡范围	多为散在的单个细胞	多为集聚的大片细胞
形态特征	细胞固缩,核染色质边集,细胞膜及各细胞器膜完整,膜可发泡成芽,形成凋亡小体	细胞肿胀,核染色质絮状或边集,细胞膜及细胞器膜溶解破裂,溶酶体酶释放,细胞自溶
生化特征	耗能的主动过程,有新蛋白合成,DNA 早期规律降解为 180~200bp 片段,琼脂凝胶电泳呈特征性梯带状	不耗能的被动过程,无新蛋白合成,DNA 降解不规律,片段大小不一,琼脂凝胶电泳不呈梯带状
周围反应	不引起周围组织炎症反应和修复再生,但凋亡小体可被邻近细胞吞噬	引起周围组织炎症反应和修复再生

此外,细胞死亡也可由细胞自噬(autophagy)引起。自噬是指细胞粗面内质网无核糖体区域膜或溶酶体膜突出、自吞(engulfing)、包裹细胞内物质形成自噬体(自噬小泡),再与溶酶体融合形成自噬溶酶体,以降解所包裹的内容物。生理状态下,细胞通过自噬清除消化受损、变性、衰老和失去功能的细胞、细胞器及各种生物大分子,实现细胞内物质的再循环利用,为细胞重建和再生提供原料。病理状态下,自噬既可以抵御病原体的入侵,又可保护细胞免受毒物的损伤。自噬过多或过少

都可引起细胞死亡,在机体的免疫、感染、炎症、心血管疾病、神经变性疾病及肿瘤等的发生发展中发挥重要作用。自噬和凋亡拥有类似的刺激因素和调节蛋白,但诱发阈值和门槛不同,自噬也可通过诱导凋亡引起细胞死亡。

三、细胞老化

细胞老化是细胞随生物体年龄增长而发生的退行性变化,生物个体及其细胞均须经过生长、发育、老化及死亡等阶段,是生命发展的必然。细胞老化具有普遍性、进行性或不可逆性、内因性、有害性等特征。细胞老化的机制主要有遗传程序学说和错误积累学说。

实习目的

1. 掌握萎缩及几种主要变性的病理变化,了解其意义。
2. 掌握坏死细胞的形态特点、各种类型坏死的形态特征及坏死结局。

实习内容及观察要点

大 体 标 本

1-1　脾萎缩(spleen atrophy)
体积缩小,重量减轻,边缘变锐,包膜皱缩(图1-1)。

1-2　心脏萎缩(cardiac atrophy)
正常心脏约死者手拳大,重量250~270g,此心脏体积明显缩小,重量减轻,心尖变锐,心外膜下血管因心肌萎缩而呈现迂曲状,室壁肌层变薄,切面呈褐色,故又称褐色萎缩(图1-2)。

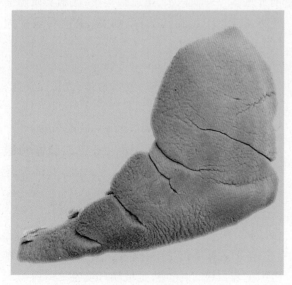

图1-1　脾萎缩
体积缩小,边缘变锐,被膜皱缩

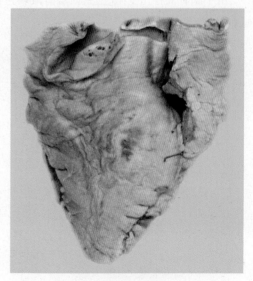

图1-2　心脏萎缩
体积变小,心尖变锐,心外膜下血管呈现
迂曲状

1-3　颅骨压迫性萎缩（cranial pressure atrophy）

颅骨缝已经闭锁之后发生脑积水，因而颅骨被压迫萎缩变薄，颅骨内面形成与脑回走行相适应的凹陷（图1-3）。

1-4　肾压迫性萎缩（kidney pressure atrophy）

肾盂积水，肾盂极度扩张，压迫肾实质，肾皮质及髓质均萎缩变薄（图1-4）。

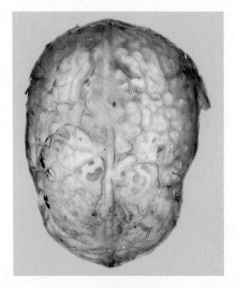

图1-3　颅骨压迫性萎缩
颅骨内面形成与脑回走形相适应的凹陷

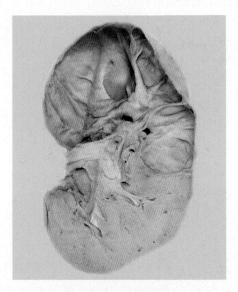

图1-4　肾压迫性萎缩
肾皮质及髓质均受压迫萎缩变薄

1-5　脑压迫性萎缩（encephalic pressure atrophy）

由于脑脊液排出受阻，脑室内脑脊液较正常明显增多——脑积水，压迫脑实质，使脑实质萎缩变薄，脑回变窄，脑沟加深、加宽，脑室明显扩大（图1-5）。

1-6　肝水变性（hepatic hydropic degeneration）

体积增大，边缘变钝，包膜紧张，故切面突起，包膜外翻。肝实质混浊，无光泽。

1-7　肝脂肪变（hepatic fatty degeneration）

肝脏由于脂肪变而呈黄色，切面肿胀稍膨隆，触之有油腻感（苏丹Ⅲ染色：脂肪变部分呈红色）。

1-8　纤维结缔组织玻璃样变性（瘢痕疙瘩）（keloid）

陈旧的瘢痕组织中，纤维纵横交错，有的纤维组织呈灰白色，半透明，是玻璃样变性之纤维组织（图1-8）。

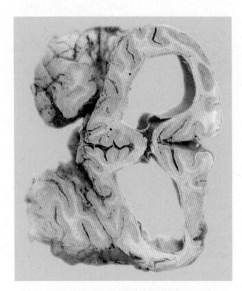

图1-5　脑压迫性萎缩
脑室明显扩张，脑实质萎缩变薄

1-9　肾凝固性坏死（renal coagulative necrosis）

肾表面可见灰白色不规则病变区，呈楔形，底

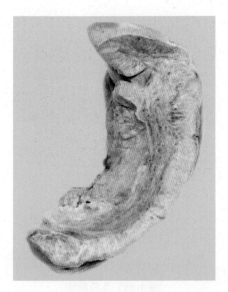

图 1-8　瘢痕疙瘩

瘢痕组织中,纤维纵横交错,部分纤维组织
呈灰白、半透明

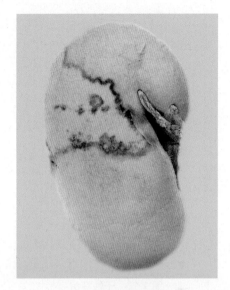

图 1-9　肾脏凝固型坏死

肾表面可见灰白色、楔形病变区,与正常组
织交界处可见充血出血带,坏死灶微突出
肾表面

部向着包膜,与周围组织境界清楚,交界处可见充血出血带,坏死灶凸出肾表面(图 1-9)。

1-10　结核干酪样坏死(caseous necrosis)

此为肾结核标本,病变中坏死组织呈黄白色,无光泽,质地粗糙,易碎,犹如干酪样(或豆腐渣样),故称干酪样坏死。坏死物质液化后易经输尿管排出,原坏死部形成空洞。

1-11　液化性坏死(脑脓肿)(liquefactive necrosis)

脑组织内有脓肿形成,脓腔内充满黄绿色脓汁,脓汁中有许多液化性坏死物质(部分脓汁在切开时流出)(图 1-11)。

1-12　干性坏疽(dry gangrene)

坏死部分呈污黑色,干瘪,表皮脱落,与健康组织之间境界清楚(图 1-12)。

1-13　湿性坏疽(坏疽性阑尾炎)(moist gangrene)

阑尾肿胀,呈污秽黑色,与健康组织之间分界不清。

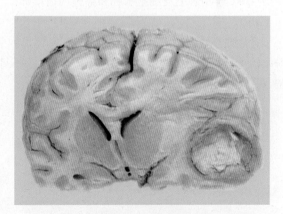

图 1-11　脑脓肿

脑组织内有脓肿形成,脓腔内充满黄绿色脓汁

1-14　皮肤溃疡(dermal ulcer)

皮肤因某些原因坏死,坏死物质脱落,在该处形成缺损,即溃疡。溃疡底部及周边因炎症反应而增厚(图 1-14)。

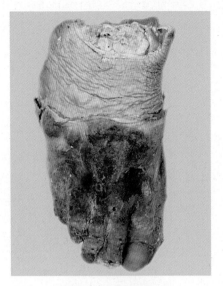

图1-12　干性坏疽

坏死部分呈污黑色,干瘪,表皮脱落,与健康组织之间境界清楚

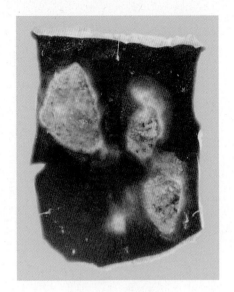

图1-14　皮肤溃疡

皮肤表面可见多处坏死物质脱落后形成的缺损

显微镜切片

1-15　肝细胞压迫性萎缩(肝癌)(pressure atrophy of liver)

肝组织内可见肿瘤组织,瘤组织缺乏正常肝索及肝窦的排列,瘤细胞染色较深,且大小不一。肿瘤周围的肝细胞因受压而萎缩,呈细条状,胞质少,核变小,被压迫萎缩的肝细胞围绕肿瘤组织呈同心圆状排列(图1-15)。

1-16　肾小管上皮细胞水肿和细胞内玻璃样变(hydropic and hyaline degeneration of renal tubular cells)

肾近曲小管上皮细胞高度肿胀,向腔内突出致管腔变小,不规则。部分肿胀的上皮细胞内有粉染的细颗粒,为细胞水肿。有的胞质中有大小不等的圆形玻璃滴状物,较水变性颗粒大,轮廓清楚,深粉色,均质状,此为玻璃样变(图1-16)。

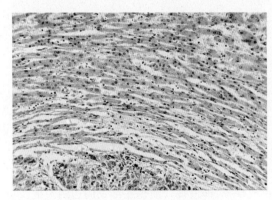

图1-15　肝细胞压迫性萎缩

被压迫萎缩的肝细胞呈条索状,围绕肿瘤组织呈同心圆状排列

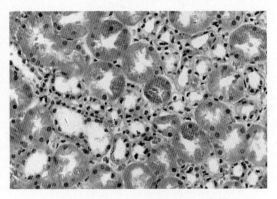

图1-16　肾小管上皮细胞水肿、玻璃样变

肾近曲小管上皮细胞内有粉染的细颗粒,为细胞水肿。部分细胞质中有大小不等的圆形、深粉染之玻璃滴状物,为玻璃样变

1-17 脾中央动脉玻璃样变(hyaline degeneration of central arteriole of spleen)

脾小体中央动脉内膜下及壁内有粉染、均匀无结构的物质存在,致动脉壁增厚,管腔变小(图1-17)。

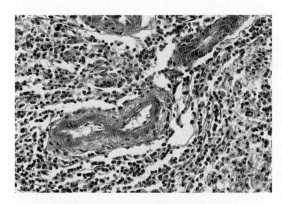 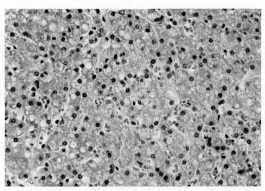

图 1-17 脾中央动脉玻璃样变
脾小体中央动脉内膜下及壁内有粉染、均匀无结构的物质沉积

图 1-18 肝细胞脂肪变
肝细胞胞质内有大小不等、轮廓清楚的圆形空泡,为脂肪变

1-18 肝脂肪变(hepatic fatty degeneration)

肝小叶中心部分明显淤血,肝细胞胞质内有大小不等轮廓清楚的圆形空泡,为脂肪变(脂肪在制片过程中被二甲苯溶解脱失,故呈空泡状)。肝小叶边缘(汇管区附近)尚有较为正常的肝细胞(图 1-18)。

1-19 坏死细胞的形态(the morphological change of necrosis cell)

肺组织充血,肺内见数个炎性坏死灶。病灶处组织结构破坏,坏死的细胞核浓缩、碎裂,有的溶解消失,只留下境界不清、粉染的细胞轮廓,甚至形成粉染无结构的颗粒状物质(图 1-19)。

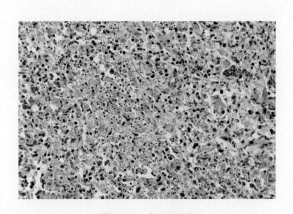

图 1-19 坏死细胞
坏死的细胞核浓缩、碎裂,有的溶解消失,仅留下境界不清、粉染的细胞轮廓

1-20 肾凝固性坏死(coagulative necrosis of the kidney)

坏死区组织轮廓尚隐约可见,其周围有充血及出血带,并有多量的中性粒细胞浸润,此为一新鲜梗死。

思考题

1. 肾小管上皮细胞水肿和玻璃样变都是在细胞胞质内形成颗粒样物质,二者在镜下如何区分? 其各自的形成机制是什么?

2. 一位亚急性感染性心内膜炎的患者,由于瓣膜赘生物的脱落导致了血管的多发性栓塞,发生在脑组织和肾组织栓塞后的病变及后果有何不同?

3. 男性患者,23 岁,24 小时前因车祸引起左下肢胫骨及腓骨开放性、粉碎性骨折,入院清创固定后 12 小时,出现左小腿及左足青紫、肿胀,患者出现发热和全身不适。隔日肿胀加剧,累及左大腿,伤口流出伴有气泡的恶臭脓汁,肿胀区按之有捻发音。患者发生何种病变? 将如何处置?

第二章

损伤的修复

理论纲要

掌握 修复、再生的基本概念,不同类型细胞的再生潜能,肉芽组织的形态、作用及结局,皮肤创伤愈合的基本过程和类型,骨折愈合过程。

熟悉 各种组织的再生过程,瘢痕组织的形态及作用。

了解 细胞再生的影响因素,干细胞的分类和分化潜能。

损伤造成机体部分细胞和组织丧失后,机体对所形成缺损进行修补恢复的过程,称为**修复**,修复后可完全或部分恢复原组织的结构和功能。参与修复过程的主要成分包括细胞外基质和各种细胞。修复过程可概括为两种不同的形式:①由损伤周围的同种细胞来修复,称为**再生**,如果完全恢复了原组织的结构及功能,则称为完全再生;②由纤维结缔组织来修复,称为纤维性修复,以后形成瘢痕,故也称瘢痕修复。

一、再生

再生可分为生理性再生及病理性再生。生理性再生是指在生理过程中,有些细胞、组织不断老化、消耗,由新生的同种细胞不断补充,以保持原有的结构和功能。现在理论认为再生需要一定数量自我更新的干细胞或具有分化和复制潜能的前体细胞。病理性再生乃指病理状态下,细胞、组织缺损后发生的再生。

(一)不同类型细胞的再生潜能

按再生能力的强弱,可将人体细胞分为三类:①不稳定细胞:又称持续分裂细胞。这类细胞总在不断地增殖,以代替衰亡或破坏的细胞,如表皮细胞、呼吸道和消化道黏膜被覆上皮细胞、淋巴及造血细胞、间皮细胞等。干细胞的存在是这类组织不断更新的必要条件。②稳定细胞:又称静止细胞。在生理情况下,这类细胞增殖现象不明显,但受到组织损伤的刺激时,表现出较强的再生能力,此类细胞包括各种腺体或腺样器官的实质细胞,如肝、胰、涎腺、内分泌腺、汗腺、皮脂腺和肾小管的上皮细胞等。③永久性细胞:又称非分裂细胞,此类细胞一旦破坏则永久缺失,如神经细胞、骨骼肌细胞及心肌细胞。

(二)干细胞及其在再生中的作用

干细胞是个体发育过程中产生的具有无限或较长时间自我更新和多向分化能力的一类细胞。

根据来源和个体发育过程中出现的先后次序不同,干细胞可分为胚胎干细胞和成体干细胞。胚胎干细胞是指起源于着床前胚胎内细胞群的全能干细胞,具有向三个胚层分化的能力,可以分化为成体所有类型的成熟细胞。成体干细胞是指存在于各组织器官中具有自我更新和一定分化潜能的不成熟细胞,如造血干细胞、神经干细胞和间充质干细胞等。近年来通过人工手段可以将已分化的体细胞诱导重编程为多潜能干细胞(iPS)。与胚胎干细胞不同,iPS 的制造不需要毁损胚胎,因而不会涉及更多的伦理学问题。iPS 的出现不仅为体细胞重编程去分化机制的研究注入了新的活力,而且为疾病发生发展相关机制研究与特异的细胞治疗,特别是再生医学带来新的途径。

(三) 各种组织的再生过程

1. 上皮组织的再生　被覆上皮如鳞状上皮缺损时,由创缘或底部的基底层细胞分裂增生,以及组织干细胞的分化增殖,向缺损中心迁移,先形成单层上皮,以后增生分化为鳞状上皮。黏膜如胃肠黏膜的上皮缺损后,同样也由邻近的基底部细胞分裂增生和组织干细胞分化增殖来修补。腺上皮虽有较强的再生能力,但再生的情况依损伤的状态而异:如果腺上皮有缺损而腺体的基底膜未被破坏,可由残存细胞分裂补充,完全恢复原来腺体结构;如腺体构造(包括基底膜)完全被破坏,则难以再生。构造比较简单的腺体如子宫内膜腺、肠腺等可从残留部细胞再生。肝再生可分为三种情况:①肝在部分切除后,通过肝细胞分裂增生,短期内就能使肝脏恢复原来的大小;②肝细胞坏死时,不论范围大小,只要肝小叶网状支架完整,从肝小叶周边区再生的肝细胞可沿支架延伸,恢复正常结构;③肝细胞坏死较广泛,肝小叶网状支架塌陷,再生肝细胞难以恢复原来小叶结构,成为结构紊乱的肝细胞团,例如肝硬化时的再生结节。

2. 纤维组织的再生　在损伤的刺激下,受损处的成纤维细胞进行分裂、增生。成纤维细胞可由静止状态的纤维细胞转变而来,或由未分化的间叶细胞分化而来。当成纤维细胞停止分裂后,开始合成并分泌前胶原蛋白,在细胞周围形成胶原纤维,细胞逐渐成熟,成为纤维细胞。

3. 软骨组织和骨组织的再生　软骨再生起始于软骨膜的增生,这些增生的幼稚细胞形似成纤维细胞,以后逐渐变为软骨母细胞,并形成软骨基质,细胞被埋在软骨陷窝内而变为静止的软骨细胞。软骨再生力弱,软骨组织缺损较大时则由纤维组织参与修补。骨组织再生力强,骨折后可完全修复。

4. 血管的再生　毛细血管的再生过程又称为血管形成,是以生芽方式来完成的。首先在蛋白分解酶作用下基底膜分解,该处内皮细胞分裂增生形成突起的幼芽,随着内皮细胞向前移动及后续细胞的增生而形成一条细胞索,数小时后便可出现管腔,形成新生的毛细血管,进而彼此吻合构成毛细血管网。为适应功能的需要,这些毛细血管还会不断改建,有的管壁增厚发展为小动脉、小静脉,其平滑肌等成分可能由血管外未分化间叶细胞分化而来。大血管离断后需手术吻合,吻合处两侧内皮细胞分裂增生,互相连接,恢复原来内膜结构。但离断的肌层不易完全再生,而由结缔组织增生连接,形成瘢痕修复。

5. 肌组织的再生　肌组织的再生能力很弱。横纹肌的再生依肌膜是否存在及肌纤维是否完全断裂而有所不同:损伤不太重而肌膜未被破坏时,残存部分肌细胞分裂,产生肌浆,分化出肌原纤维,从而恢复正常横纹肌的结构;如果肌纤维完全断开,断端肌浆增多,也可有肌原纤维的新生,使断端膨大如花蕾样,这时肌纤维断端不能直接连接,而靠纤维瘢痕愈合;如果整个肌纤维(包括肌膜)均被破坏,则难以再生,结缔组织增生连接,形成瘢痕修复。平滑肌也有一定的分裂再生能力。心肌再生能力极弱,破坏后一般都是瘢痕修复。

6. 神经组织的再生　脑及脊髓内的神经细胞破坏后不能再生,由神经胶质细胞及其纤维修补,形成胶质瘢痕。外周神经受损时,如果与其相连的神经细胞仍然存活,则可完全再生。

(四) 细胞再生的影响因素

细胞外基质、多种生长因子等在细胞再生过程中发挥重要作用。细胞生长和分化涉及多种信号之间的整合及相互作用。某些信号来自于多肽类生长因子、细胞因子和生长抑制因子。另一些则来自于细胞外基质的组成成分，并通过整合素依赖性信号转导系统进行传递。虽然某一信号转导系统可被其特异类型的受体所激活，但还存在信号转导系统之间的相互作用，从而使信号整合以调节细胞增殖及细胞的其他生物学行为。

二、纤维性修复

（一）肉芽组织的形态及作用

肉芽组织由新生薄壁的毛细血管以及增生的成纤维细胞构成，并伴有炎性细胞浸润，肉眼表现为鲜红色，颗粒状，柔软湿润，形似鲜嫩的肉芽故而得名。镜下可见大量由内皮细胞增生形成的实性细胞索及扩张的毛细血管，对着创面垂直生长，在此种毛细血管的周围有许多新生的成纤维细胞，此外常有大量渗出液及炎性细胞。肉芽组织在组织损伤修复过程中有以下重要作用：①抗感染保护创面；②填补创口及其他组织缺损；③机化或包裹坏死、血栓、炎性渗出物及其他异物。肉芽组织在组织损伤后2~3天内即可出现，以后成熟为纤维结缔组织，并且逐渐转化为老化阶段的瘢痕组织。

（二）瘢痕组织的形态及作用

瘢痕组织是指肉芽组织经改建成熟形成的纤维结缔组织。此时组织由大量平行或交错分布的胶原纤维束组成。纤维束往往呈均质性红染即玻璃样变。纤维细胞很稀少，核细长而深染，组织内血管减少。大体上局部呈收缩状态，颜色苍白或灰白半透明，质硬韧而缺乏弹性。瘢痕组织的作用及对机体的影响可概括为两个方面：

1. **对机体有利的一面**　①它能把损伤的创口或其他缺损长期填补并连接起来，可使组织器官保持完整性；②由于瘢痕组织含大量胶原纤维，可使组织器官保持其坚固性。

2. **对机体不利或有害的一面**　①瘢痕收缩；②瘢痕性粘连；③瘢痕组织增生过度，又称肥大性瘢痕。如果这种肥大性瘢痕突出于皮肤表面并向周围不规则地扩延，称为瘢痕疙瘩（临床上又常称为"蟹足肿"）。

三、创伤愈合

创伤愈合是指机体遭受外力作用，皮肤等组织出现离断或缺损后的愈复过程，是包括各种组织的再生和肉芽组织增生、瘢痕形成的复杂组合。

（一）皮肤创伤愈合的基本过程

最轻度的创伤仅限于皮肤表皮层，可通过上皮再生愈合。稍重者有皮肤和皮下组织断裂，并出现伤口；严重的创伤可有肌肉、肌腱、神经的断裂及骨折。创伤愈合的基本过程如下：

1. **伤口的早期变化**　伤口局部有不同程度的组织坏死和血管断裂出血，数小时内便出现炎症反应，表现为充血、浆液渗出及白细胞游出，故局部红肿。伤口中的血液和渗出液中的纤维蛋白原可形成凝块和痂皮，起保护伤口的作用。

2. **伤口收缩**　2~3日后边缘的整层皮肤及皮下组织向中心移动，于是伤口迅速缩小，直到14天左右停止。伤口收缩的意义在于缩小创面。

3. **肉芽组织增生和瘢痕形成**　大约从第3天开始从伤口底部及边缘长出肉芽组织填平伤口。肉芽组织中没有神经，故无感觉。第5~6天起成纤维细胞产生胶原纤维。大约在伤后一个月瘢痕完全形成。瘢痕中的胶原纤维最终与皮肤表面平行。

4. **表皮及其他组织再生**　创伤发生24小时内，伤口边缘及募集的表皮干细胞在凝块下面向伤口中心迁移,并增生、分化成为鳞状上皮。如果肉芽组织长时间不能将伤口填平并形成瘢痕,则上皮再生将延缓;在另一种情况下,由于异物及感染等刺激而过度生长的肉芽组织,高出于皮肤表面,也会阻止表皮再生,因此临床常需将其切除。若伤口过大(一般认为直径超过 20cm 时),则再生表皮很难将伤口完全覆盖,往往需要植皮。

皮肤附属器(毛囊、汗腺及皮脂腺)如遭完全破坏,则不能完全再生,而出现瘢痕修复。肌腱断裂后,初期也是瘢痕修复,但随着功能锻炼而不断改建,胶原纤维可按原来肌腱纤维方向排列,达到完全再生。

(二)皮肤创伤愈合的类型

根据损伤程度及有无感染,创伤愈合可分为以下两种类型:

1. **一期愈合** 见于组织缺损少、创缘整齐、无感染、经粘合或缝合后创面对合严密的伤口。这种伤口只有少量的血凝块,炎症反应轻微,表皮再生在 24~48 小时内便可将伤口覆盖。肉芽组织在第 3 天就可从伤口边缘长出并很快将伤口填满。5~7 天伤口两侧出现胶原纤维连接,切口达临床愈合标准,然而肉芽组织中的毛细血管和成纤维细胞仍继续增生,胶原纤维不断积聚,切口可呈鲜红色,甚至可略高出皮肤表面。第 2 周末瘢痕开始"变白"。一月后覆盖切口的表皮结构已基本正常,纤维结缔组织仍富含细胞,胶原组织不断增多,抗拉力强度在 3 个月达到顶峰,切口数月后形成一条白色线状瘢痕。

2. **二期愈合** 见于组织缺损较大、创缘不整、哆开、无法整齐对合,或伴有感染的伤口。这种伤口的愈合和一期愈合比较有以下不同:①由于坏死组织多,或由于感染,继续引起局部组织变性、坏死,炎症反应明显;②伤口大,伤口收缩明显,从伤口底部及边缘长出多量的肉芽组织将伤口填平;③愈合的时间较长,形成的瘢痕较大。

(三)骨折愈合

骨折通常可分为外伤性骨折和病理性骨折两大类。骨的再生能力很强。骨折愈合的好坏,所需的时间与骨折的部位、性质、错位的程度、年龄以及引起骨折的原因等因素有关。一般而言,经过良好复位后的单纯性外伤性骨折,几个月内便可完全愈合,恢复正常结构和功能。骨折愈合过程可分为以下几个阶段:

1. **血肿形成** 在骨折的两端及其周围伴有大量出血,形成血肿,数小时后血肿发生凝固。与此同时常出现轻度的炎症反应。在骨折早期,常可见到骨髓组织的坏死,骨皮质亦可发生坏死,如果坏死灶较小,可被破骨细胞吸收,如果坏死灶较大,可形成游离的死骨片。

2. **纤维性骨痂形成** 骨折后的 2~3 天,血肿开始由肉芽组织取代而机化,继而发生纤维化形成纤维性骨痂,或称暂时性骨痂。

3. **骨性骨痂形成** 上述纤维性骨痂逐渐分化出骨母细胞,并形成类骨组织,以后出现钙盐沉积,类骨组织转变为编织骨。纤维性骨痂中的软骨组织也经软骨化骨过程演变为骨组织,至此形成骨性骨痂。

4. **骨痂改建或再塑** 为了适应骨活动时所受应力,编织骨经过进一步改建成为成熟的板层骨,皮质骨和髓腔的正常关系以及骨小梁正常的排列结构也重新恢复。改建是在破骨细胞的骨质吸收及骨母细胞的新骨质形成的协调作用下完成的。

(四)影响创伤愈合的因素

损伤的程度、组织的再生能力、伤口有无坏死组织和异物以及有无感染等因素决定修复的方式、愈合的时间及瘢痕的大小。因此,治疗原则应是缩小创面(如对合伤口)、防止再损伤和感染以及促进组织再生。影响再生修复的因素包括年龄、营养等全身因素以及感染与异物、局部血液循环状态、神经支配和电离辐射等局部因素两方面。

实习目的

1. 观察肉芽组织的形态特点,掌握肉芽组织的组成及结局。
2. 掌握纤维性修复的形态学特点。

实习内容及观察要点

大 体 标 本

2-1　脾梗死瘢痕(splenic infarct scar)

陈旧之脾梗死灶,表面凹陷,切面见线条状的凹陷瘢痕,瘢痕周围有大量的橙色之含铁血黄素沉积。

2-2　瘢痕疙瘩(keloid)

又称肥大性瘢痕,可见瘢痕组织增生过度,突出于皮肤表面并向周围不规则地扩延(见图1-8)。

2-3　骨折愈合(healing of bone fracture)

肋骨骨折愈合:在骨折处由于纤维性骨痂及新骨的形成,故呈梭形肿胀。

显微镜切片

2-4　肉芽组织(granulation tissue)

肉芽组织的浅层可见大量新生毛细血管垂直创面生长。新生毛细血管内皮细胞核体积较大,向腔内突出。毛细血管之间有成纤维细胞(细胞呈梭形,核椭圆,染色质浅,核仁清楚,胞质丰富)及炎细胞,细胞排列疏松。肉芽组织的深层组织较致密,毛细血管少,纤维组织增加。(图2-4)

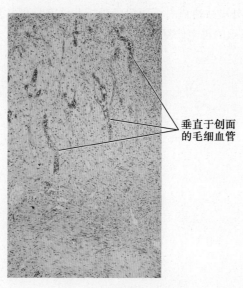

垂直于创面
的毛细血管

图 2-4a　肉芽组织(低倍镜)
肉芽组织浅层毛细血管丰富,组织疏松,毛细血管
垂直于创面;肉芽组织深层组织较致密,毛细血管
少,纤维组织增加

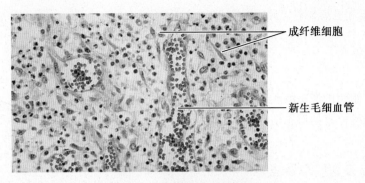

成纤维细胞

新生毛细血管

图 2-4b　肉芽组织（高倍镜）

肉芽组织新生毛细血管内皮细胞较肥大，毛细血管之间有成纤维细胞及炎
细胞浸润，成纤维细胞呈梭形，核椭圆，染色质浅，核仁清楚，胞质丰富

2-5　骨折愈合（healing of bone fracture）

人肋骨骨折愈合切面，其中心部仍可见出血及坏死，其周围有软骨样组织（骨样组织较少），较远处可见许多新生的骨小梁，骨折处外膜有增厚的纤维组织。软骨样组织的细胞似软骨细胞，但缺乏正常软骨细胞的排列，细胞间基质呈均匀蓝染；骨样组织的细胞似成骨细胞，细胞间有红色之骨基质；新生的骨小梁排列紊乱，钙化不均匀，骨细胞较大，数量多且排列杂乱。

思考题

1. 举例说明，按再生能力的强弱，人体细胞如何分类？
2. 什么是干细胞？
3. 什么是肉芽组织？简述肉芽组织的形态特点、作用和结局，以及瘢痕组织的形态特点和作用。
4. 有一建筑工人，因意外事故造成右大腿股骨骨折并伴有局部软组织撕裂伤，请简述其创伤愈合的过程及愈合中各种组织的再生修复过程。

第三章
局部血液循环障碍

理论纲要

掌握　淤血的病变和后果,肝淤血和肺淤血的病理变化;血栓形成的条件、类型及形态特点,血栓的结局及对机体的影响;栓子运行途径,栓塞的种类及其对机体的影响;梗死的病变及类型。

熟悉　动脉性充血的原因、病变及后果;淤血的原因;血栓形成的过程和发生机制;梗死的原因、条件及对机体的影响和结局。

了解　出血及水肿的概念,出血的病因和发生机制,水肿的发病机制及病理变化。

局部血液循环障碍可导致局部组织甚至器官的充血、水肿、出血、血栓形成、栓塞或梗死的发生。局部血液循环障碍表现为:血管内的成分溢出血管,包括水肿、积液和出血;局部组织血管内血液含量异常,包括血量增加或减少,即充血或缺血;血液内出现异常物质,包括血液有形成分析出或凝固形成的血栓以及血管内出现空气、脂滴和羊水等异常物质阻塞局部血管造成的栓塞和组织的梗死。

一、充血和淤血

(一)充血和淤血

都是指局部组织血管内血液含量的增多。

1. **充血**　指动脉性或主动性充血,是器官或组织因动脉输入血量增多所致。包括:①生理性充血:指局部组织或器官因生理需要和代谢增强而发生的充血。②病理性充血:指各种病理状态下局部组织或器官发生的充血。炎症性充血是较为常见的病理性充血,特别是在炎症反应的早期,由于致炎因子的作用引起轴突反射,舒血管神经兴奋和炎症介质刺激使细动脉扩张而发生的充血。减压后充血,是较长时间受压的局部组织或器官在压力突然解除后,细动脉反射性扩张所致的充血。充血的组织或器官体积轻度增大,颜色鲜红,体表局部温度增高。镜下见局部细动脉及毛细血管扩张充血。动脉性充血通常对机体无不良后果,但脑血管(如大脑中动脉)充血、破裂,严重时引起出血性脑卒中。

2. **淤血**　局部组织或器官静脉血液回流受阻,血液淤积于小静脉和毛细血管内,导致血量增加,称淤血,又称静脉性或被动性充血。主要病因包括由于各种原因所致的静脉受压迫、静脉腔阻塞及心力衰竭。

淤血组织或器官肿胀、包膜紧张，重量增加，色暗红。发生于体表的淤血可见局部皮肤呈紫蓝色，称发绀。镜下见细静脉及毛细血管扩张，并充满红细胞。淤血的后果包括淤血性水肿、浆膜腔积液、淤血性出血，慢性淤血可造成实质细胞萎缩、变性甚至坏死；间质纤维组织增生形成淤血性硬化。

（二）重要器官的淤血

1. **肺淤血**　由左心衰竭引起。急性期表现为肺体积增大，暗红色，切面流出泡沫状红色血性液体。镜下，其特征是肺泡壁毛细血管扩张充血，肺泡腔内充满水肿液、红细胞。慢性肺淤血时，由于肺泡壁纤维化，肺泡腔含有大量吞噬含铁血黄素颗粒的巨噬细胞（心衰细胞），肺淤血性硬化时质地变硬，呈棕褐色，称为肺褐色硬化。肺淤血的患者临床上有明显气促、缺氧、发绀，咳出大量粉红色泡沫痰等症状，可出现心肺功能衰竭，危及生命。

2. **肝淤血**　常由右心衰竭所致。急性期表现为肝脏体积增大，呈暗红色。镜下见小叶中央静脉和肝窦扩张，充满红细胞，严重时可有小叶中央肝细胞萎缩、坏死。小叶外围汇管区附近的肝细胞可出现肝脂肪变性。慢性肝淤血时，在肝的切面上出现红（淤血区）黄（肝脂肪变区）相间的状似槟榔切面的条纹，称为槟榔肝。镜下见肝小叶中央肝窦高度扩张淤血、出血，肝细胞萎缩，甚至坏死消失。肝小叶周边部肝细胞脂肪变性明显。长期严重的肝淤血，由于小叶中央肝细胞萎缩消失，肝脏间质纤维组织增多，形成淤血性肝硬化。

二、出血

血液从血管或心腔溢出，称为出血。出血有生理性和病理性出血。按血液溢出的机制分为破裂性出血和漏出性出血。破裂性出血乃由心脏或血管壁的破坏所致，一般出血量较多。漏出性出血是由于微循环的毛细血管和毛细血管后静脉通透性增加，血液经扩大的内皮细胞间隙和受损的基底膜漏出于血管外。根据发生部位不同出血又分为内出血和外出血。内出血是指血液溢出至组织或体腔内。组织内局限性的大量出血，称血肿。血液积聚于体腔内称为体腔积血。外出血是指血液溢出于体外。微小的出血进入皮肤、黏膜、浆膜面形成较小（直径 1~2mm）的出血点称为瘀点；而稍微大（直径 3~5mm）的出血称为紫癜；直径超过 1~2cm 的皮下出血灶称为瘀斑。出血对机体的影响取决于出血的类型、出血量、速度及部位。

三、血栓形成

在活体的心脏和血管内，血液发生凝固或血液中某些有形成分凝集形成固体质块的过程，称为血栓形成。形成的固体质块称为血栓。

（一）血栓形成的条件与机制

1. **心血管内皮细胞的损伤**　是血栓形成的最重要和最常见的原因。完整的内皮细胞主要起抑制血小板黏附和抗凝血作用，但在内皮损伤或被激活时，则引起局部凝血。当心血管内皮细胞损伤后，暴露出内皮下的胶原，激活血小板和凝血因子Ⅻ，启动了内源性凝血过程。与此同时，损伤的内皮细胞释放组织因子，激活凝血因子Ⅶ，启动外源性凝血过程。在启动凝血过程中，血小板的活化极为重要。心血管内膜损伤导致血栓形成，多见于风湿性和感染性心内膜炎，心肌梗死区的心内膜，严重动脉粥样硬化斑块溃疡、创伤性或炎症性的动、静脉损伤部位。缺氧、休克、败血症和细菌内毒素等可引起全身广泛的内皮损伤，激活凝血过程，造成弥散性血管内凝血，在全身微循环内形成血栓。

2. **血流状态的异常**　血流状态改变主要指血流减慢和血流产生旋涡等改变,有利于血栓的形成。当血流减慢或产生旋涡时,血小板可进入边流,增加血小板与内膜的接触机会和黏附内膜的可能性。由于血流减慢和产生旋涡时,被激活的凝血因子和凝血酶在局部浓度增高,促发凝血过程。由于静脉内有静脉瓣,静脉瓣膜处的血流缓慢,且出现旋涡,其血流有时甚至可出现短暂的停滞,加之静脉壁较薄,容易受压,血流通过毛细血管到达静脉后,血液的黏性有所增加,这些因素均利于血栓形成。因此,静脉血栓多见。下肢深静脉和盆腔静脉血栓常发生于心力衰竭、久病和术后卧床患者,也可伴发于大隐静脉曲张的静脉内。在二尖瓣狭窄时的左心房、动脉瘤内或血管分支处也易并发血栓形成。

3. **血液凝固性增加**　是指血液中血小板和凝血因子增多,或纤维蛋白溶解系统活性降低,导致血液的高凝状态。遗传性高凝状态与第V因子基因突变、抗凝血酶Ⅲ、蛋白C或蛋白S的先天性缺乏有关。获得性高凝状态常见于大手术、创伤、分娩后导致大出血时,血液浓缩,血中纤维蛋白原、凝血酶原及其他凝血因子(Ⅻ,Ⅶ)的含量增多;羊水栓塞、溶血、严重创伤和烧伤时大量促凝血物质进入血液循环引起的 DIC;另外,某些浸润血管和转移的恶性肿瘤释放促凝因子入血。

上述血栓形成的条件往往是同时存在的。虽然心血管内膜损伤是血栓形成的最重要和最常见的原因,但在不同的状态下,血流缓慢及血液凝固性的增高也可能是重要的因素。

（二）血栓形成过程及血栓的形态

1. **血栓形成过程**　当血管内皮损伤、血流缓慢或形成涡流时,血小板黏附、黏集成堆构成血栓头部。由于血小板血栓的阻碍,血流在其下游形成旋涡,形成新的血小板小堆,如此反复进行,其下游血小板黏集形成一系列珊瑚状小梁,小梁周边有白细胞黏附;小梁间血流停滞,纤维素网形成,网眼中充满红细胞,形成血栓体部。当血管腔阻塞,局部血流停止,血液凝固形成血栓尾部。

2. **血栓的类型和形态**　见表 3-1。

表 3-1　血栓的类型和形态

血栓类型	发生部位	大体观察	组织学观察	黏附程度
白色血栓	心瓣膜、心腔内和动脉	灰白团块	血小板及少量纤维蛋白	牢固
混合血栓(附壁血栓)	静脉(心腔内)	灰白与褐色相间的条纹状	红细胞、血小板小梁、纤维蛋白	较易脱落
红色血栓	静脉	红色湿润圆柱体	纤维蛋白网及血细胞	易脱落
透明血栓	微血管	—	纤维蛋白	—

（三）血栓的结局

1. **软化、溶解、吸收**　在纤溶酶和白细胞崩解释放的溶蛋白酶作用下,血栓可发生软化并逐渐被溶解。大的血栓多为部分软化,若被血液冲击可形成碎片状或整个脱落,随血流运行造成血栓栓塞。

2. **机化、再通**　血栓可由肉芽组织逐渐取代,发生血栓机化。在此过程中,由于水分被吸收,血栓干燥收缩或部分溶解而出现裂隙,周围新生的血管内皮细胞长入并被覆于裂隙表面形成新的血管,并相互吻合沟通,使被阻塞的血管部分地重建血流,称为再通。

3. **钙化**　血栓钙化后形成静脉石。

（四）血栓形成对机体的影响

血栓形成对机体有利的一面是可预防出血。但主要是不利的方面，如阻塞血管，引起局部组织器官的淤血、水肿、梗死；血栓脱落引起栓塞；心脏瓣膜的血栓机化引起瓣膜的硬化变形导致瓣膜口狭窄、关闭不全；DIC 时广泛的微血栓形成导致出血。

四、栓塞

在循环血液中出现的不溶于血液的异常物质，随血流运行阻塞血管腔的现象称为栓塞。阻塞血管的异常物质称为栓子。

（一）栓子运行途径

来自右心及体循环静脉的栓子可进入肺动脉主干及分支；来自左心及体循环动脉的栓子可进入各动脉的分支；来自肠系膜静脉等门静脉系统的栓子，可引起肝内门静脉分支的栓塞；在房间隔或室间隔缺损的心腔内的栓子偶尔可由压力高的一侧通过缺损进入另一侧，再随血流运行栓塞相应的分支，称为交叉性栓塞；罕见情况下，栓子逆血流运行引起栓塞称为逆行性栓塞。

（二）栓塞的类型和对机体的影响

常见的栓塞类型及影响见表 3-2。

表 3-2　栓塞的类型及影响

类　　型	栓子来源	栓塞部位	后　　果
血栓栓塞	下肢静脉（来自深静脉占血栓的 95%）	肺动脉主干或分支	猝死，肺梗死
	左心（心内膜炎赘生物，附壁血栓）	体循环动脉分支	脾、肾、脑梗死
脂肪栓塞	长骨骨折或严重脂肪组织挫伤、受压，游离脂肪滴进入破裂静脉	肺动脉分支、小动脉、毛细血管	大量可致急性右心衰
		体循环动脉	可引起神经系统症状
气体栓塞			
空气栓塞	空气经颈胸部破裂的大静脉、分娩破裂的子宫静脉进入血液	右心和肺动脉、体循环动脉	量少无不良后果，一次大于 100ml 可引起猝死
减压病	人体从高压迅速进入低压状态，血液中氮气游离出形成气泡	肺动脉、体循环动脉	少量影响小，大量导致严重循环障碍
羊水栓塞	分娩时羊水进入破裂的子宫壁静脉窦	肺动脉分支、少见于体循环动脉分支	肺动脉栓塞，DIC，过敏性休克
其他栓塞			
肿瘤栓塞	恶性肿瘤	肺、肝等器官	肿瘤转移
细菌栓塞	感染病灶	肺、肝等器官	感染扩散

五、梗死

梗死是指器官或局部组织由于血管阻塞、血流停滞导致缺氧而发生的坏死。

（一）梗死形成的原因和条件

血栓形成是梗死最常见原因，主要见于冠状动脉、脑动脉粥样硬化合并血栓形成时引起的心肌梗死和脑梗死;其次为动脉栓塞,多为血栓栓塞;再者为动脉痉挛,如冠状动脉粥样硬化基础上发生动脉痉挛;此外,血管受压闭塞也是一常见原因,多见于静脉,如嵌顿性肠疝、肠套叠、肠扭转等。血管阻塞是否导致梗死与下列因素有关:①器官血供特性:单血循环供应的或吻合支少的器官易发生梗死;②局部组织对缺血的敏感程度:大脑神经元的耐受性最低,心肌细胞对缺血也很敏感,骨骼肌、纤维组织对缺血耐受性最强。

(二)梗死的病变及类型

梗死灶的部位、大小和形态,与受阻动脉的分布方式和供血范围一致。肺、肾、脾等器官动脉呈锥形分支,梗死灶呈锥体形,在切面上呈扇面形或三角形,其尖端位于血管阻塞处,底部为器官的表面。心冠状动脉分支不规则,梗死灶呈地图形。肠系膜血管呈扇形分支和支配某一肠段,故肠梗死灶呈节段形。梗死灶的质地取决于坏死的类型。实质器官如心、脾、肾的梗死为凝固性坏死。新鲜时,病灶局部肿胀,表面和切面均有微隆起。陈旧性梗死,质地变硬,表面下陷。脑梗死为液化性坏死,新鲜时质软疏松,日久后逐渐液化成囊状。

根据含血量的多少,梗死可分为贫血性梗死(白色梗死)和出血性梗死(红色梗死)两种(表3-3)。出血性梗死发生条件为严重淤血和组织疏松。另外,由含有细菌的栓子阻塞血管引起的梗死称为败血性梗死。

表 3-3 贫血性和出血性梗死的常见部位、器官特点及梗死形态

	贫血性梗死	出血性梗死
常见部位	心、肾、脾等	肺、肠等
器官特点	组织致密,无淤血,侧支循环少	组织疏松,严重淤血,双重血液供应,吻合支丰富
梗死形态	梗死灶灰白色,贫血状,新鲜的梗死灶周围有明显充血出血带	梗死灶呈红色,有明显出血

(三)梗死对机体的影响和结局

梗死对机体的影响取决于梗死的器官、梗死灶的大小和部位。肾、脾的梗死一般影响较小。心肌梗死影响心脏的功能,严重可导致心力衰竭甚至猝死。脑梗死出现其相应部位的功能障碍,梗死灶大的可致死。其结局与坏死结局相同。

六、水肿

水肿是指组织间隙内的体液增多。如果体液积聚在体腔则称为积水。水肿发生的机制包括:静脉流体静压的增高;血浆胶体渗透压的降低;淋巴回流障碍。水肿的组织肿胀,颜色苍白而质软。镜下水肿液积聚于细胞和纤维结缔组织之间或间隙内。尽管任何组织器官都可发生水肿,但皮下、肺、脑为最常见。水肿对机体的影响取决于水肿的部位、程度、发生速度及持续时间。

实习目的

1. 观察各器官淤血后的形态变化,掌握肝淤血和肺淤血的形态特点,了解淤血后果。观察出血的标本,了解其意义。

2. 观察混合血栓之形态,掌握血栓的成分和结局,了解血栓的发生过程及危害。

3. 观察梗死的病变,掌握贫血性和出血性梗死的发生条件和形态特点。

实习内容及观察要点

大 体 标 本

3-1　肝淤血(槟榔肝)(nutmeg liver)

肝切面可见红色(经甲醛溶液固定后呈黑色)与灰黄色相间的花纹,红色为小叶中心的淤血部;灰黄色为小叶周边部,因其肝细胞有脂肪变性,故呈灰黄色。这种红黄相间的状态与槟榔之切面相似,故名槟榔肝(图3-1)。

3-2　脾淤血(spleen congestion)

肝硬化患者的脾脏,因长期淤血而高度肿大,边缘钝,暗红色,包膜稍增厚,质地较硬(图3-2)。

3-3　肾淤血(kidney congestion)

肾脏肿大,暗红色。切面皮质与髓质境界鲜明,髓质直走血管淤血明显,髓质稍肿胀。

3-4　食管静脉曲张(esophageal varices)

肝硬化时在食管形成侧支循环,食管下段黏膜下静脉血管扩张迂曲,呈隆起状凸出于黏膜表面(图3-4)。

3-5　脑出血(cerebral hemorrhage)

脑实质内可以看到出血灶,经甲醛固定后呈黑色(图3-5)。

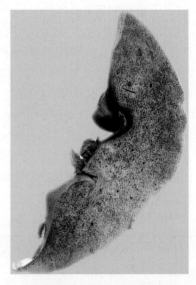

图 3-1　肝淤血(槟榔肝)
肝切面可见红色(经甲醛溶液固定后呈黑色)与灰黄色相间的花纹,红色为小叶中心的淤血区,灰黄色为小叶周边肝细胞脂肪变区

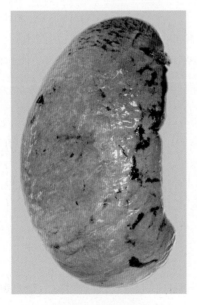

图 3-2　脾淤血
脾脏高度肿大,色暗红,边缘钝,包膜稍增厚

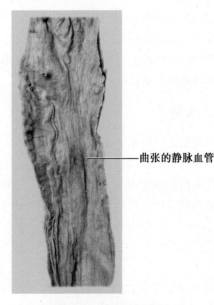

——曲张的静脉血管

图 3-4　食管静脉曲张
食管下段黏膜下静脉血管扩张迂曲,呈隆起状凸出于黏膜表面

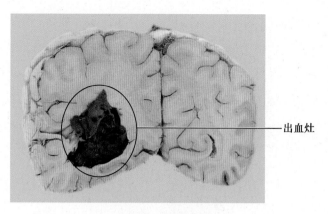

图 3-5 脑出血
脑实质内可见一较大出血灶

3-6 血管内血栓(blood vessel thrombus)

在静脉内有血栓形成,血栓呈圆柱状与血管内腔之形状一致,血栓表面粗糙,无光泽,红白相间(图 3-6)。

3-7 心房附壁血栓(cardiac mural thrombus)

左心房内膜粗糙,左心耳部有球形或片状的附壁血栓形成,血栓表面粗糙,无光泽,颜色为红色与白色混杂,血栓与心内膜粘连紧密,不易剥离(图 3-7)。

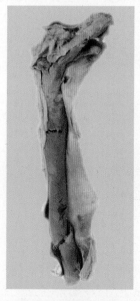

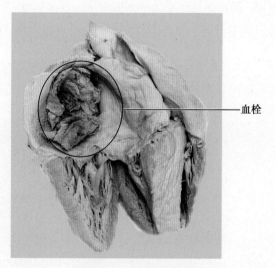

图 3-6 血管内血栓
静脉内有血栓形成,血栓呈圆柱形与血管内腔之形状一致,血栓表面粗糙,无光泽,红白相间

图 3-7 心房附壁血栓
左心房内有一较大血栓,血栓表面粗糙,无光泽,与心内膜粘连紧密

3-8 脾贫血性梗死(spleen anemic infarct)

脾之切面边缘处有一楔形梗死灶,其底部向表面,尖端指向脾门。该部苍白混浊、坚固、干燥,梗死灶边缘有一暗红色的充血出血带,与周围组织分界清楚(图 3-8)。

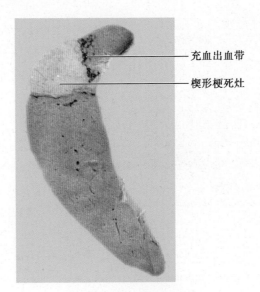

图 3-8　脾贫血性梗死

脾之切面见一楔形梗死灶,该部苍白混浊、坚固、干
燥,梗死灶边缘有暗红色的充血出血带,与周围组织
分界清楚

3-9　肾梗死瘢痕(infarction scar of kidney)

肾表面有不规则形、灰白色凹陷区,这是由于梗死灶坏死物质被吸收并发生机化后结缔组织
收缩所致。

3-10　肺出血性梗死(hemorrhagic infarct of lung)

肺之切面有境界清楚之楔形梗死灶,其底向胸膜,梗死灶呈深红色(图 3-10)。

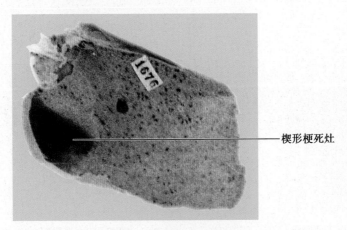

图 3-10　肺出血性梗死

肺之切面有境界清楚之楔形梗死灶,其底向胸膜,梗死灶呈深红色

3-11　肠出血性梗死(hemorrhagic infarct of intestine)

肠管因出血、水肿及坏死,肠壁增厚,肠管变粗,干燥,失去光泽,颜色呈黑色(图 3-11)。

3-12　肺动脉栓塞(pulmonary artery embolism)

肺动脉内可见血栓性栓子,此栓子由股静脉血栓脱落而来(图 3-12)。

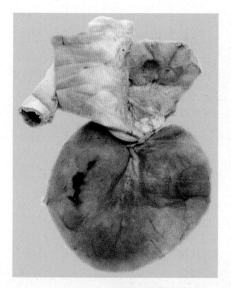

图 3-11　肠出血性梗死
肠管因出血、水肿及坏死,壁厚,肠管
变粗,干燥,失去光泽,颜色黑

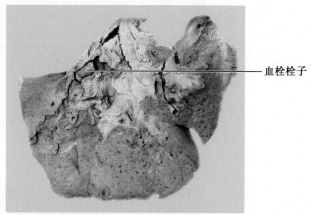

血栓栓子

图 3-12　肺动脉栓塞
肺动脉分支内可见一圆柱状血栓栓子

显微镜切片

3-13　急性肺淤血水肿(acute pulmonary congestion)

肺泡壁毛细血管扩张,肺泡腔内可见粉染细颗粒状物质,为水肿液,HE 染色下呈粉色(图 3-13)。

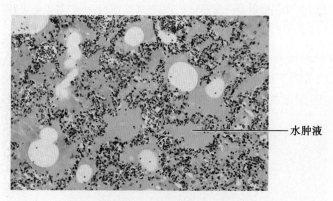

水肿液

图 3-13　急性肺淤血水肿
肺泡壁血管扩张,肺泡腔内有许多粉染细颗粒状水肿液

3-14　慢性肺淤血(肺褐色硬化)(chronic pulmonary congestion)

肺泡壁毛细血管扩张充血,肺泡间隔变厚和纤维化,肺泡腔内除有水肿液,还可见出血及许多吞噬了含铁血黄素(棕黄色颗粒)的吞噬细胞(心衰细胞)(图 3-14)。

3-15　肝淤血脂变(liver fatty change)

肝小叶中央静脉及肝窦明显扩张,充满红细胞。肝细胞索变细,肝细胞萎缩(细胞体积变小),在淤血严重处有的肝细胞甚至坏死消失。有的肝细胞发生脂肪变性(脂肪滴呈圆形空泡状)。(图 3-15)

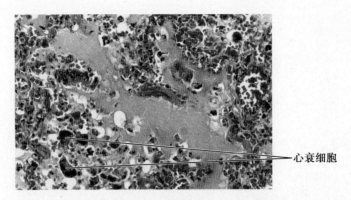

心衰细胞

图 3-14　慢性肺淤血水肿
除肺淤血水肿外,可见许多心衰细胞,肺泡壁纤维组织增加

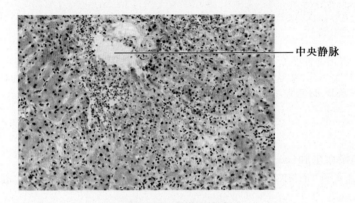

中央静脉

图 3-15　肝淤血脂变
肝小叶中央静脉及肝窦明显扩张,充满红细胞,小叶周边部之肝
窦扩张较轻,有的肝细胞发生脂肪变性

3-16　混合血栓(mixed thrombus)

新鲜血栓部分,低倍镜下呈粉染的波纹状部分为血小板梁,高倍镜下这些小梁呈细颗粒状。小梁周围有多数白细胞,小梁之间有红染细丝状之纤维蛋白网,其间充满大量红细胞(图 3-16)。

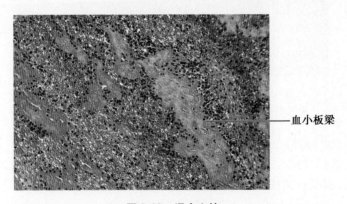

血小板梁

图 3-16　混合血栓
此为新鲜血栓,粉染波纹状部分为血小板梁,呈细颗粒状,小梁周
围有多数白细胞,小梁之间有红染细丝状之纤维蛋白网,其间充
满大量红细胞

3-17 血栓机化(thrombus organization)

静脉管腔一侧附着血栓,从附着的内膜处有新生之毛细血管及成纤维细胞长入血栓内(图 3-17)。

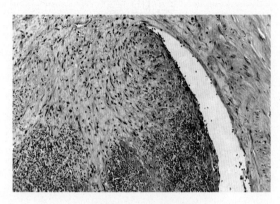

图 3-17 血栓机化

静脉管腔一侧附着血栓,血栓附着内膜处有新生之毛细
血管及成纤维细胞长入血栓内

示教空气栓塞

准备兔子一只,50ml 注射器及 1 号针头各一支。实验过程,在兔的耳缘静脉内迅速注入 25~30ml 空气,观察兔子的变化,分析其原因。

思考题

1. 男性患者,32 岁,被车撞伤。入院基本状态平稳,心肺检查未见明显异常,仅左大腿股骨骨折及血肿。第 2 天出现发作性呼吸急促,呼吸困难和心动过速,继而出现兴奋、烦躁不安、谵妄和昏迷,经治疗后症状消失。请你分析患者可能发生了什么病变?

2. 女性患者,68 岁。三天前行胆结石手术。术后一直卧床休息,第 4 日自己起床去洗手间,半路上突然跌倒,呼吸困难。急诊抢救无效死亡。尸检时见肺动脉膨隆,腔内可见暗红色圆柱体。请分析患者的死亡原因和疾病的发生过程。

第四章

炎 症

理论纲要

掌握 炎症、变质、渗出、趋化作用、吞噬作用、炎症介质、炎性水肿、炎性积液、浆液性炎、纤维素性炎、假膜性炎、化脓性炎、脓肿、蜂窝织炎、表面化脓、出血性炎、肉芽肿、肉芽肿性炎、毒血症、菌血症、败血症、脓毒败血症的概念;炎症的基本病理变化,急性炎症的类型,纤维素性炎、化脓性炎的病变特点;一般慢性炎症的病变特征、肉芽肿性炎的类型及形态。

熟悉 炎症的局部表现和全身反应;主要炎症介质的作用;浆液性炎及出血性炎的基本病变。

了解 急性炎症的发生过程和机制;慢性炎症的发生机制。

一、炎症概述

(一)炎症的概念

炎症是指具有血管系统的活体组织对各种损伤因子的刺激所发生的以防御反应为主的基本病理过程。其中血管反应是炎症过程的中心环节。炎症是损伤、抗损伤和修复的动态过程,首先各种损伤因子对机体的组织和细胞造成损伤;然后在损伤周围组织中的前哨细胞(例如巨噬细胞)识别损伤因子及组织坏死物,产生炎症介质,炎症介质激活宿主的血管反应及白细胞反应,使损伤局部的血液循环中的白细胞及血浆蛋白渗出到损伤因子所在部位,稀释、中和、杀伤及清除有害物质,使炎症反应消退、终止;最后实质细胞和间质细胞增生,修复受损伤的组织。

(二)炎症的原因

凡是能引起组织和细胞损伤的因子都能引起炎症,致炎因子种类繁多,主要有物理性因子、化学性因子、生物性因子、组织坏死及变态反应。生物性因子为炎症最常见的原因。

(三)炎症的基本病理变化

炎症的基本病理变化包括变质、渗出和增生。在炎症病变过程中,一般早期以变质和渗出为主,后期以增生为主。一般来说变质是损伤性过程,而渗出和增生是抗损伤和修复过程。

1. **变质** 炎症局部组织发生的变性和坏死统称为变质。变质既可以发生于实质细胞,也可发生于间质细胞。实质细胞常出现的变质性变化包括细胞水肿、脂肪变性、细胞凝固性坏死和液化性坏死等。间质细胞常出现的变质性变化包括黏液样变性和纤维素样坏死等。

2. **渗出** 炎症局部组织血管内的液体成分、纤维素等蛋白质和各种炎细胞通过血管壁进入组织间隙、体腔、体表和黏膜表面的过程叫渗出。所渗出的液体、蛋白及细胞成分称为渗出物或渗出液。

渗出液若积聚在组织间隙内,称为炎性水肿;渗出液若积聚于浆膜腔,则称为炎性浆膜腔积液。渗出是炎症最具特征性的变化。渗出液既具有防御作用,也会给机体带来不利影响。①防御作用:稀释毒素,减轻毒素对局部组织的损伤作用;为白细胞带来营养物质和运走代谢产物;富含抗体和补体有利于消灭病原体;渗出的纤维素交织成网,可限制病原微生物的扩散,并利于白细胞吞噬消灭病原体,炎症后期可成为修复的支架,并有利于成纤维细胞产生胶原纤维;传递抗原信号,诱发细胞和体液免疫反应。②不利影响:渗出液过多有压迫和阻塞作用,渗出物中的纤维素吸收不良可发生机化,可引起肺肉质变、浆膜粘连甚至浆膜腔闭锁。

3. **增生** 炎症局部的实质细胞和间质细胞的增生。实质细胞的增生如鼻黏膜慢性炎症时被覆上皮和腺体的增生,慢性肝炎中肝细胞的增生。间质细胞的增生包括巨噬细胞、内皮细胞和成纤维细胞的增生,成纤维细胞增生可产生大量胶原纤维。炎症性增生具有限制炎症扩散和修复损伤组织的功能,但是过度增生也可引起器官功能障碍。

(四)炎症的表现和意义

1. **炎症的表现** 局部表现包括红、肿、热、痛和功能障碍。全身反应包括发热、末梢血白细胞数目的改变、心率加快、血压升高、寒战和厌食等。

2. **炎症的意义** 炎症作为机体重要的防御反应,其积极作用表现为:①阻止病原微生物蔓延全身;②液体和白细胞的渗出可稀释毒素、消灭致炎因子和清除坏死组织;③炎症局部的实质细胞和间质细胞增生,修复损伤组织,恢复组织和器官的功能。

炎症在一定情况下也可对机体造成危害:①当炎症引起重要器官的组织和细胞发生严重的变性和坏死时,可以影响受累组织和器官的功能;②当炎症伴发的大量炎性渗出物累及重要器官时,可以造成严重后果;③炎症引起的增生性反应,有时也可以造成严重影响;④长期的慢性炎症刺激可引起多种慢性疾病;⑤"亚炎症"是一种介于"机体平衡"和"慢性炎症"之间的低水平炎症,其与癌症、衰老、肥胖、肌肉退化等多种疾病有关。因此,在临床治疗炎症性疾病时,除了消灭致病因子外,有时还采取一系列措施用以控制炎症反应。

(五)炎症的分类

根据炎症累及的器官分类,在病变器官后加"炎"字。根据病变的程度分为轻度、中度和重度炎症。根据炎症的基本病变性质分为变质性炎、渗出性炎和增生性炎。根据持续的时间分为急性和慢性炎症。

二、急性炎症

急性炎症的特点是反应迅速,持续时间短,通常仅几天,一般不超过一个月,病变以渗出改变为主,有时也可表现为变质性炎或增生性病变为主,浸润的炎细胞主要为中性粒细胞。急性炎症的发生过程包括:

(一)血管反应

1. **血流动力学改变** 急性炎症过程中组织发生损伤后,很快发生血流动力学变化,亦即血流量和血管口径的改变。发生顺序如下:①细动脉短暂收缩:由神经调节和化学介质引起,损伤发生后立即出现,持续几秒。②血管扩张和血流加速:先发生细动脉扩张,然后毛细血管床开放,导致局部血流加快、血流量和能量增加,是局部发红和发热的原因。血管扩张的发生机制与神经和体液因素有关。③血流速度缓慢:由于血管通透性升高,使富含蛋白质的液体外渗到血管外,导致血管内红细胞浓集和血液黏稠度增加。④血流停滞:最后在扩张的小血管内挤满红细胞,血液不再流动。

2. 血管通透性增加　血管通透性增加是导致炎症局部液体渗出的重要原因。在炎症过程中,以下因素能够引起血管通透性增加。

(1) **内皮细胞收缩**:组胺、缓激肽、白细胞三烯等作用于内皮细胞受体,使内皮细胞迅速发生收缩,内皮细胞间出现缝隙,导致血管通透性增加。此反应持续时间较短,通常发生于毛细血管后小静脉。

(2) **内皮细胞损伤**:严重烧伤和化脓菌感染直接损伤内皮细胞,使之坏死及脱落,迅速引起血管通透性增加,并持续几小时到几天。另外,白细胞黏附于内皮细胞,使白细胞激活,并释放具有毒性的氧代谢产物和蛋白水解酶,引起内皮细胞损伤和脱落,使血管通透性增加。

(3) **内皮细胞穿胞作用增强**:血管内皮生长因子(VEGF)可引起内皮细胞穿胞通道数量增加和口径增大使血管通透性增加。

(4) **新生毛细血管高通透性**:新生毛细血管内皮细胞连接不健全,因而具有高通透性。

(二) 白细胞反应

1. 白细胞渗出　白细胞通过血管壁游出到血管外的过程称为白细胞渗出,是炎症反应最重要的特征。白细胞的渗出过程包括:

(1) **白细胞边集和滚动**:随着血流缓慢和液体的渗出,微血管中的白细胞离开血管的中心部(轴流),到达血管的边缘部,称为白细胞边集。随后,白细胞通过内皮细胞表面的黏附分子(选择素)介导,在内皮细胞表面翻滚,称白细胞滚动。

(2) **白细胞黏附**:白细胞通过其表面的整合素与内皮细胞表面的配体(免疫球蛋白超家族分子)介导与内皮细胞紧密黏附。炎症部位的化学趋化因子激活附着于内皮细胞的白细胞,白细胞表面的整合素转变为高亲和力形式,同时内皮细胞表面的整合素配体表达量增加。白细胞表面的整合素与内皮细胞表面的配体结合后,黏附于内皮细胞表面。

(3) **白细胞游出**:白细胞穿过血管壁进入周围组织的过程,称为白细胞游出。白细胞游出是通过白细胞在内皮细胞连接处伸出伪足,整个白细胞以阿米巴运动的方式从内皮细胞缝隙中逸出。白细胞和内皮细胞表面的血小板内皮细胞黏附分子(PECAM-1)是促使白细胞游出的关键因子。

白细胞游出的种类与炎症的发展阶段、致炎因子有关。中性粒细胞出现在急性炎症的早期及化脓菌感染;单核细胞出现在急性炎症的后期、慢性炎症及病毒感染;淋巴细胞浸润在慢性炎症及病毒感染时出现;嗜酸性粒细胞多见于过敏性疾病及寄生虫感染。

(4) **趋化作用**:趋化作用是指白细胞沿化学物质浓度梯度向着化学刺激物做定向移动,这些具有吸引白细胞定向移动的化学刺激物称为趋化因子。最常见的外源性趋化因子是细菌产物。内源性趋化因子包括补体成分(C5a)、白细胞三烯(LTB$_4$)和细胞因子(IL-8)。

趋化因子具有特异性,有些趋化因子只吸引中性粒细胞,而另一些趋化因子则吸引单核细胞或嗜酸性粒细胞。不同的炎细胞对趋化因子的反应也不同,粒细胞和单核细胞对趋化因子的反应较明显,而淋巴细胞对趋化因子的反应则较弱。

2. 白细胞激活　白细胞通过多种受体来识别感染的微生物和坏死组织,然后被激活,发挥杀伤微生物和清除致炎物质的作用。这些受体包括:识别微生物产物的受体、G蛋白偶联受体、调理素受体及细胞因子受体。白细胞被化学趋化因子等激活后,在局部发挥以下作用:

(1) 吞噬作用:吞噬作用是指白细胞吞噬病原体、组织碎片和异物的过程。发挥此种作用的细胞主要为中性粒细胞和巨噬细胞。巨噬细胞受到外界刺激能被激活,形态表现为细胞体积增大,细胞表面皱襞增多,线粒体和溶酶体增多,功能也相应增强。可转变为类上皮细胞、多核巨细胞、泡沫细胞等。

白细胞吞噬过程包括三个阶段:①识别和附着。②吞入:吞噬细胞附着于调理素化的颗粒状物体后,伸出伪足,包围吞噬物形成吞噬体。吞噬体与初级溶酶体融合形成吞噬溶酶体。③杀伤和降解:进入吞噬溶酶体的细菌可被依赖氧的机制和不依赖氧的机制杀伤和降解。

(2) 免疫作用:发挥免疫作用的细胞主要为单核细胞、淋巴细胞和浆细胞。抗原进入机体后,巨噬细胞将其吞噬处理,再把抗原呈递给 T 和 B 细胞,免疫活化的淋巴细胞分别产生细胞因子或抗体,发挥着杀伤病原微生物的作用。

3. 白细胞介导的组织损伤作用 白细胞在吞噬过程中不仅可向吞噬溶酶体内释放产物,而且还可将产物释放到细胞外基质中,损伤正常细胞和组织,加重原始致炎因子的损伤作用。

4. 白细胞功能缺陷 任何影响白细胞黏附、化学趋化、吞入、杀伤和降解的先天性或后天性缺陷均可造成白细胞功能障碍。如:黏附缺陷、吞噬溶酶体形成障碍、杀菌活性障碍及骨髓白细胞生成障碍。

(三) 炎症介质在炎症过程中的作用

参与或介导炎症反应的化学因子称为化学介质或炎症介质。炎症介质可来自细胞和血浆。

1. 细胞释放的炎症介质

(1) 血管活性胺:组胺可使细动脉扩张和细静脉通透性增加;5-HT 引起血管收缩。

(2) 花生四烯酸代谢产物:前列腺素(PG)可以引起血管扩张、发热和疼痛。凝血素 A2 使血管收缩。白细胞三烯(LT)可致支气管痉挛和静脉血管通透性增加,也可发挥趋化作用。脂质素抑制中性粒细胞的趋化反应及黏附于内皮细胞。

(3) 血小板激活因子:增加血管通透性,引起支气管收缩。

(4) 细胞因子:TNF 和 IL-1 促进内皮黏附分子的表达以及其他细胞因子的分泌。

(5) 活性氧:少量释放促进趋化因子、细胞因子、内皮细胞-白细胞间黏附分子的表达,大量释放引发组织损伤。

(6) 白细胞溶酶体酶:杀伤和降解吞噬的微生物,并引起组织损伤。

(7) 神经肽:传导疼痛,引起血管扩张和血管通透性增加。

2. 血浆中的炎症介质

(1) 激肽系统:缓激肽可以使细动脉扩张、血管通透性增加、支气管平滑肌收缩,并可引起疼痛。

(2) 补体系统:C3a 和 C5a 发挥扩张血管和增加血管通透性、趋化白细胞、杀伤细菌等生物学功能。

(3) 凝血系统/纤维蛋白溶解系统:提高血管通透性,并发挥趋化作用。

炎症介质的作用见表 4-1。

(四) 急性炎症反应的终止

虽然急性炎症是机体的积极防御反应,但由于其可引起组织损伤,所以,机体对急性炎症反应进行严密调控并适时终止。

(五) 急性炎症的病理学类型

1. 浆液性炎 以浆液渗出为其特征,同时混有少量中性粒细胞和纤维素。浆液性炎常发生于黏膜、浆膜、滑膜、皮肤和疏松结缔组织。黏膜的浆液性炎又称浆液性卡他性炎。浆液性炎一般较轻,炎症易于消退。浆液性渗出物过多也有不利影响,甚至导致严重后果。

表 4-1　主要炎症介质的作用

功　　能	炎　症　介　质
血管扩张	前列腺素、NO、组胺
血管通透性升高	组胺和 5-羟色胺、C3a 和 C5a、缓激肽、LTC$_4$、LTD$_4$、LTE$_4$、PAF、P 物质
趋化作用、白细胞渗出和激活	TNF、IL-1、化学趋化因子、C3a、C5a、LTB$_4$
发热	IL-1、TNF、前列腺素
疼痛	前列腺素、缓激肽、P 物质
组织损伤	白细胞溶酶体酶、活性氧、NO

2. **纤维素性炎**　以纤维蛋白原渗出为主,继而形成纤维蛋白,即纤维素。纤维蛋白原大量渗出,说明血管壁损伤严重,通透性明显增加,多由某些细菌毒素或各种内源性和外源性毒物引起。纤维素性炎易发生于黏膜、浆膜和肺组织。发生于黏膜者,渗出的纤维素、中性粒细胞和坏死黏膜组织及病原菌等共同形成"假膜",又称假膜性炎;发生于心包膜者可形成"绒毛心"。少量渗出的纤维素可被溶解吸收。若纤维素渗出过多、中性粒细胞渗出过少,可发生机化。

3. **化脓性炎**　以中性粒细胞渗出为主,并有不同程度的组织坏死和脓液形成为特点。化脓性炎多由化脓菌(如葡萄球菌、链球菌、脑膜炎双球菌、大肠杆菌)感染所致,亦可由组织坏死继发感染产生。脓液中除含有脓细胞外,还含有细菌、坏死组织碎片和少量浆液。依病因和发生部位的不同可分为:

(1)表面化脓和积脓:表面化脓和积脓是指发生在黏膜和浆膜的化脓性炎。黏膜的化脓性炎又称脓性卡他性炎。当化脓性炎发生于浆膜、胆囊和输卵管时,脓液则在浆膜腔、胆囊和输卵管腔内积存,称为积脓。

(2)蜂窝织炎:蜂窝织炎是指疏松结缔组织的弥漫性化脓性炎,主要由溶血性链球菌引起,常发生于皮肤、肌肉和阑尾。

(3)脓肿:脓肿为器官或组织内的局限性化脓性炎症,其主要特征是组织发生溶解坏死,形成充满脓液的腔。脓肿可发生于皮下和内脏,主要由金黄色葡萄球菌引起。

疖是毛囊、皮脂腺及其周围组织的脓肿。痈是多个疖的融合。

4. **出血性炎**　出血性炎症灶的血管损伤严重,渗出物中含有大量红细胞。常见于肾综合征出血热、钩端螺旋体病和鼠疫等。

(六)急性炎症的结局

多数急性炎症能够痊愈,少数迁延为慢性炎症,极少数蔓延扩散至全身。

1. **局部蔓延**　炎症局部的病原微生物可通过组织间隙或自然管道向周围组织和器官扩散蔓延。炎症局部蔓延可形成糜烂、溃疡、瘘管、窦道和空洞。

2. **淋巴道蔓延**　病原微生物沿淋巴液扩散,引起淋巴管炎和所属淋巴结炎。

3. **血道蔓延**　病原微生物及毒性产物可直接或间接通过淋巴道进入血液循环,引起毒血症、菌血症、败血症和脓毒败血症。见表 4-2。

表 4-2　炎症血道蔓延的后果

	发 生 机 制	临 床 表 现
毒血症	细菌毒性产物或毒素入血	中毒症状
菌血症	细菌入血	无中毒症状,血液中可查到病原菌
败血症	细菌入血、繁殖并产生毒素	中毒症状,病理变化,血液中可查到病原菌
脓毒败血症	化脓菌入血、繁殖并产生毒素	败血症表现及多发性栓塞性脓肿

三、慢性炎症

慢性炎症持续时间较长,连绵不断的炎症反应、组织损伤和修复反应相伴发生。其发生原因有:病原微生物的持续存在,从而激发免疫反应;长期暴露于内源性或外源性毒性因子;产生自身免疫反应。慢性炎症分为两大类:一般慢性炎症(又称非特异性慢性炎)和肉芽肿性炎(又称特异性慢性炎)。

1. 一般慢性炎症的病理变化特点　最重要的特点是:①炎症灶内浸润细胞主要为淋巴细胞、浆细胞和单核细胞,单核巨噬细胞系统的激活和淋巴细胞浸润是慢性炎症的重要特征;②主要由炎症细胞的产物引起的组织破坏;③常有较明显的成纤维细胞和血管内皮细胞的增生,以及被覆上皮和腺上皮等实质细胞的增生,以替代和修复损伤的组织。慢性炎症的病变可造成管道性脏器的狭窄和梗阻,也可表现为炎性息肉(由局部黏膜上皮、腺体及肉芽组织增生所致)和炎性假瘤(炎性增生形成的肉眼和X线上类似于肿瘤样团块)。

2. 慢性肉芽肿性炎　慢性肉芽肿性炎是一种特殊类型的慢性炎症,以肉芽肿形成为其特点。肉芽肿是以炎症局部巨噬细胞及其衍生细胞增生形成境界清楚的结节状病灶。肉芽肿的主要细胞成分是由巨噬细胞转变成的上皮样细胞和多核巨细胞(异物巨细胞、Langhans 巨细胞)。肉芽肿性炎依据病因分为:①感染性肉芽肿:常见于细菌感染(结核杆菌和麻风杆菌分别引起结核病和麻风)、螺旋体感染(梅毒螺旋体引起梅毒)、真菌和寄生虫感染(组织胞浆菌病和血吸虫病)。除了病原体不易被消化外,主要为细胞免疫反应所致;②异物性肉芽肿:是由于异物(手术缝线、石棉、铍和滑石粉等)不易被消化,异物性刺激长期存在形成慢性炎症;③原因不明的肉芽肿:如结节病肉芽肿。

实习目的

1. 观察急性炎症的外部特征并分析其发生机制;镜下观察急性炎症的特点,掌握各种炎细胞及水肿液、纤维素的形态特点。

2. 观察各种急性渗出性炎症的形态变化,掌握纤维素性炎、化脓性炎的病变特点。

3. 观察一般慢性炎症和慢性肉芽肿性炎的形态特点。

4. 注意比较急性炎症与慢性炎症的异同。

实习内容及观察要点

大 体 标 本

4-1　炎症的外部特征

动物:家兔

方法与观察:实验前一日,在兔耳皮下注入松节油 0.5ml。实验时观察兔耳炎症的发展情况,注意和健侧对比,观察兔耳颜色、厚度、温度、活动情况。用止血钳猛夹兔耳,观察兔耳对刺激的反应。

4-2　纤维素性心包炎(fibrinous pericarditis)

心包膜(心包脏层)表面有大量灰白色或黄白色的纤维素附着,弥漫性布满于脏层表面,由于心脏搏动,脏层和壁层相互摩擦,使之呈绒毛状,故称"绒毛心"。临床上听诊可闻及心包摩擦音(图4-2)。

4-3　咽喉及气管白喉(laryngeal and tracheal diphtheria)

喉头及支气管的黏膜表面有灰白色的假膜,喉头假膜附着紧密,不易脱落,如果强行撕脱,易出血,并留下溃疡。气管部的假膜与其下组织粘连不紧,易脱落,脱落后被咳出,或阻塞呼吸道引起呼吸困难,甚至窒息死亡(图4-3)。

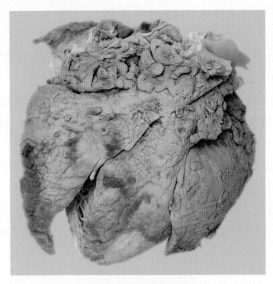
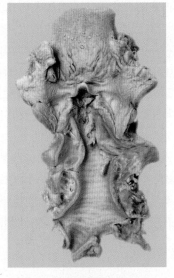

图4-2　纤维素性心包炎
心包脏层表面有大量纤维素渗出,呈绒毛状

图4-3　咽喉及气管白喉
喉头及支气管的黏膜表面有灰白色的假膜覆盖,气管部的假膜部分已脱落

4-4　细菌性痢疾(bacillary dysentery)

结肠黏膜充血、水肿,肠皱襞顶部可见有假膜形成,初期如撒在黏膜面上的糠皮状物,随着病变发展融合成片。

4-5　蜂窝织炎(阴囊)(phlegmonous inflammation)

阴囊明显肿大,切面见睾丸与皮肤之间的疏松结缔组织充血,并有大量黄白色的脓性渗出物,使该处变实变(图4-5)。

4-6　肾脓肿(renal abscess)

肾脏皮质表面有黄白色、多发的小脓肿灶,境界清楚稍隆起,周围有充血出血带。这是由于脓毒血症时,化脓菌经血行播散所致。

4-7　肝脓肿(liver abscess)

肝右叶有一个(或两个)圆形或椭圆形脓肿,灰黄色,脓肿局部组织坏死,中心部坏死物质液化流出,残留空腔。早期脓肿边缘无明显纤维膜形成,后期周围可见多量纤维组织包绕,形成厚的脓肿壁(图4-7)。

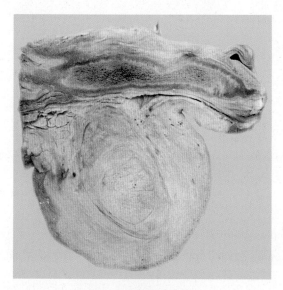

图4-5　阴囊蜂窝织炎
阴囊皮肤与睾丸之间的疏松结缔组织内有大量黄白色的脓性渗出物,使之明显肿大

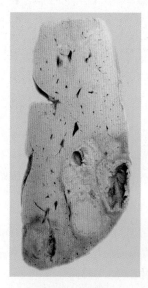

图4-7　肝脓肿
肝右叶见有灰黄色脓肿灶,脓肿中心部坏死物质液化流出,残留空腔,周围可见脓肿壁

4-8　化脓性脑膜炎(purulent meningitis)

脑表面蛛网膜下腔沿血管周围有灰黄色脓性渗出物蓄积,致血管模糊不清,局部脓汁较多,形成片块状,该处脑表面的沟回已看不清楚,脑膜血管充血明显(见图16-1)。

4-9　急性卡他性胃炎(acute catarrh gastritis)

由于炎症病灶中有大量黏液分泌,胃黏膜表面可见大量灰色半透明之黏液附着。

4-10　炭疽性脑膜炎(anthrax meningitis)

蛛网膜下腔中有大量血性渗出物,外观有如蛛网膜下腔出血。血液覆盖在脑表面,经甲醛溶液固定后呈黑色(图4-10)。

4-11　慢性胆囊炎(chronic cholecystitis)

黏膜的慢性炎症常伴有纤维组织增生,故胆囊壁增厚、变硬,有时萎缩。黏膜面粗糙(正常时黏膜细腻平滑如天鹅绒状),有的可见少量渗出物,可有胆石存在(图4-11)。

4-12　慢性输卵管炎(chronic salpingitis)

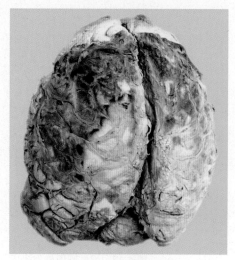

图4-10　炭疽性脑膜炎
蛛网膜下腔中有大量血性渗出物,覆盖在脑表面

输卵管壁肥厚,输卵管伞内翻,腹腔口闭塞,与周围组织有愈着。如果峡部有阻塞可致积脓。脓肿液被吸收,残留的透明液体致输卵管扩张,壁薄,有透明感,则为输卵管积水(图4-12)。

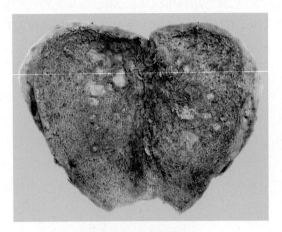

图 4-11　慢性胆囊炎
胆囊壁增厚、变硬,黏膜面粗糙

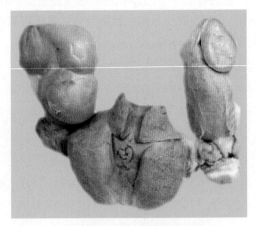

图 4-12　慢性输卵管炎
输卵管腔内残留大量透明液体使之扩张,壁薄,
半透明状

4-13　慢性肥厚性胃炎(chronic hypertrophic gastritis)

胃黏膜层增厚,黏膜表面可见胃小凹区隆起,有如砌石状或脑回状,黏膜皱襞粗大、增高,常有黏液附着(图4-13)。

4-14　肠道慢性炎症-肠息肉(intestinal polyp)

肠道的息肉多见于大肠。可单发或多发,后者称息肉病。息肉有肿瘤性的、亦有非肿瘤性的。慢性炎症时由于上皮组织、淋巴组织过度增生可致局部突向内腔形成息肉状。在慢性肠道溃疡,溃疡边缘部黏膜再生亦可形成再生性息肉(图4-14)。

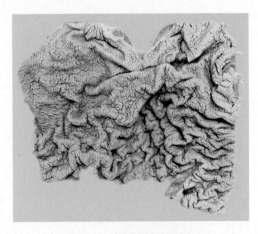

图 4-13　慢性肥厚性胃炎
胃黏膜层增厚,胃小凹区隆起,黏膜皱襞粗大、增高

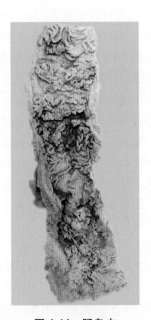

图 4-14　肠息肉
肠腔面可见慢性溃疡,在溃疡边缘部
黏膜组织增生形成息肉

4-15　慢性心包炎（chronic pericarditis）

纤维素性心包炎的渗出物被肉芽组织机化，致心包腔闭锁，心脏由较厚、硬韧的纤维组织包裹（缩窄性心包炎），因而心脏的舒张受到限制，心搏出量减少，大静脉入口处狭窄，常引起慢性肝淤血、腹腔积液、胸腔积液等症状（图4-15）。

4-16　脾周围炎（糖衣脾）（perisplenitis）

脾被膜表面由于渗出物机化，由大量纤维组织所覆盖，纤维组织有明显玻璃样变性，灰白色半透明，外观上有如一层糖衣，故有糖衣脾之名（图4-16）。

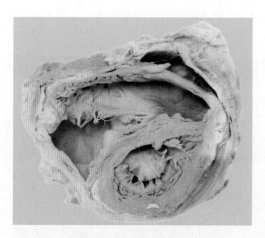
图4-15　慢性心包炎
心包膜脏、壁两层粘连使心包腔闭锁，心包膜明显增厚、纤维化、包裹心脏

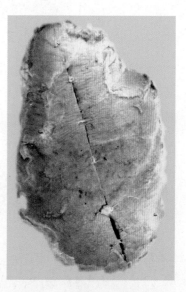
图4-16　脾周围炎（糖衣脾）
脾被膜表面覆盖一层灰白色、半透明的玻璃样变性纤维组织

4-17　慢性扁桃体炎（chronic tonsillitis）

扁桃体由于反复发生急性炎症而转为慢性。由于淋巴组织增生和纤维增生而明显肿大，腺窝扩张，其中充满角化物质（角质栓），深部多有细菌团块，故易引起急性发作。

显微镜切片

4-18　大网膜急性炎（acute inflammation of omentum）

大网膜是由疏松结缔组织所构成，在急性腹膜炎时炎症反应显著。大网膜内血管明显扩张充血，血管内膜面有较多的中性粒细胞呈靠边现象。大网膜组织有明显的水肿，表面及组织内有渗出的纤维素，呈粉染丝网状，组织内有中性粒细胞、淋巴细胞、巨噬细胞浸润，成纤维细胞活跃增生，要注意观察各种炎细胞的形态（图4-18）。

4-19　鼻息肉（nasal polyp）

鼻息肉是各种理化刺激、感染，特别是常常由于变态反应所发生的鼻腔和鼻旁窦的慢性炎症。息肉呈类圆形，并有细长的茎，常阻塞后鼻孔。

镜下可见，表面被覆呼吸道上皮（假复层纤毛柱状上皮）或化生的鳞状上皮，间质水肿显著，并可见各种炎细胞浸润。观察这张切片的目的在于识别各种炎细胞（尤其是嗜酸性粒细胞和浆细胞）（图4-19）。

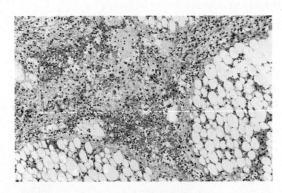

图 4-18a　大网膜急性炎
大网膜疏松结缔组织内大量炎细胞浸润,组织水肿、纤维素渗出

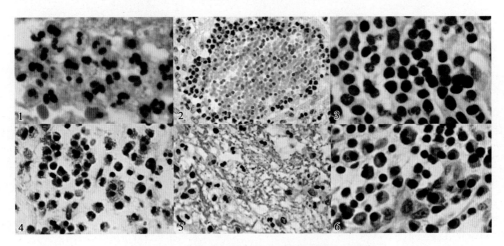

图 4-18b　各种炎细胞形态、白细胞附壁及纤维素
1. 中性粒细胞　2. 白细胞附壁　3. 淋巴细胞　4. 嗜酸性粒细胞　5. 纤维素、中性粒细胞、单核细胞
6. 浆细胞和淋巴细胞

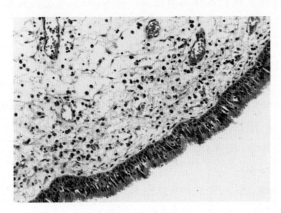

图 4-19　鼻息肉
表面被覆假复层纤毛柱状上皮,其下间质水肿,可见嗜酸
性粒细胞、浆细胞及淋巴细胞浸润

4-20 纤维素性炎（浆膜）(fibrinous inflammation)

纤维素性炎可发生于浆膜,如心外膜、肝被膜等。镜下可见浆膜明显增厚,表面附着粉染的纤维素,并可见中性粒细胞浸润。

4-21 假膜性炎（细菌性痢疾）(pseudomembranous inflammation)

在肠黏膜面可见大量的纤维素渗出和部分中性粒细胞渗出,渗出物与坏死组织共同构成膜状物。黏膜固有层内可见血管扩张充血、炎细胞浸润,有时小血管内可见血栓形成（图4-21）。

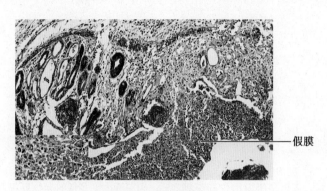

假膜

图 4-21 肠假膜性炎

肠黏膜表面见假膜覆盖,其下黏膜固有层炎症反应明显,小血管内血栓形成,假膜主要成分为渗出的纤维素、中性粒细胞及坏死组织。箭头所指处为假膜

4-22 皮下蜂窝织炎（subcutaneous phlegmonous inflammation）

在皮下疏松结缔组织内有弥漫性炎细胞浸润,炎细胞以中性粒细胞及单核细胞为主（由于炎症的过程略长,故出现了较多的单核细胞）。炎症区内血管充血、水肿并有纤维素渗出。

4-23 肺脓肿（pulmonary abscess）

肺组织内有脓肿形成,脓肿内组织坏死,局部有大量中性粒细胞聚集。渗出的中性粒细胞由于时间久,多发生崩解（脓细胞）。周围肺组织内血管充血,并见纤维素及中性粒细胞、单核细胞等渗出。

4-24 肠息肉（intestinal polyp）

息肉表面被覆有肠黏膜上皮细胞,其内可见增生的腺体及间质结缔组织。有的腺体呈扩张状态,结缔组织内可见慢性炎细胞浸润。

4-25 慢性胆囊炎（chronic cholecystitis）

黏膜充血,有多量的淋巴细胞及浆细胞浸润,并见淋巴滤泡形成。其他各层亦见慢性炎细胞浸润,组织水肿,胆囊壁增厚（图4-25）。

4-26 肛门瘘管（anal fistula）

瘘管中心组织缺损,有的可见脓性渗出物。周围有大量肉芽组织形成,周边部可见明显的纤维结缔组织增生。肉芽组织中毛细血管壁厚,内皮细胞肿胀,有大量中性粒细胞及嗜酸性粒细胞浸润（图4-26）。

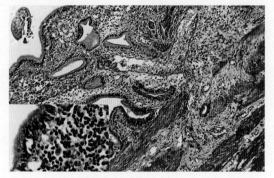

图 4-25 慢性胆囊炎

黏膜充血,有多量的慢性炎细胞浸润,主要为淋巴细胞

4-27　异物肉芽肿(foreign body granuloma)

异物存在于体内不易被溶解吸收时常形成伴有异物巨细胞形成的肉芽肿。切片中显示大量多核巨细胞聚集及纤维组织包绕,周围也可见巨噬细胞和淋巴细胞浸润。病灶中央可见异物(图4-27)。

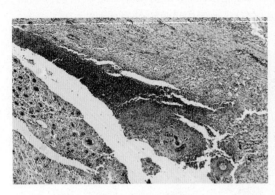

图 4-26　肛门瘘管

中心有缺损,周围有大量肉芽组织增生和炎细胞浸润

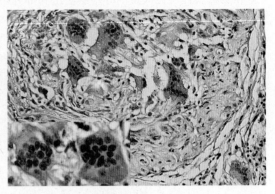

图 4-27　异物肉芽肿

肉芽肿内见多量的异物巨细胞集聚,周围纤维组织增生包绕,异物巨细胞体积大、胞质丰富、多核

思考题

1. 在兔耳皮下注入松节油后,兔耳会发生什么变化? 其发生机制如何? 属于哪一种类型的炎症? 其镜下形态特点如何? 可能的结局是什么?

2. 为什么发生在皮肤的化脓性炎症可表现出两种不同的形态(蜂窝织炎和脓肿)? 简述其形成原因及病变特点。

3. 小病例分析题:

一患者手臂被开水烫伤后红肿疼痛,随后形成水疱。用不洁缝衣针刺破后,水疱内流出清亮液体。2~3 天后局部再次隆起,用注射针抽出淡黄色混浊液体。整个上肢发热,出现红线,腋窝淋巴结肿大、疼痛。请分析该患者的病变发展过程,并解释所出现的现象。

第五章

免疫性疾病

理论纲要

掌握 自身免疫病的概念、获得性免疫缺陷综合征传播途径。

熟悉 系统性红斑狼疮的病变特点及实体器官移植排斥反应的病理变化。

了解 移植排斥反应的机制。

一、自身免疫病

自身免疫病(autoimmune disease)指由机体自身产生的自身抗体或致敏淋巴细胞,破坏自身组织和细胞,导致组织和器官功能障碍的原发性免疫性疾病。自身免疫病可分为器官或细胞特异性和系统性两种类型。

系统性红斑狼疮(systemic lupus erythematosus,SLE)是一种比较常见的全身性自身免疫病,由抗核抗体为主的多种自身抗体引起。

1. **一般特点** ①多见于年轻女性,男女之比约为 1:10;②临床表现复杂多样,发热及皮肤、肾、关节、心脏、肝脏及浆膜等损害为主要表现,病程迁延反复,预后不良;③SLE 的病理变化多样,可见特异的狼疮细胞,基本病变为小血管炎,活动期病变以纤维素样坏死为主,慢性期血管壁纤维化。

2. **病理变化**

(1) **肾脏**:50%以上的 SLE 患者出现以狼疮性肾炎为主要表现的肾损害。狼疮性肾炎的病理变化复杂多样,原发性肾小球肾炎的各种组织学类型均可出现。免疫荧光显示免疫球蛋白和补体在肾小球内大量沉积。肾衰竭并发感染是 SLE 患者的主要致死原因之一。

(2) **皮肤**:约 80%的 SLE 患者有不同程度的皮肤损害,表现为蝶形红斑,以面部最为典型。免疫荧光标记显示在表皮和真皮的交界处有 IgG、IgM 和补体 C3 的沉积,形成颗粒状或团块状荧光带,即"狼疮带"。

(3) **心脏**:50%患者存在症状性或无症状性心包受累。心瓣膜表现为非细菌性疣赘性心内膜炎。

(4) **关节**:约 95%的患者有不同程度的关节受累。表现为滑膜充血水肿,炎细胞浸润,滑膜细胞下结缔组织出现灶性纤维素样坏死。

(5) **脾**:中央动脉增厚及血管周围纤维化,形成洋葱皮样结构。

二、免疫缺陷病

免疫缺陷病(immune deficiency diseases)是一组因免疫系统发育不全或遭受损害引起免疫功能缺陷而导致的疾病。分为原发性免疫缺陷病和继发性免疫缺陷病两种,后者又称获得性免疫缺陷病,较前者常见。

获得性免疫缺陷综合征(acquired immunodeficiency syndrome,AIDS)——艾滋病

1. **一般特点**　①AIDS是由人类免疫缺陷病毒(HIV)感染引起;②伴有机会性感染和(或)继发性肿瘤及神经系统症状;③临床表现发热、乏力、体重下降、全身淋巴结肿大以及神经系统症状;④患者和无症状病毒携带者是本病的传染源;⑤性接触传播和血道传播是其主要传播途径;⑥死亡率极高。

2. **传播途径**　①性接触传播:占报道病例的60%以上。②血道传播:包括使用被病毒污染的针头作静脉注射、含有病毒血液和血制品的应用。③母-婴传播:母体病毒经胎盘感染胎儿或通过哺乳、黏膜接触等方式感染婴儿。④医务人员职业性传播,少见。

3. **病理变化**

(1) **淋巴组织的变化**:早期,淋巴结肿大。镜下,早期淋巴滤泡明显增生,生发中心活跃,髓质内出现较多浆细胞。随后滤泡外层淋巴细胞减少或消失,小血管增生,生发中心被分割。副皮质区CD4$^+$T细胞进行性减少。晚期,淋巴细胞几乎消失殆尽,无滤泡和副皮质区之分,仅有一些巨噬细胞和浆细胞残留。有时特殊染色可见大量分枝杆菌和真菌等。

(2) **继发性感染**:多发机会性感染是本病的另一特点,以中枢神经系统、肺、消化道的病变最为常见。由于严重的免疫缺陷,感染所致的炎症往往轻而不典型。

(3) **恶性肿瘤**:30%的患者可发生Kaposi肉瘤,其他常见的伴发肿瘤为淋巴瘤。

三、器官和骨髓移植

移植(transplantation)机体的某种细胞、组织或器官因某些病变或疾病的损伤而导致不可复性结构及功能损害时,采用相应健康细胞、组织或器官植入机体的过程称之为细胞、组织或器官移植。可分为自体移植、同种异体移植和异种移植。

实体器官移植排斥反应类型及其病理变化如下:

1. **超急性排斥反应**　是受体对移植物的一种迅速而剧烈的反应,一般于移植后数分钟至数小时内出现。主要原因是受者血液中出现的特异性循环HLA抗体与移植物细胞表面的HLA抗原结合并激活补体,释放出多种生物活性物质。肉眼:移植物肿大,色暗红,质软,伴出血或梗死,出现花斑状外观。镜下:广泛的急性小动脉炎伴血栓形成及缺血性坏死。

2. **急性排斥反应**　较常见,可发生在移植后的任何时间。以细胞免疫为主时称为细胞型排斥反应,表现为间质内单个核细胞浸润,间质明显水肿,实质细胞可呈现坏死;以体液免疫为主时称血管型排斥反应,表现为血管炎,血管壁可出现坏死,内有炎细胞浸润,成纤维细胞、平滑肌细胞和泡沫状巨噬细胞增生引起血管内膜增厚,并可有血栓形成,导致管腔狭窄或闭塞。

3. **慢性排斥反应**　多发生在术后几个月至1年以后。突出的病变是血管内膜纤维化。动脉内膜纤维化引起管腔严重狭窄,导致移植器官缺血。表现为实质细胞变性、坏死,间质纤维化,大量单核细胞和淋巴细胞浸润。

实习目的

1. 观察狼疮性肾炎的病理变化。
2. 观察实体器官移植排斥反应的病理变化。

实习内容及观察要点

显微镜切片

5-1　狼疮性肾炎(lupus nephritis)

局灶性或弥漫性的系膜细胞和系膜基质增生,伴局灶性的硬化改变。肾小球毛细血管壁可增厚,呈"白金耳"样毛细血管壁。肾小球毛细血管壁也可发生纤维素样坏死(图5-1)。

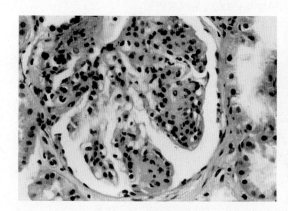

图5-1a　狼疮性肾炎
局灶性的系膜细胞和系膜基质增生

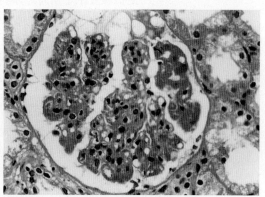

图5-1b　狼疮性肾炎
肾小球毛细血管壁发生纤维素样坏死

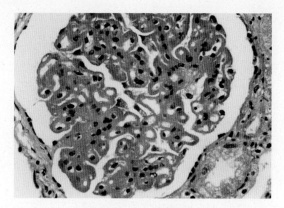

图5-1c　狼疮性肾炎
肾小球毛细血管壁增厚,呈"白金耳"样毛细血管壁

5-2　心脏移植(heart transplantation),实体器官病理变化

心肌间质动脉内膜增厚,可见大量的淋巴细胞和泡沫细胞,血管周围大量的炎细胞浸润,管腔狭窄。血管内膜坏死脱落,血管壁透明变性,血管外膜纤维素样坏死。心肌细胞变性,凝固性坏死

和溶解性坏死,纤维化,淋巴细胞浸润。心外膜大量的淋巴细胞浸润,可见心外膜纤维素样坏死(图 5-2)。

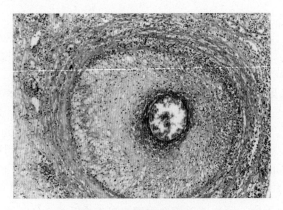

图 5-2　器官移植血管炎

心脏移植后,心肌间质动脉内膜增厚,可见大量的淋巴细胞和泡沫细胞,血管周围大量的炎细胞浸润,管腔狭窄

思考题

1. 简述 SLE 最常累及的器官和各器官损伤后病理变化特点。
2. 简述 AIDS 的三大病理变化特点,AIDS 的死亡原因。
3. 简述实体器官移植排斥反应的主要病理变化。

第六章

肿　瘤

理论纲要

掌握　肿瘤的概念、肿瘤性增殖与非肿瘤性增殖的区别,肿瘤的大体和组织学形态,肿瘤的分化和异型性,肿瘤的生长方式和扩散途径,癌前疾病(或病变)、异型增生和原位癌,肿瘤对机体的影响,良性肿瘤与恶性肿瘤的区别,癌与肉瘤的区别。

熟悉　肿瘤的命名原则及分类,肿瘤生长分数、肿瘤血管生成、肿瘤的演进和异质性的概念,肿瘤的分级和分期,常见肿瘤的好发部位、形态学特点及对机体的影响。

了解　肿瘤发生与发展的分子机制,环境致瘤因素,遗传因素与肿瘤。

一、肿瘤的概念

肿瘤是机体的细胞异常增殖形成的新生物,常表现为局部肿块。这种异常增殖一般是克隆性的。肿瘤的形成是在各种致瘤因素的作用下,细胞生长调控发生严重紊乱的结果。

这种导致肿瘤形成的细胞增殖称为肿瘤性增殖,与其相对应的概念是非肿瘤性增殖,即机体在生理状态下以及在炎症、损伤修复等病理状态下的细胞、组织的增生。二者的区别如下:①肿瘤性增殖与机体不协调,对机体有害;②肿瘤性增殖一般是克隆性的;③肿瘤细胞的形态、代谢和功能均有异常,不同程度地失去了分化成熟的能力;④肿瘤细胞生长旺盛,失去控制,具有相对自主性,致瘤因素不存在时,仍能持续性生长。

二、肿瘤的形态

根据肿瘤的生物学特性及其对机体危害性不同,一般分为良性和恶性两大类。

肿瘤的大体形态一般观察数目、大小、形状、颜色和质地等。肿瘤组织通常分为实质和间质两个部分。肿瘤的实质是肿瘤的主要成分,由肿瘤细胞构成,这些细胞或其产物常常能够提示肿瘤的分化方向。实质具有特异性并决定肿瘤生物学特性,是肿瘤分类、命名和组织学诊断的依据。肿瘤的间质由结缔组织、血管和淋巴细胞等组成,不具有特异性,起着支持和营养肿瘤实质、参与肿瘤免疫反应等作用。肿瘤间质构成的微环境对肿瘤细胞生长、分化和迁移具有重要影响。

三、肿瘤的分化和异型性

肿瘤组织在形态和功能上可以表现出与某种正常组织的相似之处,这种相似性称为肿瘤的分化。相似的程度称为肿瘤的分化程度。

肿瘤组织结构和细胞形态与相应的正常组织有不同程度的差异,病理学上将这种差异称为异型性,包括细胞异型性和结构异型性。

肿瘤组织在空间排列方式上与相应正常组织的差异称为肿瘤的结构异型性。

肿瘤的细胞异型性有以下表现:①肿瘤细胞的大小和形态很不一致(多形性),可出现瘤巨细胞,有些则表现为原始的小细胞。②肿瘤细胞核的体积增大。细胞核与细胞质的比例(核质比)增高;核的大小、形状和染色差别较大(核的多形性),可出现巨核、双核、多核或奇异形核;核内 DNA 常增多,核深染,染色质呈粗颗粒状,分布不均匀,常堆积在核膜下。③核仁明显,体积大,数目也可增多。④核分裂象常增多,出现病理性核分裂象,如不对称核分裂、多极性核分裂等。

良性肿瘤的细胞异型性一般较小,但可有不同程度的结构异型性。恶性肿瘤的细胞异型性和结构异型性都比较明显。异型性越大,肿瘤细胞和细胞成熟程度和分化程度就越低。有些恶性肿瘤细胞分化很差,异型性显著,称为间变性肿瘤。

四、肿瘤命名的一般原则

良性肿瘤命名一般原则是在组织/细胞类型的名称后面加一个"瘤"字。恶性肿瘤命名可分为:①上皮组织的恶性肿瘤统称为癌;②间叶组织的恶性肿瘤统称为肉瘤。一个肿瘤若既有癌的成分,又有肉瘤的成分,则称为癌肉瘤。

肿瘤命名的特殊情况:有时还结合肿瘤的形态特点命名,如呈乳头状生长并有囊形成的腺瘤,称为乳头状囊腺瘤;形成乳头状及囊状结构的腺癌,则称为乳头状囊腺癌。特殊命名的有:①有些肿瘤的形态类似某种幼稚组织,称为"母细胞瘤",良性者如骨母细胞瘤;恶性者如神经母细胞瘤、髓母细胞瘤和肾母细胞瘤等;②白血病、精原细胞瘤等是恶性肿瘤;③有些恶性肿瘤,直接称为"……恶性瘤",如恶性畸胎瘤、恶性神经鞘瘤等;④有的肿瘤以人的名字命名,如尤因(Ewing)肉瘤、霍奇金(Hodgkin)淋巴瘤;⑤有些肿瘤以肿瘤细胞的形态命名,如透明细胞肉瘤;⑥肿瘤名称中的"……瘤病",指肿瘤多发的状态,如神经纤维瘤病等;⑦畸胎瘤是性腺或胚胎剩件中的全能细胞发生的肿瘤,一般含有两个以上胚层的多种成分,结构混乱,分为良性畸胎瘤和恶性畸胎瘤两类。

肿瘤的分类主要以肿瘤的组织/细胞类型和生物学行为作依据,包括各种肿瘤的临床病理特征及预后情况。国际广泛采用 WHO 肿瘤分类,为了便于统计和分析,特别是计算机数据处理,对每一种肿瘤性疾病进行编码,用四位数字组成的编码代表一个特定的肿瘤疾病,同时用斜线和一个附加数码代表生物学行为。确定肿瘤的类型,除了依靠其临床表现、影像学和形态学特点,还借助于检测肿瘤细胞表面或细胞内的一些特定的分子。常见肿瘤的免疫组织化学标记见表 6-1。

表 6-1　常见肿瘤的免疫组织化学标记

肿瘤	Keratin	EMA	HMB45	S-100	Desmin	LCA
癌	+	+	−	−	−	−
肉瘤	−/+	−/+	−/+	−/+	+/−	−
淋巴瘤	−	−	−	−	−	+
黑色素瘤	−	−	+	+	−	−

五、肿瘤的生长与扩散

（一）肿瘤的生长

1. **肿瘤的生长方式**　包括膨胀性生长、外生性生长和浸润性生长三种方式。膨胀性生长是许多良性肿瘤生长方式。肿瘤与周围组织分界清楚,肿瘤周围可形成完整的纤维性被膜,对局部器官、组织的影响,主要是挤压。体表肿瘤和体腔(如胸腔、腹腔)内面的肿瘤,或管道器官(如消化道)腔面的肿瘤,常向表面形成突起,呈乳头状、息肉状、蕈状或菜花状。这种生长方式称为外生性生长。良性肿瘤和恶性肿瘤都可呈外生性生长。恶性肿瘤多呈浸润性生长。瘤细胞长入并破坏周围组织(包括组织间隙、淋巴管或血管),这种现象称为浸润。浸润时肿瘤没有被膜,与邻近的正常组织无明显界限。

2. **肿瘤的生长特点**　不同肿瘤的生长速度差别很大。良性肿瘤生长一般较缓慢。恶性肿瘤生长较快。影响肿瘤生长的因素包括:肿瘤细胞的倍增时间、生长分数和瘤细胞的生成和死亡的比例等。倍增时间:多数恶性肿瘤细胞的倍增时间并不比正常细胞更快,恶性肿瘤生长迅速主要不是肿瘤细胞倍增时间缩短引起的。生长分数:指肿瘤细胞群体中处于增殖阶段的细胞的比例。生长分数越大,肿瘤生长速度越迅速,反之,则生长缓慢。瘤细胞的生成与死亡的比例:肿瘤是否能进行性生长及其生长速度决定于瘤细胞的生成大于死亡的程度。肿瘤细胞的生成与死亡的比例共同影响着肿瘤的生长。

3. **肿瘤血管生成、肿瘤的演进和异质性**　肿瘤直径达到 $1\sim2mm$ 后,若无新生血管生成以提供营养,不能继续增长,肿瘤有诱导血管生成的能力。恶性肿瘤生长过程中,其侵袭性增加的现象称为肿瘤的演进,可表现为生长速度加快、浸润周围组织和发生远处转移。肿瘤的异质性是指由一个克隆来源的肿瘤细胞经过许多代分裂繁殖产生的子代细胞,可能出现不同的基因改变或其他大分子的改变形成不同的亚克隆,其生长速度、侵袭能力、对生长信号的反应、对抗癌药物的敏感性等方面都可以有差异。

（二）肿瘤的扩散

包括局部浸润、直接蔓延和转移。恶性肿瘤不断长大,肿瘤细胞常常沿着组织间隙、淋巴管、血管或神经束衣连续地浸润生长,破坏邻近器官或组织,这种现象称为直接蔓延。恶性肿瘤细胞从原发部位侵入淋巴管、血管或体腔,迁徙到其他部位,继续生长,形成同样类型的肿瘤,这个过程称为转移。通过转移形成的肿瘤称为转移性肿瘤或继发肿瘤。

肿瘤的转移途径有以下几种:

1. **淋巴道转移**　肿瘤细胞侵入淋巴管,随淋巴流到达局部淋巴结(区域淋巴结)。肿瘤细胞先聚集于边缘窦,以后累及整个淋巴结。最后可经胸导管进入血流,继发血道转移。

2. **血道转移**　肿瘤细胞侵入血管后,可随血流到达远处的器官,继续生长,形成转移瘤。瘤细胞多经静脉入血,血道转移时,肿瘤细胞的运行途径与血栓栓塞过程相似。恶性肿瘤可以通过血道转移累及许多器官,但最常受累的脏器是肺和肝。形态学上,转移性肿瘤的特点是边界清楚,常为多个,散在分布,多接近于器官的表面。位于器官表面的转移性肿瘤可形成所谓“癌脐”。高侵袭性的肿瘤细胞亚克隆,容易形成广泛的血行播散。肿瘤血道转移的部位受原发肿瘤部位和血循环途径的影响。但是,某些肿瘤表现出对某些器官的亲和性。

3. **种植性转移**　体腔内器官的肿瘤蔓延至器官表面时,瘤细胞可以脱落,并像播种一样种植在体腔内各器官的表面,形成多个转移瘤。这种转移的方式称为种植性转移。种植性转移常见于腹腔器官恶性肿瘤。如果肠道黏液癌侵及卵巢表现为双侧卵巢肿大,镜下见富于黏液的印戒细胞癌弥漫浸润。这种特殊类型的卵巢转移性肿瘤称为 Krukenberg 瘤。应注意 Krukenberg 瘤不一定都是种植性转移,也可通过淋巴道和血道转移形成。浆膜腔的种植性转移常伴有浆膜腔积液,可以为血性浆液性积液。

六、肿瘤的分级与分期

恶性肿瘤的分级是描述其恶性程度的指标,通常根据恶性肿瘤的分化程度、异型性及核分裂象来确定恶性肿瘤的级别。恶性肿瘤的分期代表恶性肿瘤的生长范围和播散程度。需要考虑以下因素:原发肿瘤的大小,浸润深度,浸润范围,邻近器官受累情况,局部和远处淋巴结转移情况,血道转移等。

七、肿瘤对机体的影响

良性与恶性肿瘤对机体的影响不同。良性肿瘤分化较成熟,生长缓慢,停留于局部,不浸润,不转移,故一般对机体的影响相对较小,主要表现为局部压迫和阻塞症状。

恶性肿瘤分化不成熟,生长迅速,浸润并破坏器官的结构和功能,还可发生转移,因而对机体的影响严重。恶性肿瘤除可引起局部压迫和阻塞症状外,还易并发溃疡、出血甚至穿孔等。肿瘤累及局部神经,可引起顽固性疼痛。有时肿瘤产物或合并感染可引起发热。晚期恶性肿瘤患者,往往发生恶病质,这是一种机体严重消瘦、无力、贫血和全身衰竭的状态。

内分泌系统的恶性肿瘤,包括弥散神经内分泌系统的恶性肿瘤,可产生生物胺或多肽激素,引起内分泌紊乱。一些非内分泌腺肿瘤,也可以产生和分泌激素或激素类物质,引起内分泌症状,这些临床症状称为异位内分泌综合征。此类肿瘤多为恶性肿瘤,以癌居多。

异位内分泌综合征属于副肿瘤综合征。广义的副肿瘤综合征是指不能用肿瘤的直接蔓延或远处转移加以解释的一些病变和临床表现,是由肿瘤的产物(如异位激素)或异常免疫反应(如交叉免疫)等原因间接引起,可表现为内分泌、神经、消化、造血、骨关节、肾脏及皮肤等系统的异常。

八、良性肿瘤与恶性肿瘤的区别

良性肿瘤与恶性肿瘤的区别见表 6-2。某些组织类型的肿瘤存在一些组织形态和(或)生物学行为介于良性与恶性肿瘤之间的肿瘤,称为交界性肿瘤。

表 6-2　良性肿瘤与恶性肿瘤的区别

	良 性 肿 瘤	恶 性 肿 瘤
分化程度	分化好,异型性小	不同程度分化障碍或未分化,异型性大
核分裂象	无或少,不见病理性核分裂象	多,可见病理性核分裂象
生长速度	缓慢	较快
生长方式	膨胀性或外生性生长	浸润性或外生性生长
继发改变	少见	常见,如出血、坏死、溃疡形成等
转移	不转移	可转移
复发	不复发或很少复发	易复发
对机体的影响	较小,主要是局部压迫或阻塞	较大,破坏原发部位和转移部位的组织;坏死、出血,合并感染;恶病质

九、癌前疾病(或病变)、异型增生和原位癌

某些疾病(病变)虽然本身不是恶性肿瘤,但具有发展为恶性肿瘤的潜能,患者发生相应恶性肿瘤的风险增加。这些病变称为癌前疾病(或病变)。常见的癌前病变包括大肠腺瘤、乳腺导管上皮非典型增生、慢性萎缩性胃炎伴肠上皮化生、溃疡性结肠炎、皮肤慢性溃疡、黏膜白斑等。异型增生(过去常用非典型增生)指细胞增生并出现异型性,但其并非总是进展为癌。当致病因素去除时,某些未累及上皮全层的异型增生可能会逆转消退。原位癌指异型增生的细胞在形态和生物学特性上与癌细胞相同,常累及上皮的全层,但没有突破基底膜向下浸润,有时也称为上皮内癌。

十、肿瘤发生的分子基础

肿瘤发生具有复杂的分子基础,涉及原癌基因、肿瘤抑制基因、代谢重编程、抵抗凋亡、细胞永生化、血管生成、浸润和转移能力获得、免疫逃避、基因组不稳定性、肿瘤微环境、表观遗传调控和非编码 RNA 功能异常等。环境致瘤因素和遗传因素通过上述途径改变细胞的生物学特性,导致肿瘤形成。

1. **癌基因**　癌基因为具有潜在的转化细胞能力的基因。在某些反转录病毒含有的能够转化细胞的 RNA 片段称为病毒癌基因。正常细胞的 DNA 中也存在与病毒癌基因几乎完全相同的 DNA 序列,称为细胞癌基因。由于细胞癌基因在正常细胞中以非激活的形式存在,故又称为原癌基因。原癌基因可因多种因素的作用而被激活成为癌基因。

2. **肿瘤抑制基因**　肿瘤抑制基因本身也是在细胞生长与增殖的调控中起重要作用的基因。这些基因的产物限制细胞生长,其功能的丧失可导致细胞发生转化。肿瘤抑制基因的两个等位基因都发生突变或丢失(纯合型丢失)的时候,其功能丧失。*Rb* 基因发生在家族性视网膜母细胞瘤中,患儿年龄小,双侧发病较多。*p53* 基因编码 p53 蛋白,是肿瘤抑制基因。超过 50% 的人类肿瘤有 *p53* 基因的突变。*NF1* 基因编码 neurofibromin 蛋白,其突变失活导致 I 型神经纤维瘤病。肿瘤抑制基因 *APC* 的失活是大肠癌发生过程中较早的一步。

3. **凋亡调节基因和 DNA 修复基因**　肿瘤的生长中调节细胞凋亡的基因在某些肿瘤的发生上也起着重要的作用。DNA 修复机制有异常时,这些 DNA 损伤保留下来,并可能在肿瘤发生中起作用。

4. **无限增殖能力/细胞永生化**　与端粒酶再激活、控制细胞老化基因失常、癌症干细胞(或称肿瘤干细胞)等相关。染色体末端存在称为端粒的 DNA 重复序列,其长度随细胞的每一次复制逐渐缩短。许多恶性肿瘤细胞都含有端粒酶活性,可能使其端粒不会缩短,与肿瘤细胞的永生化有关。

5. **肿瘤免疫**　发生肿瘤性转化的细胞可以引起机体的免疫反应。引起机体免疫反应的肿瘤抗原可分为肿瘤特异性抗原和肿瘤相关抗原。肿瘤特异性抗原是肿瘤细胞独有的抗原,不存在于正常细胞。肿瘤相关抗原既存在于肿瘤细胞也存在于某些正常细胞。有些抗原在胎儿组织中表达量大,在分化成熟组织中不表达或表达量很小,但在癌变组织中重新激活或表达增加,这种抗原称为肿瘤胎儿抗原。肿瘤分化抗原是正常细胞和肿瘤细胞都具有的与某个方向的分化有关的抗原。

机体的抗肿瘤免疫反应主要是细胞免疫,其效应细胞有细胞毒性 T 细胞(CTL)、自然杀伤细胞(NK cell)和巨噬细胞等。

6. **表观遗传调控与肿瘤**　有些肿瘤遗传变化不是由于 DNA 碱基序列改变引起的,称为表观

遗传学改变,包括 DNA 甲基化、组蛋白修饰等。此外,真核细胞内具有许多非编码 RNA,其功能并不是编码蛋白质,而是调节编码蛋白质的 mRNA 或调控基因的转录。

7. 肿瘤发生 肿瘤发生是一个多步骤的过程。目前了解的肿瘤发生的基本模式归纳如下:致瘤因素引起基因改变,包括原癌基因激活、肿瘤抑制基因灭活、凋亡调节基因和(或)DNA 修复基因功能紊乱、端粒酶激活、表观遗传及非编码 RNA 异常,使细胞出现多克隆性增殖,在进一步基因损伤基础上,发展为克隆性增殖,通过演进,形成具有不同生物学特性的亚克隆,获得浸润和转移的能力。

十一、环境致瘤因素

可以导致恶性肿瘤发生的物质统称为致癌物。某些本身无致癌性的物质,可以增加致癌物的致癌性,这些物质称为促癌物。

环境致瘤因素包括化学物质、物理致癌因素和生物致癌因素。

(一)化学物质

1. 间接作用的化学致癌物 常见的有:①多环芳烃:如 3,4-苯并芘与肺癌和胃癌的发生有关。②芳香胺类与氨基偶氮染料:致癌的芳香胺类,如乙萘胺、联苯胺、4-氨基联苯等,与膀胱癌发生有关。氨基偶氮染料可引起动物肝细胞性肝癌。③亚硝胺类:可能引起人胃肠道癌或其他肿瘤。④真菌毒素:主要为黄曲霉毒素,其中黄曲霉毒素 B_1 的致癌性最强,主要诱发肝细胞性肝癌。HBV 感染与黄曲霉毒素 B_1 的协同作用是我国肝癌高发地区的主要致癌因素。

2. 直接作用的化学致癌物 有烷化剂与酰化剂,应用后相当长的时间以后诱发第二种恶性肿瘤。其他直接致癌物:金属元素对人类也有致癌的作用,如镍与鼻癌和肺癌有关,镉与前列腺癌、肾癌的发生有关,铬可引起肺癌。一些非金属元素和有机化合物也有致癌性,如砷诱发皮肤癌,苯致白血病等。

(二)物理致癌因素

阳光中的紫外线(UV)可引起皮肤鳞状细胞癌、基底细胞癌和恶性黑色素瘤。电离辐射包括 X 射线、γ 射线以及粒子形式的辐射如 β 粒子等,可引起癌症。

(三)生物致癌因素

DNA 肿瘤病毒如:人类乳头瘤病毒中 HPV-6 和 HPV-11 与生殖道和喉等部位的乳头状瘤有关;HPV16、18 与宫颈原位癌和浸润癌等有关。Epstein-Barr(EB)病毒与伯基特淋巴瘤和鼻咽癌等肿瘤有关。乙型肝炎病毒(HBV)本身不含转化基因,HBV 感染者发生肝细胞癌的概率是未感染者的 200 倍。RNA 肿瘤病毒可分为急性转化病毒和慢性转化病毒。主要的代表是"成人 T 细胞白血病/淋巴瘤"(ATL),与人类 T 细胞白血病/淋巴瘤病毒 I 有关。幽门螺杆菌感染与胃的黏膜相关淋巴组织淋巴瘤及胃癌的发生相关。

十二、遗传与肿瘤

遗传因素对散发性肿瘤的作用是使患者对某些肿瘤具有易感性。遗传性或家族性肿瘤综合征患者具有特定的染色体和基因异常,使他们比一般人群患某些肿瘤的机会显著增加。

家族性视网膜母细胞瘤呈常染色体显性遗传。一些癌前病变(如家族性腺瘤性息肉病、神经纤维瘤病等)也以常染色体显性遗传方式出现。常染色体隐性遗传的遗传综合征如着色性干皮病、毛细血管扩张性共济失调症和 Bloom 综合征。这些遗传综合征与 DNA 修复基因异常有关。Li-Fraumeni 综合征患者 *p53* 基因异常,易发生肉瘤、白血病和乳腺癌等。一些常见肿瘤有家族聚集倾向。

十三、常见肿瘤举例

肿瘤可来源于上皮组织及间叶组织等。常见的上皮组织良性肿瘤有乳头状瘤和腺瘤；常见的上皮组织恶性肿瘤（癌）包括鳞状细胞癌、腺癌、基底细胞癌、尿路上皮癌。常见的间叶组织良性肿瘤有脂肪瘤、血管瘤、淋巴管瘤、平滑肌瘤及软骨瘤等。常见的间叶组织恶性肿瘤（肉瘤）有脂肪肉瘤、纤维肉瘤及骨肉瘤等。癌与肉瘤的区别见表6-3。各种肿瘤形态特点见实习内容。

表6-3　癌与肉瘤的鉴别

	癌	肉　瘤
组织分化	上皮组织	间叶组织
发病率	较高，约为肉瘤的9倍。多见于40岁以后成人	较低。有些类型主要发生在年轻人或儿童；有些类型主要见于中老年人
大体特点	质较硬、色灰白	质软、色灰红、鱼肉状
镜下特点	多形成癌巢，实质与间质分界清楚，纤维组织常有增生	肉瘤细胞多弥漫分布，实质与间质分界不清，间质内血管丰富，纤维组织少
网状纤维	见于癌巢周围，癌细胞间多无网状纤维	肉瘤细胞间多有网状纤维
转移	多经淋巴道转移	多经血道转移

实习目的

1. 观察各种常见肿瘤的大体形态、镜下特征及生长转移方式，体会良、恶性肿瘤的区别，熟悉肿瘤的分类及命名。

2. 观察恶性上皮性肿瘤（癌）的镜下形态，掌握癌的形态特征，并与良性肿瘤对比观察，体会肿瘤的异型性。

3. 观察间叶组织良、恶性肿瘤的形态特征，体会癌与肉瘤的区别。

4. 了解神经组织肿瘤和畸胎瘤的特征。

实习内容及观察要点

大 体 标 本

6-1　乳头状瘤（papilloma）

阴茎冠状沟部分有乳头状肿瘤生长，瘤组织向表面呈分支的乳头状，切面灰白色部分为增生的上皮组织，半透明部分为间质（图6-1）。

6-2　甲状腺瘤（thyroid adenoma）

甲状腺内有单个圆形腺瘤生长，腺瘤外有明显的纤维被膜，切面有的标本腺瘤组织质实，滤泡发育不好，色灰白，胶质含量少，有的标本滤泡发育好，胶质含量多，呈灰红色（图6-2）。

6-3　乳腺纤维腺瘤（fibroadenoma of the breast）

肿瘤组织有明显的纤维被膜，切面上灰红色部分为腺组织，扩张明显者呈小孔状。腺组织周

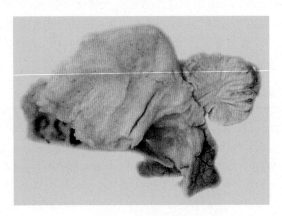

图 6-1　乳头状瘤
肿瘤组织凸向表面呈分支的乳头状,表面灰白色部
分为增生的上皮组织,中央半透明部分为间质

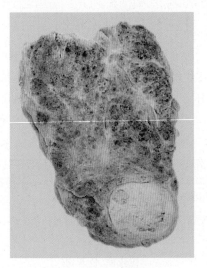

图 6-2　甲状腺腺瘤
甲状腺组织内见一境界清楚的圆形
结节,瘤组织胶质含量少

围为灰白色之纤维组织(图 6-3)。

6-4　卵巢黏液性囊腺瘤(ovary mucinus cystadenoma)

囊腺瘤是由于腺瘤的腺体分泌物淤积,腺腔逐渐扩大并互相融合的结果。本例表面有薄的被膜,可长到儿头大以上。切面为大小不等的囊腔,内含灰白色半透明的黏液(固定标本呈冻状)(图 6-4)。

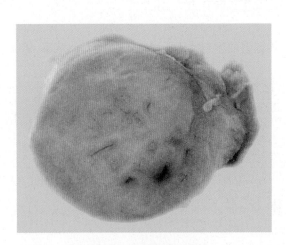

图 6-3　乳腺纤维腺瘤
肿瘤组织周围有明显的纤维被膜,类圆形,切面灰白色

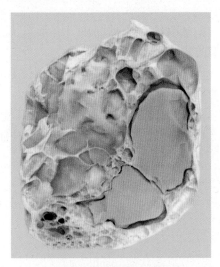

图 6-4　卵巢黏液性囊腺瘤
瘤组织形成多个囊腔,腔内含有黏液

6-5　结肠腺瘤性息肉病(colonic adenomatous polyposis)

肠黏膜表面有多个息肉状突起,直径多在 0.5~1.0cm。外观呈表面光滑或分叶的结节状,其中较大者也有呈部分绒毛状或细颗粒状,基底部有蒂与肠黏膜相连;较小的腺瘤其基底部往往较宽广。组织学可分为管状腺瘤和绒毛状腺瘤,绒毛状腺瘤恶性率较高。家族性腺瘤性息肉病癌变率极高(图 6-5)。

6-6 皮肤鳞癌(squamous cell carcinoma of skin)

多见于面部和手部,肿块隆起于皮肤表面,基底宽,边缘较清楚,中心部坏死和表浅的溃疡,深部有浸润。发生于黏膜者更具侵袭性(图6-6)。

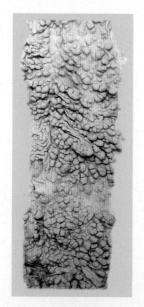

图6-5 结肠腺瘤性息肉病
结肠黏膜面可见数百个息肉状腺瘤

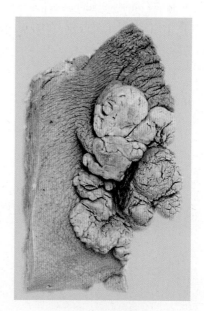

图6-6 皮肤鳞癌
癌组织向表面外生性生长呈菜花样,表面有溃疡形成

6-7 食管鳞状细胞癌(squamous cell carcinoma of esophagus)

食管黏膜面形成溃疡,溃疡底部凹凸不平,边缘呈隆起状,切面见灰白色组织向黏膜下浸润(图6-7)。

6-8 阴茎鳞癌(squamous cell carcinoma of penis)

癌组织沿冠状沟、龟头部或包皮部生长,表面凹凸不平,组织脆,浸润明显。此癌发育虽较慢,如果放置不加治疗,可完全破坏龟头及海绵体,并向腹股沟及后腹膜淋巴结转移(图6-8)。

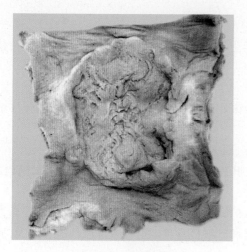

图6-7 食管鳞癌
癌组织形成溃疡,边缘隆起

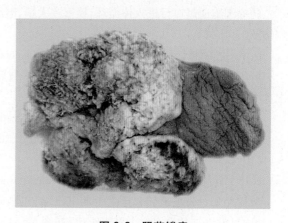

图6-8 阴茎鳞癌
癌组织破坏阴茎,呈菜花状,表面见出血、坏死,阴囊皮肤尚存在

6-9　乳腺腺癌(mammary adenocarcinoma)

表面观察见乳头之一侧有隆起的肿块,切面癌组织一般为灰白色、质脆、粗糙,呈浸润性生长,无包膜。有的癌组织中心坏死形成溃疡,表面呈火山口状(图6-9)。

6-10　肠腺癌(intestine adenocarcinoma)

肠壁高度增厚,癌组织灰白色,在肠壁内浸润,界限不清,突入到肠腔内的部分中心部多有较大的溃疡,边缘隆起(图6-10)。

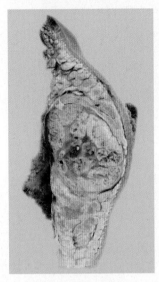

图6-9　乳腺腺癌

癌组织呈结节状,似有包膜,局部已浸
润周围组织,切面灰白、灰黄色,有坏死

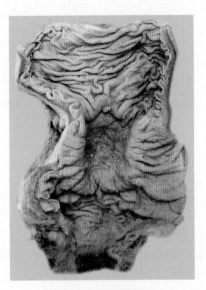

图6-10　直肠腺癌

癌组织形成较大溃疡,周边隆起

6-11　肺癌(lung cancer)

近肺门部有较大的肿块(中心型)呈结节状,癌组织同时向周围浸润,肺癌很容易造成转移(图6-11)。

6-12　肺癌脑转移(brain metastasis of lung cancer)

肺癌细胞通过血行进入体循环,栓塞在大脑,继续生长形成肿瘤结节,大脑断面显示多个转移癌结节。

6-13　肝癌肺转移(lung metastasis of liver cancer)

肝细胞性肝癌通过血行转移到两肺,形成多数转移灶,分布较均匀,大小也较一致,但转移情况如大小、数目等各例差别很大(图6-13)。

6-14　胰腺癌肝转移(liver metastasis of pancreatic cancer)

肝内满布多数转移癌的圆形结节,有明显出血,肝表面也可见到结节,其中心部稍凹陷(图6-14)。

6-15　乳腺癌淋巴结转移(lymph node metastasis of breast carcinoma)

乳腺癌通过淋巴道转移至附近的淋巴结,以腋窝淋巴结最常见。可导致淋巴结显著肿大,质硬,切面见淋巴结几乎完全为癌组织代替(图6-15)。

6-16　胃黏液癌大网膜种植转移(epiploon implantation metastasis of gastric mucinous carcinoma)

胃黏液癌细胞从胃浆膜脱落种植于大网膜,继续生长形成瘤块,大网膜增厚,并含有半透明黏

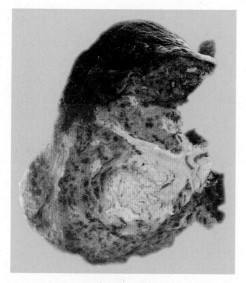

图 6-11 肺癌
癌组织破坏支气管,形成不规则结节,灰白色,质脆

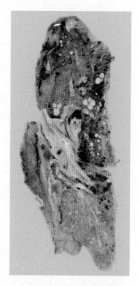

图 6-13 肝癌肺转移
肺切面散在转移的癌结节

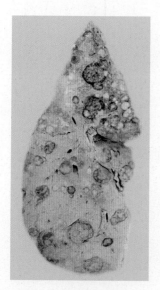

图 6-14 胰腺癌肝转移
肝切面有多个转移癌结节,结节周边
出血较明显

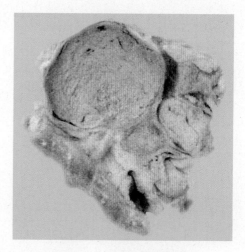

图 6-15 乳腺癌淋巴结转移
淋巴结肿大,完全被灰白的癌组织取代

液物质(图 6-16)。

6-17　纤维瘤(fibroma)

常见于四肢及躯干的皮下,有蒂或无蒂的纤维瘤,呈圆形结节,有被膜,与周围组织有明显的分界。可见编织状的条纹(纵横交错、排列不整的纤维束)(图 6-17)。

6-18　脂肪瘤(lipoma)

好发于背、肩、颈及四肢近端皮下。肿瘤组织呈黄白色,与正常脂肪组织相似,其间常见灰白色之纤维间隔,将它分隔成大小不等的小叶,肿瘤周围有完整的纤维被膜(图 6-18)。

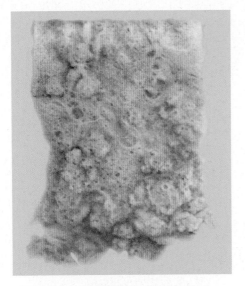

图 6-16　胃黏液癌大网膜种植转移
大网膜明显增厚,呈黄白色胶冻状

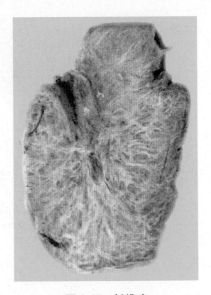

图 6-17　纤维瘤
瘤组织有被膜,切面见灰白色、纵横交错的
纤维束

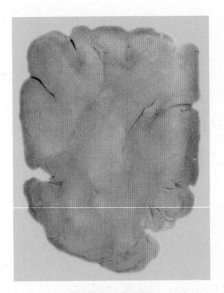

图 6-18　脂肪瘤
瘤组织呈黄色、分叶结节状

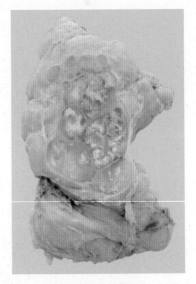

图 6-19　软骨瘤
图示瘤组织灰白色半透明,部分区域可见钙化

6-19　软骨瘤(chondroma)

依其生长部位分为内生性和外生性软骨瘤。肿瘤周围有灰白色完整的纤维被膜,肿瘤质地硬韧而且有弹性,切面灰白色、半透明如软骨样,部分已钙化,呈白色(图 6-19)。

6-20　骨瘤(osteoma)

好发生于头面骨及颌骨,也可累及四肢骨,本例发生于指骨,肿瘤呈圆形,表层被骨外膜纤维组织覆盖(被膜)。质硬,切面为致密的骨组织(图 6-20)。

6-21　子宫平滑肌瘤(leiomyoma of uterus)

子宫壁内有境界清楚的圆形肿瘤。切面呈灰粉色,可见纵横交错的平滑肌纤维束(图 6-21)。

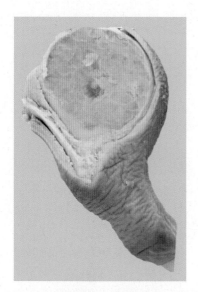

图 6-20 骨瘤

图示瘤组织呈圆形,质硬,切面为致密骨组织

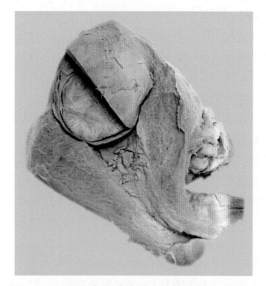

图 6-21 子宫平滑肌瘤

子宫底部圆形境界清楚的肌瘤,切面见纵横交错的平滑肌纤维束

6-22 皮下的毛细血管瘤(subcutaneous capillary hemangioma)

皮下组织有多数扩张的血管,呈海绵状,血管内充满暗红色的血液(图 6-22)。

6-23 肝内的海绵状血管瘤(cavernous hemangioma of liver)

肝内的境界清楚紫红色(固定后呈黑色)的血管瘤,瘤组织内含血液。由扩张的血管组成,一般皆较小,多在剖检时偶尔发现,部分海绵状血管瘤较为巨大时在临床上易被发现。

6-24 淋巴管瘤(lymphangioma)

皮下可见许多大小不等、呈扩张状态的淋巴管,壁菲薄,有的标本淋巴管中含有在固定时凝固的白色物质(图 6-24)。

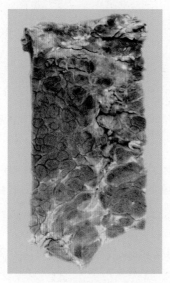

图 6-22 皮下的海绵状血管瘤

图示扩张的血窦呈海绵状

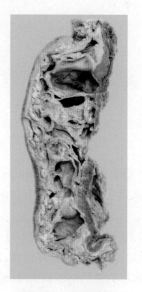

图 6-24 淋巴管瘤

扩张的淋巴管呈囊腔状

6-25 纤维肉瘤(fibrosarcoma)

位于皮下椭圆形的纤维肉瘤,肉眼可见假包膜,切面呈淡粉色,质地均匀细腻,如鱼肉状。灰黄色部分为坏死的肿瘤组织(图6-25)。

6-26 骨肉瘤(osteosarcoma)

又称成骨肉瘤,是骨组织恶性肿瘤中最常见的、恶性度最高的一种,好发于青少年四肢长骨,下肢多于上肢,股骨最多见,肿瘤位于股骨下端,向周围组织及骨髓腔生长,呈灰褐色、质硬,新生骨组织多与骨干垂直,故肿瘤切面可见放射状条纹。此标本为发生于股骨的巨大的骨肉瘤(溶骨型)。切面见有大量坏死组织(图6-26)。

6-27 软骨肉瘤(chondrosarcoma)

发病部位多见于盆骨,也可发生在股骨、胫骨等长骨和肩胛骨等处(图6-27)。

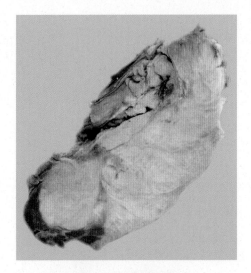

图 6-25 纤维肉瘤
切面瘤组织灰红色、均质细腻的鱼肉状,部分区域见灰白色纤维条索

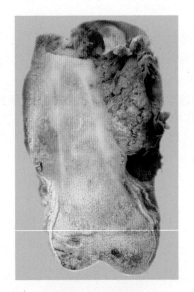

图 6-26 骨肉瘤
瘤组织破坏骨皮质,浸润周围软组织

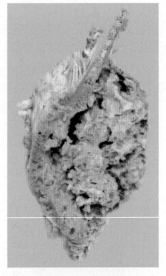

图 6-27 软骨肉瘤
瘤组织呈灰白色半透明,部分区域囊性变,破坏周围组织

6-28 脂肪肉瘤(liposarcoma)

肿瘤灰黄色,切面除见脂肪组织外并有大量灰白色的黏液组织,瘤体周围有假包膜(图6-28)。

6-29 神经鞘瘤(neurilemoma)

椭圆形肿物,与周围分界清楚,切面可见灰粉色(细胞成分多)与灰白色(纤维成分多)的组织,肉眼上大致可见它们呈旋涡状排列。

6-30 黑色素瘤(melanoma)

手指(足趾)的黑色素瘤,指端有一黑褐色隆起的肿瘤,部分瘤组织含黑色素较少,呈灰白色。

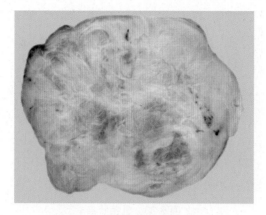

图 6-28 脂肪肉瘤(低分化)
瘤组织有肉瘤的共同特点:灰红色、均质细腻、鱼肉
状,部分区域灰白色或淡黄色

6-31 囊性畸胎瘤(cystic teratoma)

囊性畸胎瘤也称皮样囊肿,发生于卵巢,呈囊状,囊壁薄,内含白色脂样物质及大量毛发(图6-31)。

6-32 实性畸胎瘤(solid teratoma)

可有被膜,呈实体状,内含各种组织,如毛发、牙齿、皮脂样物质及其他来自三胚叶的组织(图6-32)。

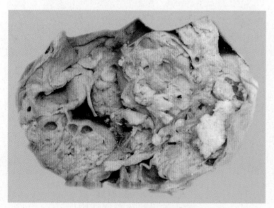

图 6-31 囊性畸胎瘤
瘤组织大部区域呈囊性,脂质样物内容物大部
分已流出

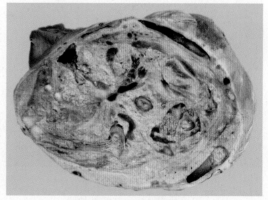

图 6-32 实性畸胎瘤
瘤组织呈实体状,见骨、肠和脂肪等

显微镜切片

6-33 皮肤乳头状瘤(papilloma of the skin)

肿瘤组织向表面呈分支乳头状突出,肿瘤实质分化良好,与正常鳞状上皮无大差别,间质为纤维组织、血管及炎细胞。肿瘤基底部完整,未见肿瘤组织浸润(图6-33)。

6-34 甲状腺腺瘤(thyroid adenoma)

由与正常甲状腺滤泡上皮相似之细胞所构成,本切片形成的滤泡较小,其中有少量胶质。上

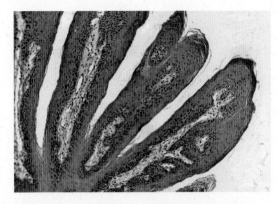

图 6-33　乳头状瘤
肿瘤组织向表面呈分支乳头状生长,肿瘤实质细胞与正
常鳞状上皮相似,间质为纤维组织、血管及炎细胞

皮细胞排成条索状,细胞大小、核之大小皆较一致。腺瘤与正常甲状腺组织之间有完整的纤维被膜(图 6-34)。

6-35　肠腺瘤(enteric adenoma)

息肉状肿物突出于黏膜表面。腺体内肠上皮形成多数腺样结构,腺样结构大小、形态不一,排列紊乱;细胞呈柱状,分化良好,无明显异型性,多单层排列,腺管与腺管之间有少量肿瘤间质(图 6-35)。

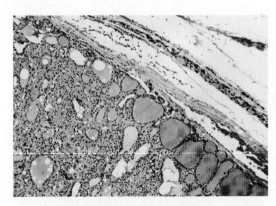

图 6-34　甲状腺腺瘤
图示肿瘤性滤泡与纤维被膜

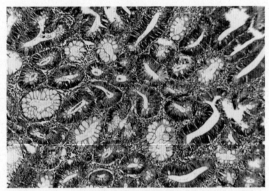

图 6-35　肠腺瘤
瘤细胞形成腺管样结构

6-36　鳞状细胞癌(squamous cell carcinoma)

肿瘤组织向下呈浸润性生长,形成不规则的细胞条索或团块,即癌细胞巢,与间质境界清楚。有的癌巢最外层可见与基底细胞相似的细胞,其内为多边形、具有细胞间桥、类似棘细胞样的癌细胞,中心可见红色之角化物质,即癌珠。但有的癌巢看不见基底细胞样细胞,由类似棘细胞的癌细胞直接与间质接触,有的癌巢不见角化珠。癌细胞及其核大小不等,染色及形态均不一致。间质中可见炎症反应。图片显示高分化鳞状细胞癌癌巢,可见细胞间桥和角化珠(图 6-36)。

6-37　结肠腺癌(colonic adenocarcinoma)

低倍镜下可见肿瘤由多数腺腔样结构组成,向表面凸出,并向深部浸润破坏肌层,腺腔大小不等,形状不规则,有的腺腔壁由多层细胞组成,有的癌细胞尚未组成完整的腺腔,或成实体细胞团。

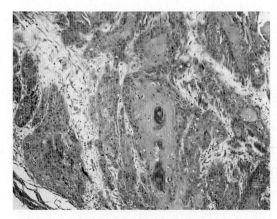

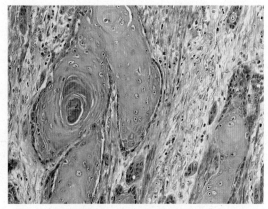

图 6-36a　鳞状细胞癌
癌细胞向下浸润性生长形成癌巢

图 6-36b　鳞状细胞癌
图示高分化鳞癌的癌巢,其内见角化珠

高倍镜下可见肿瘤细胞大部分呈柱状,胞质稍呈嗜碱性,细胞及其核大小、染色及形态均不一致,并可见多数分裂象。腺腔内可见粉染之分泌物及坏死物质。癌组织与间质分界清楚。间质内有炎症反应。切片之一侧为正常肠黏膜,可与癌组织比较观察(图 6-37)。

6-38　乳腺腺癌(mammary adenocarcinoma)

乳腺正常的小叶被破坏,由一些腺管样结构组成,腺管样结构大小、形状和排列不一;腺管样结构细胞层次增多,细胞核体积增大,胞质深染。腺管样结构向间质侵入。

6-39　淋巴结转移癌(metastasis carcinoma of the lymph nodes)

淋巴结内可见癌转移,请指出哪部分组织是癌,试判断其可能为哪种类型癌的淋巴结转移。

6-40　纤维瘤(fibroma)

标本为纤维瘤的一部分。其外侧有明显的纤维组织被膜,肿瘤组织由梭形的瘤细胞及多量胶原纤维构成,排列纵横交错呈束状。单个肿瘤细胞与正常纤维细胞相似。

6-41　脂肪瘤(lipoma)

由与正常脂肪组织相似的肿瘤细胞构成,其外侧有明显的纤维组织被膜(图 6-41)。

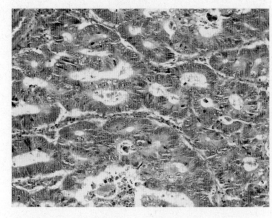

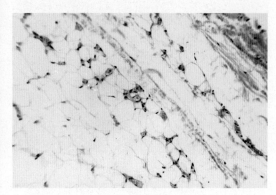

图 6-37　结肠腺癌
癌细胞形成不规则腺腔样结构,可见多数核分裂象

图 6-41　脂肪瘤
脂肪瘤细胞与正常脂肪细胞极为相似,表面有纤维组织被膜

6-42　血管瘤（hemangioma）

瘤组织位于真皮下，由无数密集的毛细血管腔组成。管腔大小不等，排列紊乱，管腔内被覆单层扁平细胞，部分腔内含有红细胞。浸润性生长，无包膜，界不清（图6-42）。

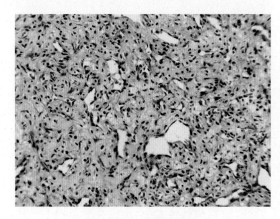

图 6-42a　毛细血管瘤
内皮细胞增生构成毛细血管，部分细胞未形成血管散在分布

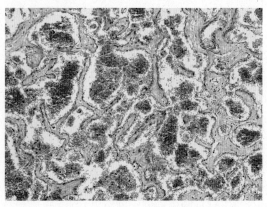

图 6-42b　肝海绵状血管瘤
图示大小不等的囊状血窦，血窦内常充满红细胞

6-43　纤维肉瘤（fibrosarcoma）

肿瘤组织排列紊乱，实质与间质境界不清，瘤细胞及其核多呈梭形、核仁清楚，与成纤维细胞有些相似，但许多瘤细胞及其核的大小与形状不一致，核染色质的粗细及深浅亦不一致，有多核瘤巨细胞形成，亦有许多正常或异常核分裂象瘤细胞。瘤细胞间仅见少量胶原纤维形成（图6-43）。

6-44　骨肉瘤（osteosarcoma）

肉瘤细胞的背景中散在粉染均质之骨基质——称为肿瘤性类骨组织，其中有的有钙盐沉着而形成骨小梁，但这种骨小梁的大小、形状、钙盐含量均显示高度不规则性，其中骨细胞亦显示异型性；肉瘤细胞呈梭形、圆形、多角形，散在有瘤巨细胞者，细胞染色深浅不一，多数细胞核染色很深。细胞排列甚为杂乱，疏密不均；此外亦可见类似软骨的软骨肉瘤成分，常可见到扩张的血窦（图6-44）。

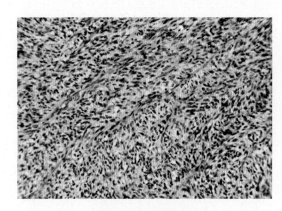

图 6-43　纤维肉瘤
图示瘤细胞似成纤维细胞，密集呈羽毛状排列

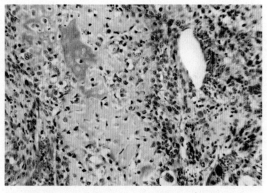

图 6-44　骨肉瘤
图示肉瘤细胞背景中肿瘤性骨样组织

6-45　神经鞘瘤（neurinoma）

瘤组织呈束状，由长梭形细胞和细胞间纤维构成，细胞核长杆状排列，典型呈栅栏状及旋涡状

（图 6-45）。

　　6-46　黑色素瘤（melanoma）

　　瘤细胞呈松散集团状，瘤细胞胞体大，呈圆形、多角形，胞质中含有多少不等之黑褐色的色素颗粒，核大圆形红染（图 6-46）。

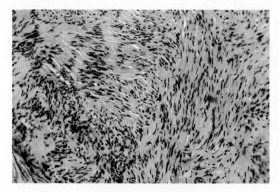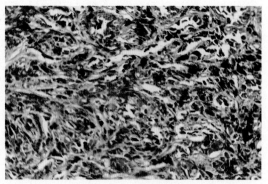

图 6-45　神经鞘瘤
瘤细胞核呈栅栏状排列

图 6-46　黑色素瘤
瘤细胞松散排列，胞质内有较多黑色素颗粒

思考题

　　1. 男性患者，60 岁，声音嘶哑 3 个月，喉镜检查见左声带有一乳头状突起物，钳取部分组织进行病理活检，请运用病理学知识分析，此瘤是声带乳头状瘤，还是癌？

　　2. 女性患者，55 岁，右肩胛骨下方长一肿物，椭圆形向表面突起，活动性差，切面灰红色，均质细腻，部分区域可见包膜，镜下此瘤是纤维组织来源的肿瘤，请作出最可能的诊断并描述其镜下形态。

　　3. 男性患者，50 岁，20 年前曾诊断结肠和直肠多发性腺瘤性息肉病，今年以来常有腹痛、腹泻、血便。病理检查见：黏膜肌层和黏膜下层有异型性增生的腺体。此病例能否诊断为腺瘤癌变？简述其发病的可能过程和机制。

第七章

环境和营养性疾病

理论纲要

了解 环境和营养性疾病的病因、发病机制及病理变化。

一、环境污染和职业暴露

环境和营养性疾病(environmental and nutritional diseases)是指暴露于周围环境、工作场所及个人环境中存在的各种有害化学和物理因素而发生的各种疾病。

(一)空气污染

空气污染(air pollution)是指有害的化学性、物理性或生物性物质存在于空气中所造成的污染。

(二)职业及环境暴露性污染

劳动者在职业活动中因接触粉尘、放射性物质和其他有毒有害物质而引起的疾病称为职业病(occupational disease),包括肺尘埃沉着病(尘肺)、职业性放射病和职业中毒等。

1. **铅中毒** 过多的铅在体内蓄积引起神经系统、消化系统、呼吸系统和免疫系统急性或慢性中毒。铅中毒性脑病可出现脑水肿甚至脑疝形成,镜下可见脑组织充血、点片状出血、神经细胞灶性坏死,病灶附近伴有星形细胞弥漫性增生、血管扩张及毛细血管增生。

2. **砷中毒** 砷中毒常称砒霜中毒。急性砷中毒的症状有中枢神经麻痹,出现四肢疼痛性痉挛、意识模糊、谵妄、昏迷、血压下降及呼吸困难,数小时内因毒物抑制中枢神经而死亡。砷中毒呈胃肠型症状者在服毒1~2小时内可发生剧烈的恶心、呕吐、腹痛和腹泻,酷似霍乱或重症胃肠炎,大便呈水样并带血,可伴脱水和休克。砷中毒患者可伴有肝脏及心肌损害。

3. **氟中毒** 长期摄入的氟可大量沉积在骨性组织和多种非骨性器官。慢性氟中毒的典型表现是氟斑牙和氟骨症;同时还有其他非骨性器官和组织的病理损害,神经系统、肝脏和肾脏的病理改变尤为明显。

二、个人暴露——成瘾及其相关疾病

(一)吸烟

吸烟(tobacco use)可引起心血管疾病、癌症及慢性呼吸系统疾病。烟叶中所含的尼古丁(nicotine)是一种生物碱,是成瘾性因素。香烟中潜在多种有害化学物质,可导致冠心病、动脉粥样硬化症、主动脉瘤、脑血管疾病、外周血管疾病等心血管系统疾病;与肺癌等多种恶性肿瘤发生密切相关;还可引起慢性气管炎、肺气肿、消化性溃疡、骨质疏松症等多种疾病。

(二)酒精中毒

酒精中毒(alcoholism)是由于对乙醇的嗜好所引起的急性或慢性机体中毒。

慢性酒精中毒是指长期摄入一定量的乙醇引起的中枢神经系统严重中毒。慢性酒精中毒可造成肝脏损害、营养不良(如维生素 B_1 缺乏症和叶酸缺乏症),以及神经系统损害等。

三、营养性疾病

营养性疾病(nutritional diseases)是指因营养素供给过多、不足或比例失调而引起的一系列疾病的总称。肥胖症是最常见的过营养性疾病,是指人体脂肪过度储存,与其他组织失去正常比例的一种状态。一般来说,超过正常体重的 20% 即为肥胖。根据 WHO 亚太地区标准体重指数(body mass index,BMI)来计算肥胖程度和估计危险度,即 BMI = 体重(kg)/身高^2(m^2),正常 BMI 值为 18.5~23.9。

肥胖容易引起多种并发症,肥胖者预期寿命远远短于正常体重者。与肥胖相关的疾病有 2 型糖尿病、动脉粥样硬化症、高血压、脑血管病、脂肪肝、骨关节炎、胆结石、血脂异常、某些类型的癌症(包括子宫内膜、乳腺、卵巢、前列腺、肝、胆囊、肾和结肠癌等)。肥胖的治疗十分困难,尤其是肥胖儿童。限制热量摄入和适量增加运动仍然是当前有效的减肥方法。

第八章

遗传性疾病和儿童疾病

理论纲要

熟悉 与人类遗传性疾病相关的基因异常;出生缺陷的类型;围产期感染的途径。

了解 常见的遗传代谢性疾病、分子病和染色体病的发病机制及临床表现;儿童肿瘤和肿瘤样病变。

一、遗传性疾病

(一) 与遗传性疾病(hereditary diseases)相关的基因异常

1. **蛋白质编码基因突变** 基因突变是 DNA 的永久性改变,包括点突变、移码突变和三核苷酸重复序列突变,导致蛋白质结构和功能异常。

2. **非基因突变的蛋白质编码基因改变** 编码基因发生拷贝数的扩增、缺失和易位,导致蛋白质功能异常的增强或丧失。

3. **非编码 RNA 异常** 非编码 RNA 如微小 RNA 可使转录基因沉默,长链非编码 RNA 调控遗传印记和 X 染色体失活。非编码 RNA 异常可影响人体组织器官的发育生长,甚至发生肿瘤。

(二) 遗传性疾病的类型

遗传病具有垂直传递、先天性、终身性及家族聚集性的特点,并且在亲代和子代按一定比例出现。遗传病可分为单基因病、多基因病、染色体病、线粒体病和遗传印记区改变导致的疾病。

1. 单基因病的遗传方式包括常染色体显性或隐性遗传,X 连锁显性或隐性遗传和 Y 连锁遗传。

2. 多基因病发病率高、病情复杂、有家族聚集倾向,与环境因素共同作用而致病。

3. 染色体病由染色体数目和结构的异常导致。染色体数目异常包括整倍体改变和非整倍体改变;染色体结构异常包括部分染色体断裂后重排而出现的缺失、重复、倒位、易位、等臂染色体和环状染色体等。染色体病包括常染色体病、性染色体病和染色体异常的携带者三类。

二、儿童疾病

(一) 出生缺陷(birth defect)

是患儿出生时在外形或体内形成的可识别的结构或功能缺陷。包括畸形、畸化、变形、序列征和综合征。出生缺陷与遗传和(或)环境因素有密切关系,但还有多达50%的先天畸形原因不明。

（二）早产(prematurity)

继先天畸形之后导致新生儿死亡的第二常见原因。胎儿生长受限的危险因素包括:①羊膜早破;②宫内感染;③子宫、宫颈或胎盘结构异常;④多胎妊娠。

（三）孕期和新生儿感染性疾病

常见。围产期感染(perinatal infection)通过宫颈(上行)或胎盘(血行)感染病原体。出生后一年内的婴儿患病率和死亡率最高。婴儿死亡常见原因包括先天畸形、早产或低出生体重、窒息、肺炎、先天性心脏病、腹泻、败血症、颅内出血和新生儿硬肿症等;一岁以后儿童最常见的死亡原因是意外伤害,其次为先天畸形、染色体异常、严重感染和恶性肿瘤。

（四）坏死性小肠结肠炎(necrotizing enterocolitis)

最常见于早产儿,累及末端回肠、盲肠和右侧结肠,肠黏膜和肠壁出现凝固性坏死。

（五）儿童肿瘤

以良性多见,如血管瘤、淋巴管瘤、纤维性肿瘤和畸胎瘤。

儿童常见的恶性肿瘤包括白血病、淋巴瘤、神经母细胞瘤、肾母细胞瘤、骨肉瘤、尤文肉瘤、横纹肌肉瘤和生殖细胞肿瘤等,一些肿瘤如非霍奇金淋巴瘤、神经母细胞瘤、横纹肌肉瘤等有可能在就诊时已发生转移。

第九章

心血管系统疾病

理论纲要

掌握 动脉粥样硬化、冠状动脉粥样硬化性心脏病、高血压病、风湿病和感染性心内膜炎等疾病的病理变化、临床病理联系及合并症。

熟悉 动脉粥样硬化、冠状动脉粥样硬化性心脏病、高血压病、风湿病和感染性心内膜炎的病因、发病机制;心瓣膜病的病变特点及血流动力学改变;心肌炎、心肌病的病变特点。

了解 动脉硬化的概念及类型;心肌炎、心肌病的病因及临床病理联系;动脉瘤的病因、类型及合并症。

一、动脉粥样硬化

动脉粥样硬化(atherosclerosis,AS)以血管内膜形成粥瘤(atheroma)或纤维斑块(fibrous plaque)为特征,主要累及大动脉和中动脉,致管壁变硬、管腔狭窄和弹性减弱,引起相应器官缺血性改变。AS 的确切病因仍不清楚,其危险因素包括高脂血症(特别是 LDL、VLDL 的升高和 HDL 的降低)、高血压、吸烟、致继发性高脂血症的疾病(包括糖尿病、高胰岛素血症、甲状腺功能减退症和肾病综合征)、遗传因素和其他因素(如年龄、性别、肥胖等)。

AS 的发病机制尚未最后阐明。有多种学说从不同角度进行了阐述,主要有脂质渗入学说、损伤-应答学说、动脉平滑肌细胞的作用及慢性炎症学说。

AS 的基本病变主要分三期:**脂纹期**是最早期改变,肉眼表现为点状或条纹状黄色不隆起或微隆起于内膜的病灶;光镜下可见病灶处的内膜下有大量源于巨噬细胞和平滑肌细胞的泡沫细胞聚集。**纤维斑块期**的肉眼表现为内膜表面散在不规则隆起的浅黄、灰黄或瓷白色斑块;光镜下可见斑块表面由平滑肌细胞和细胞外基质所组成的厚薄不一的纤维帽,其下为泡沫细胞、平滑肌细胞、细胞外基质和炎症细胞。**粥样斑块期**的肉眼可见内膜面为灰黄色斑块,切面斑块的管腔面为白色质硬组织,深部为黄色或黄白色质软的粥样物质;光镜下可见纤维帽下含有不定形的坏死崩解产物、胆固醇结晶(针状空隙)和钙盐沉积,斑块底部和边缘见肉芽组织、少量淋巴细胞和泡沫细胞;中膜平滑肌细胞萎缩,弹力纤维破坏而变薄。

AS 的继发性病变是指在纤维斑块和粥样斑块的基础上继发的病变,包括斑块内出血、斑块破裂、血栓形成、钙化、动脉瘤形成和血管腔狭窄。

1. **主动脉粥样硬化**　好发于主动脉的后壁及其分支开口处,以腹主动脉病变最为严重,依次为胸主动脉、主动脉弓和升主动脉。病变严重者,因中膜萎缩及弹力板断裂使管壁变得薄弱,受血压作用易形成动脉瘤,动脉瘤破裂可致致命性大出血。

2. **冠状动脉粥样硬化及冠状动脉粥样硬化性心脏病**　见后详述。

3. **颈动脉及脑动脉粥样硬化**　最常见于颈内动脉起始部、基底动脉、大脑中动脉和 Willis 环。斑块常导致管腔狭窄、闭塞,引起脑萎缩、痴呆、脑梗死和脑出血。

4. **肾动脉粥样硬化**　最常累及肾动脉开口处及主干近侧端,致肾组织缺血,肾实质萎缩和间质纤维组织增生;斑块合并血栓形成可致肾组织梗死,梗死灶机化后形成动脉粥样硬化性固缩肾。

5. **四肢动脉粥样硬化**　以下肢动脉为重,可引起间歇性跛行、肢体萎缩及干性坏疽。

二、冠状动脉粥样硬化及冠状动脉粥样硬化性心脏病

冠状动脉粥样硬化(coronary atherosclerosis)以左冠状动脉前降支最常受累,其余依次为右主干、左主干或左旋支、后降支。上述 AS 的基本病变均可在冠状动脉中发生。斑块多发生于血管的心壁侧,在横切面斑块多呈偏心位,管腔狭窄。根据管腔狭窄的程度分:Ⅰ 级 ≤25%;Ⅱ 级 26%~50%;Ⅲ 级 51%~75%;Ⅳ 级 ≥76%。

该病常并发冠状动脉痉挛,引起心肌缺血和相应的心脏病变,如心绞痛、心肌梗死等,成为心源性猝死的原因。

冠状动脉性心脏病(coronary heart disease,CHD),简称冠心病,是由冠状动脉狭窄所致心肌缺血而引起,也称为缺血性心脏病。冠状动脉粥样硬化是 CHD 最常见的原因,习惯上把 CHD 视为冠状动脉粥样硬化性心脏病。CHD 时心肌缺血缺氧的原因有冠状动脉供血不足(斑块致管腔狭窄,加之继发性病变和冠状动脉痉挛)及心肌耗氧量剧增(血压骤升、情绪激动等相对供血不足)。

CHD 的主要临床表现有四种:

1. **心绞痛(angina pectoris)**　是由于心肌急剧的、暂时性缺血、缺氧所造成的一种常见的临床综合征。表现为阵发性心前区疼痛或压迫感,可放射至心前区或左上肢,持续数分钟,硝酸酯制剂或稍休息后症状可缓解。根据引起的原因和疼痛的程度,国际上分为:①稳定性心绞痛:一般不发作,可稳定数月,心肌耗氧量增多时发作,冠状动脉见斑块阻塞管腔>75%。②不稳定性心绞痛:负荷、休息时均可发作,颇不稳定,多见一支或多支冠状动脉病变。③变异性心绞痛:多无明显诱因,常在休息或梦醒时发作。患者冠状动脉明显狭窄,亦可因发作性痉挛所致。

2. **心肌梗死(myocardial infarction,MI)**　是由于冠状动脉供血中断,引起供血区持续缺血而导致的较大范围的心肌坏死。临床上有剧烈而较持久的胸骨后疼痛,用硝酸酯制剂或休息后症状不能完全缓解,可并发心律失常、休克或心力衰竭。MI 主要类型有:①心内膜下心肌梗死:其病变主要累及心室壁内层 1/3 的心肌,并波及肉柱和乳头肌,常表现为多发性、小灶性坏死,不规则地分布于左心室四周。严重时病灶扩大融合累及整个心内膜下心肌,引起环状梗死。患者通常有冠状动脉三大支严重动脉粥样硬化性狭窄。②透壁性心肌梗死:也称区域性心肌梗死,MI 的部位与闭塞的冠状动脉分支供血区一致,病灶较大,最大直径在 2.5cm 以上,累及心室壁全层或未累及全层而深达室壁 2/3;此型 MI 最多发生在左冠状动脉前降支的供血区,其次为右冠状动脉供血区,也可发生在左旋支的供血区域。MI 常附加动脉痉挛或血栓形成。

(1)病理变化:MI 多属贫血性梗死,呈苍白或土黄色。光镜下心肌纤维早期凝固性坏死;4 天后梗死灶外围出现充血出血带;7 天~2 周,边缘区出现肉芽组织;3 周后形成瘢痕组织。

心肌细胞梗死后心肌细胞内的 SGOT、SGPT、CPK 和 LDH 透过损伤的细胞膜释放入血。

（2）MI 合并症：可有心力衰竭、心脏破裂、室壁瘤、附壁血栓形成、心源性休克、急性心包炎和心律失常。

3. 心肌纤维化 是由于中至重度的冠状动脉狭窄引起的心肌纤维持续性和（或）反复加重的缺血、缺氧所产生的结果。肉眼观心脏体积增大，重量增加，心腔扩张。光镜见心肌细胞肥大或（和）萎缩，核固缩，心内膜下心肌细胞弥漫性空泡变性，多灶性的陈旧性心肌梗死灶或瘢痕灶。

4. 冠状动脉性猝死 可在某种诱因后，如饮酒、劳累、吸烟及运动后，患者突然昏倒、四肢抽搐、小便失禁；或突然发生呼吸困难、口吐白沫、迅速昏迷。可立即死亡或在一至数小时后死亡。冠状动脉性猝死多发生在冠状动脉粥样硬化的基础上，心肌急性缺血引起严重的心律失常，或者有致心律失常性的基础病变。

三、高血压

高血压分为原发性和继发性高血压。原发性高血压也称高血压病，是一种原因未明的、以体循环动脉血压升高，即成年人收缩压≥140mmHg 和（或）舒张压≥90mmHg 为主要表现的独立性全身性疾病。继发性高血压（占 5%～10%）是指患有某些疾病时出现的血压升高，是某种疾病的病症之一，又称症状性高血压。

目前认为原发性高血压是一种遗传因素和环境因素相互作用所致的疾病，同时，神经系统、内分泌系统、体液因素及血流动力学等也发挥着重要的作用。其发病机制亦不完全清楚，可能的机制见表 9-1。

表 9-1　原发性高血压发病机制

各种机制引起的Na⁺潴留　　　　　外周血管功能和结构异常

引起外周血管收缩物质增多

增加血容量　　　　　血管口径缩小、外周阻力增加

血压升高

原发性高血压可分为良性高血压和恶性高血压两类。

良性高血压（benign hypertension）又称缓进性高血压，病程长、进程慢，按病变的发展分为三期：

1. 功能紊乱期 全身细小动脉间歇性痉挛收缩、血压波动性升高。

2. 动脉病变期 细动脉硬化、肌型小动脉硬化和大动脉硬化。

3. 内脏病变期 ①心脏病变：左心室壁增厚，可达 1.5～2.0cm，乳头肌和肉柱增粗，心腔不扩张，相对缩小，称向心性肥大（concentric hypertrophy）；镜下心肌细胞增粗、变长，伴有较多分支，晚期失代偿，呈离心性肥大（eccentric hypertrophy）。②肾脏病变：形成原发性颗粒性固缩肾（primary granular atrophy of the kidney），肉眼表现为双侧肾脏对称性缩小，质地变硬，肾表面凸凹不平，呈细颗粒状，切面皮质变薄，皮髓质界限模糊；镜下可见肾小球小动脉的玻璃样变性和肌型小动脉的硬化，病变区的肾小球纤维化、硬化或玻璃样变，相应的肾小管萎缩、消失；病变相对较轻的肾单位肾小球代偿性肥大，肾小管代偿性扩张；间质纤维组织增生和淋巴细胞浸润。③脑病变：脑水肿（高血压脑病）、脑软化、脑出血（多见于基底节）。④视网膜病变：视网膜中央动脉发生细动脉硬化。

恶性高血压（malignant hypertension）又称为急进型高血压，少见。特征性病变：①增生性小动脉

硬化:主要表现为动脉内膜显著增厚,伴有平滑肌细胞增生,胶原纤维增多,致血管壁呈层状葱皮样增厚。②坏死性细动脉炎:累及血管内膜和中膜,管壁发生纤维素样坏死,以肾的入球小动脉最常受累。

四、风湿病

风湿病(rheumatism)是一种与 A 组 β 型溶血性链球菌感染有关的变态反应性疾病。主要累及全身结缔组织及血管,与类风湿性关节炎、硬皮病等同属于结缔组织病,也称胶原病。其发生与上呼吸道链球菌感染有关。发病机制不清,目前多数倾向于自身免疫反应学说,即 A 组链球菌中的 M 蛋白质抗原与人心瓣膜和脑等组织存在交叉抗原性,可引起交叉反应,导致组织损伤。

(一)风湿病基本病变

分为三期:①变质渗出期:结缔组织基质的黏液样变性和胶原纤维的纤维素样坏死、浆液纤维素渗出,有少量淋巴细胞、浆细胞、单核细胞浸润。此期可持续 1 个月。②增生期或肉芽肿期:阿绍夫小体(Aschoff body)或风湿小体是风湿病特征性病变,是由聚集于纤维素样坏死灶内的成群风湿细胞及少量的淋巴细胞和浆细胞构成。风湿细胞由增生的巨噬细胞吞噬纤维素样坏死物质后转变而来。风湿细胞也称为阿绍夫细胞(Aschoff cell),在心肌间质内的 Aschoff 细胞多位于小血管旁,细胞体积大,圆形,胞质丰富,略嗜碱性,核大,圆形或椭圆形,核膜清晰,核的横切面似枭眼状,纵切面呈毛虫状。此期可持续 2~3 个月。③纤维化期或硬化期:坏死细胞逐渐被吸收、风湿小体逐渐纤维化形成梭形小瘢痕,此期可持续 2~3 个月。风湿病病变具有反复发作的性质,在受累的器官和组织中常可见到新旧病变同时并存的现象。

(二)风湿病的各器官病变

1. 风湿性心脏病

(1)风湿性心内膜炎(rheumatic endocarditis):病变主要侵犯心瓣膜,以二尖瓣最多,其次为二尖瓣和主动脉瓣同时受累。病变初期,受累瓣膜肿胀,瓣膜内出现黏液变性和纤维素样坏死,浆液渗出和炎细胞浸润。病变瓣膜表面,尤以瓣膜闭锁缘上形成单行排列、灰白色半透明状、附着牢固不易脱落的直径为 1~2mm 的疣状赘生物。镜下,赘生物由血小板和纤维蛋白构成,伴小灶状的纤维素样坏死,其周围可见少量的 Aschoff 细胞。病变后期,赘生物被机化引起纤维组织增生,形成慢性心瓣膜病。病变累及房、室内膜时,引起内膜灶状增厚及附壁血栓形成。由于病变所致瓣膜口狭窄或关闭不全,受血流反流冲击较重,引起内膜灶状增厚,称为 McCallum 斑。

(2)风湿性心肌炎:主要累及心肌间质结缔组织,在间质血管附近见 Aschoff 小体和少量的淋巴细胞浸润。反复发作 Aschoff 小体机化形成小瘢痕,表现为灶状间质性心肌炎。

(3)风湿性心外膜炎(rheumatic pericarditis):心外膜呈浆液性炎(积液)或纤维素性炎(绒毛心)。渗出的大量纤维素被机化则形成缩窄性心外膜炎。

风湿病变累及心脏全层则称风湿性全心炎或风湿性心脏炎。

2. 风湿性关节炎 最常侵犯大关节,呈游走性关节痛、反复发作。关节局部出现红、肿、热、痛和功能障碍,关节腔内有浆液及纤维蛋白渗出,病变后期不留后遗症。

3. 皮肤病变 急性风湿病时,皮肤出现环形红斑(非特异性炎)和皮下结节(结节中心为大片的纤维素样坏死物,周围呈放射状排列的 Aschoff 细胞和纤维细胞,伴有以淋巴细胞为主的炎细胞浸润),具有诊断意义。

4. 风湿性动脉炎 以小动脉常见。血管壁发生纤维素样坏死,伴有淋巴细胞浸润,后期血管壁纤维化而增厚,管腔狭窄,可并发血栓形成。

5. 风湿性脑病 脑的风湿性动脉炎和皮质下脑炎。

五、感染性心内膜炎

由病原微生物经血行途径直接侵袭心内膜,特别是心瓣膜而引起的炎症性疾病,常伴有赘生物的形成。常分为急性和亚急性。

急性感染性心内膜炎(acute infective endocarditis)多由致病力强的化脓菌引起的脓毒血症、败血症并侵犯心内膜。起病急,病情重,患者多在数日或数周内死亡。主要侵犯二尖瓣和主动脉瓣。受累心瓣膜上形成大、质地松脆含菌赘生物,破碎后形成含菌性栓子,引起感染性梗死,受累瓣膜可破裂、穿孔或腱索断裂,引起急性心瓣膜功能不全。

亚急性感染性心内膜炎(subacute infective endocarditis)主要由毒力相对较弱的草绿色链球菌所引起,病程较长。主要病变:①心脏:最常侵犯二尖瓣和主动脉瓣,病变特点是常在有病变的瓣膜上形成息肉状或菜花状、质松脆、易破碎、脱落的赘生物。受累瓣膜易变形、发生溃疡和穿孔。光镜下,赘生物由血小板、纤维蛋白、细菌菌落、坏死组织、中性粒细胞组成,溃疡底部可见肉芽组织增生、淋巴细胞和单核细胞浸润。瓣膜损害可致瓣膜口狭窄或关闭不全。②血管:赘生物脱落形成栓子,引起动脉性栓塞和血管炎。栓塞最多见于脑,其次为肾、脾等,形成相应部位梗死。③变态反应:微栓塞的发生引起皮肤出现红色、微隆起、有压痛的小结节,称 Osler 小结。④败血症:脱落的赘生物内有细菌,侵入血流,并在血流中繁殖,致患者有发热、脾大、白细胞增多等表现。风湿性心内膜炎与亚急性感染性心内膜炎的异同见表 9-2。

表 9-2　风湿性心内膜炎与亚急性感染性心内膜炎的异同

鉴别要点		风湿性心内膜炎	亚急性感染性心内膜炎
常见致病菌		A 组 β 溶血性链球菌	草绿色链球菌
累及部位		正常心瓣膜,以二尖瓣最常见	已有病变的瓣膜或并发于先天性心脏病,最常侵犯二尖瓣和主动脉瓣
赘生物形态	成分	血小板和纤维蛋白构成的白色血栓	血小板、纤维蛋白、细菌菌落(赘生物深层)、炎症细胞及少量坏死组织
	大小形态	单行排列,直径 1~2mm,疣状	息肉状或菜花状
	颜色	灰白色	灰黄色,污秽
	质地	附着牢固,不易脱落	干燥质脆,易脱落
合并症		瓣膜病[狭窄和(或)关闭不全]、McCallum 斑	瓣膜病、急性瓣膜功能不全、栓塞、败血症

六、心瓣膜病

心瓣膜病(valvular vitium of the heart)是指心瓣膜因各种原因损伤后或先天发育异常所造成的器质性病变,引起全身血液循环障碍。瓣膜关闭不全(valvular insufficiency)时表现为瓣膜增厚、变硬、卷曲、缩短或破裂和穿孔。瓣膜口狭窄(valvular stenosis)时见相邻瓣膜互相粘连、瓣膜增厚。关闭不全和狭窄可单独存在,亦可合并存在,后者称为联合瓣膜病。二尖瓣病变多为风湿性心内膜炎,少数由亚急性细菌性心内膜炎等引起。主动脉瓣病变除风湿性主动脉炎外,还可因先天性发育异常和梅毒性主动脉炎等引起。血流动力学及心脏变化如下:

1. **二尖瓣狭窄(mitral stenosis,MS)**　二尖瓣口狭窄导致血液流出障碍(心尖区舒张期隆隆样杂音),使左心房代偿性扩张肥大,后期左心房功能失代偿,左心房内血液淤积,从而引起肺淤血、肺水肿或漏出性出血(呼吸困难、发绀、咳嗽和咳带血泡沫状痰),以至于肺小动脉收缩或痉挛引起肺动脉高压,右心室代偿性肥大,进而失代偿,右心室扩张(X线显示"梨形心"),最终体循环静脉淤血(颈静脉怒张,肝淤血肿大,下肢水肿及浆膜腔积液等)。

2. **二尖瓣关闭不全(mitral insufficiency)**　二尖瓣关闭不全引起部分血液反流(心尖区收缩期吹风样杂音),左心房代偿性肥大,随之左心室代偿性肥大,右心室、右心房代偿性肥大(X线显示左心室肥大,呈"球形心"),最后右心衰竭,体循环淤血。二尖瓣狭窄和关闭不全常合并发生。

3. **主动脉瓣狭窄(aortic valve stenosis)**　主动脉瓣狭窄引起左心室排血受阻(主动脉瓣区粗糙、喷射性收缩期杂音),左心室开始呈代偿性向心性肥大,后期左心功能失代偿(X线心脏呈"靴形"),左心衰竭后引起肺淤血、右心衰竭和大循环淤血。

4. **主动脉瓣关闭不全(aortic valve insufficiency)**　主动脉瓣关闭不全使部分血液反流至左心室(主动脉瓣区舒张期吹风样杂音),左心室代偿性肥大,后期引起左心衰竭、肺淤血、肺动脉高压、右心肥大,最终引起大循环淤血。临床患者可出现颈动脉搏动、水冲脉、血管枪击音及毛细血管搏动现象。

七、心肌病和心肌炎

心肌病(cardiomyopathy)是指除CHD、高血压性心脏病、心脏瓣膜病、先天性心脏病和肺源性心脏病等以外的以心肌结构和功能异常为主要表现的一组疾病。分类包括扩张性心肌病、肥厚性心肌病、限制性心肌病、致心律失常性右室心肌病、未分类的心肌病及特异性心肌病(包括我国地方性心肌病——克山病)。主要的心肌病的类型和形态学变化见表9-3。

表9-3　心肌病的类型和形态学变化

类型	大体	镜下
扩张性心肌病	重量增加、心腔明显扩张,壁略厚,常见附壁血栓	心肌细胞不均匀肥大,肥大和萎缩心肌细胞交错排列
肥厚性心肌病	重量增加、心室壁肥厚、室间隔厚度大于左心室壁的游离侧	心肌细胞弥漫性肥大,核大、畸形、深染,心肌纤维走行紊乱
限制性心肌病	心腔狭窄,心内膜及心内膜下纤维性增厚	心内膜纤维化,可发生玻璃样变性和钙化,伴有附壁血栓形成
克山病	心脏增大、重量增加、心室壁变薄、散在分布的瘢痕灶、可见附壁血栓形成	心肌细胞变性、坏死,慢性病例以瘢痕灶为主

心肌炎(myocarditis)是各种原因引起的心肌局限性或弥漫性炎症病变。根据病因可分感染性和非感染性。前者由病毒、细菌、螺旋体、立克次体、真菌及寄生虫等引起,后者由过敏、变态反应、理化因素或药物引起。病毒性心肌炎(viral myocarditis)比较常见,是指嗜心肌性病毒感染引起的心肌非特异性间质性炎症病变。多由柯萨奇病毒等引起,可见心肌细胞间质水肿,淋巴细胞和单核细胞浸润。孤立性心肌炎(isolated myocarditis)又称特发性心肌炎,原因不明,依组织学又分弥漫性间质性心肌炎(心肌间质或小血管周围有较多淋巴细胞、单核细胞和巨噬细胞浸润)和特发性巨细胞性心肌炎(心肌灶性坏死和肉芽肿形成)。免疫反应性心肌炎(myocarditis due to immune-mediated reactions)主要见于一些变态反应性疾病,心肌间质及小血管周围可见嗜酸性粒细胞、淋巴细胞、单核细胞浸润,偶见肉芽肿形成。

八、动脉瘤

动脉瘤(aneurysm)是指动脉壁因局部病变而向外膨出,形成永久性的局限性扩张。病因可有先天性和后天性之分,根据形态和结构可分为囊状、梭形、蜿蜒性、舟状、夹层和假性动脉瘤。动脉瘤最严重的并发症为破裂出血。

实习目的

1. 主要观察大、中动脉的动脉粥样硬化的病变、风湿性心肌炎、心内膜炎和亚急性感染性心内膜炎及高血压的病变特点。掌握动脉粥样硬化、风湿性心肌炎的基本病变,区别风湿性心内膜炎和亚急性感染性心内膜炎病变的异同。

2. 观察风湿性心脏瓣膜病的心脏形态变化,分析其血流动力学改变。

3. 观察心肌梗死的病变特点,了解其并发症。

4. 观察心肌病的病理改变,了解各种心肌病和克山病的病变特征。

实习内容及观察要点

大 体 标 本

9-1　主动脉粥样硬化(aortic atherosclerosis)

主动脉内膜表面有黄白色斑块,稍凸出于表面,为粥肿病变,在肋间动脉开口处较明显,部分有钙盐沉着,有的有溃疡形成(图9-1)。

9-2　脑底动脉硬化(cerebral atherosclerosis)

脑底动脉壁呈节段性增厚、变硬,断面可见动脉壁一侧增厚更显著,呈半月形黄白色增厚之斑块(图9-2)。

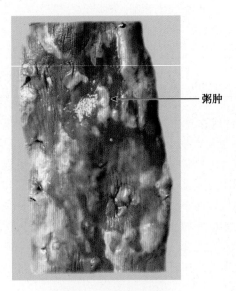

←粥肿

图9-1　主动脉粥样硬化
主动脉内膜表面有黄白色斑块,稍凸出于表面,箭头所指处为粥肿部

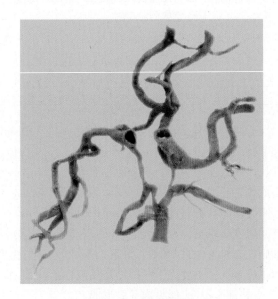

图9-2　脑底动脉硬化
脑底动脉壁呈节段性黄白色增厚、变硬之斑块

9-3　心肌梗死（myocardial infarction）

冠状动脉管壁增厚，管腔狭窄；有的被血栓闭塞。心肌有片块状灰黄色或灰红色坏死区，境界不清。有的心壁坏死变薄形成室壁瘤（图9-3）。

9-4　脑出血（cerebral hemorrhage）

内囊附近脑实质内有较大范围的出血灶，大体上呈黑色。

9-5　高血压之肾（kidney of hypertension）

肾脏缩小，质硬，表面呈细颗粒状，切面皮质变薄，皮髓境界不清，肾小动脉壁增厚、口哆开。

9-6　高血压之心（heart of hypertension）

心脏左心室肥大，左室壁明显增厚，部分冠状动脉壁增厚（图9-6）。

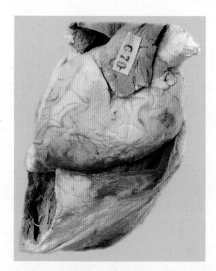

图9-3　心肌梗死
心肌有片块状暗红色坏死区，境界不清

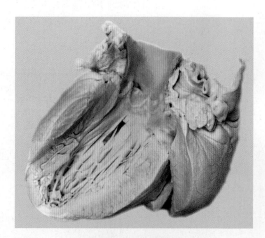

图9-6　高血压之心
心脏左心室肥大，左室壁明显增厚

9-7　急性风湿性心内膜炎（acute rheumatic endocarditis）

沿二尖瓣（或主动脉瓣）闭锁缘有多数单行排列的疣状赘生物，大小由针尖大到粟粒大小不等。赘生物附着牢固，不易脱落，瓣膜轻度增厚（图9-7）。

9-8　亚急性感染性心内膜炎（subacute infective endocarditis）

在瓣膜上（二尖瓣或主动脉瓣）见多个较大且大小不一的菜花状或息肉状赘生物，赘生物污秽灰黄色、质松脆、易脱落（图9-8）（请与风湿性心内膜炎的内膜改变做比较）。

9-9　风湿性心脏瓣膜病（rheumatic valvular heart disease）

二尖瓣增厚、变硬、卷曲、相邻瓣膜互相粘连、缩短，使瓣膜开放时不能完全张开（图9-9）。

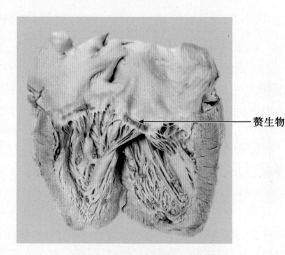

赘生物

图9-7　急性风湿性心内膜炎
沿二尖瓣闭锁缘有多数单行排列的细小疣状赘生物，瓣膜轻度增厚，箭头所指处为赘生物

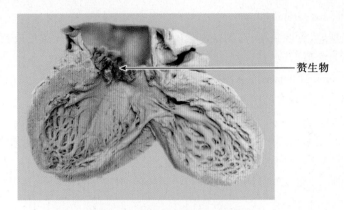

右侧标注：赘生物

图9-8　亚急性感染性心内膜炎
主动脉瓣见多个较大且大小不一的菜花状或息肉状赘生物，赘
生物污秽灰黄色、质松脆，左心室扩张，箭头所指处为赘生物

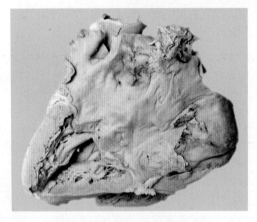

图9-9　风湿性心脏瓣膜病
二尖瓣增厚、变硬、卷曲、相邻瓣膜互相粘连、缩短

9-10　急性克山病之心脏(heart of acute Ke-shan disease)

心肌内见三种病灶：一为黄白色变性坏死灶，二为灰白色半透明的病灶，此为心肌溶解性坏死或早期之疏松瘢痕，三为境界清楚，表面稍凹陷的病灶为瘢痕。心肌内层病变较重、较陈旧。左心室有些扩张。

9-11　慢性克山病之心脏(heart of chronic Keshan disease)

心肌及肉柱内有多数呈灶性分布的灰白色稍凹陷之小瘢痕，尤以内膜下为著。左心室明显扩张。

显微镜切片

9-12　主动脉粥样硬化(aortic atherosclerosis)

主动脉内膜局部隆起形成粥肿。粥肿浅层有吞噬脂质之细胞，即泡沫细胞。粥肿深部因脂质沉着，染色较淡。粥肿内之菱形空隙为被溶解掉的胆固醇结晶之所在，蓝染颗粒为钙盐沉着。粥肿表面内膜结缔组织增生，并呈玻璃样变，即纤维帽(图9-12)。

9-13　冠状动脉粥样硬化(coronary atherosclerosis)

冠状动脉心壁侧内膜呈新月形局部隆起形成粥肿，使管腔呈偏心性狭窄，镜下粥肿形态学改变与主动脉粥样硬化相同。

9-14　高血压之肾(kidney of hypertension)

皮髓交界部及皮质内小动脉壁增厚，内膜增生呈洋葱皮样，管腔缩小，部分肾小球纤维化、玻璃样变，其所属肾小管亦萎缩、消失。部分肾小球呈代偿性肥大，其所属肾小管扩张，腔内含有均质红染的玻璃样管型及颗粒状管型，间质内有少量淋巴细胞浸润(图9-14)。

9-15　风湿性心肌炎(rheumatic myocarditis)

心肌间质血管旁可见由阿绍夫细胞、淋巴细胞、巨噬细胞及呈纤维素样坏死的胶原纤维组成

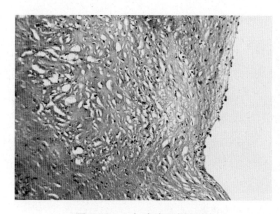

图 9-12a　主动脉粥样硬化
主动脉内膜局部隆起形成粥肿,粥肿表面内膜
结缔组织增生,并呈玻璃样变,可见泡沫细胞

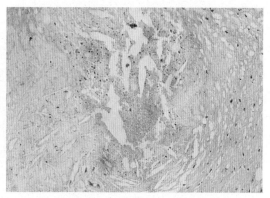

图 9-12b　主动脉粥样硬化
粥肿深部可见脂质、坏死崩解产物及胆固醇
结晶(菱形空隙)

的风湿小体(阿绍夫小体)。阿绍夫细胞体积大,胞质嗜碱,有一至数个核,核大,圆形、类圆形,染色质浓,集中于核中央。纤维素样坏死的胶原纤维肿胀、断裂、呈粉染无结构状(图 9-15)。

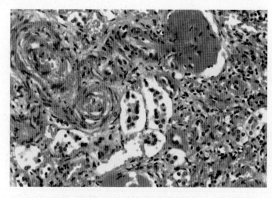

图 9-14　高血压之肾
小动脉壁增厚,管腔缩小,局部肾小球纤维
化、玻璃样变,其所属肾小管亦萎缩、消失,间
质内有少量淋巴细胞浸润

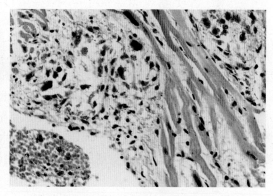

图 9-15　风湿性心肌炎
心肌间质血管旁可见由风湿细胞聚集形成的
风湿小体(阿绍夫小体)。风湿细胞胞体大,
胞质嗜碱,有一至数个核,核大,类圆形,染色
质集中于核中央

9-16　风湿性心内膜炎(rheumatic endocarditis)

心瓣膜表面有赘生物附着。赘生物主要由血小板及纤维蛋白构成,赘生物下方有肉芽组织增生,其中可见阿绍夫细胞、淋巴细胞、单核细胞及少数中性粒细胞。瓣膜表面有的地方呈纤维素样坏死。深层纤维组织玻璃样变。瓣膜增厚。

9-17　亚急性感染性心内膜炎(subacute infective endocarditis)

赘生物最表层之粉染物质由血小板及纤维蛋白构成,其中有蓝染之细菌菌落,深部为坏死组织,其中尚有细胞轮廓。下方有多数巨噬细胞、淋巴细胞及少量中性粒细胞浸润,最下方有成纤维细胞增生(图 9-17)。

9-18　心肌梗死(myocardial infarction)

心肌纤维横纹消失、胞质均质红染或呈不规则颗粒状、核消失,周围可见充血出血带。间质水肿,中性粒细胞浸润。

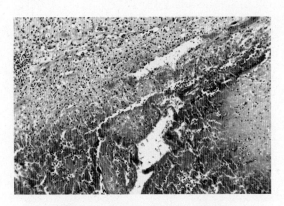

图 9-17　亚急性感染性心内膜炎
赘生物粉染物质由血小板及纤维蛋白构成,其中
有蓝染之细菌菌落,下方有多数炎细胞浸润

9-19　心肌病(myocardiopathy)
心肌细胞肥大、核大、浓染,心肌细胞间纤维组织增生。

思考题

1. 女性,57 岁,近 2 年患者感体力有所下降,过多家务活动后感"胸口不舒服"。检查:肥胖体型,胸透显示双肺纹理稍多,心脏无改变。心电图显示心肌缺血,血脂、胆固醇均增高。血压 150/85mmHg。该患者可能患有哪种疾病? 该疾病的病变特点是什么?

2. 女性,70 岁,以突发性意识丧失入院。检查:患者昏迷,神志不清,口角向右侧上方歪斜,右侧上下肢软、无力,血压 180/100mmHg,叩诊心界稍大。尿常规:蛋白(+),红细胞(+)。眼底检查:视盘水肿,视网膜动脉银白色,周围可见少许出血。该患者患有何种疾病? 其病理变化如何? 请解释临床出现的症状和体征。

3. 男童,10 岁,以发热、双下肢水肿入院。检查:体温 39.5℃,心率 90 次/分,双侧踝关节肿胀,活动受限。心、肺、肝无异常发现,血沉加快,抗"O"抗体滴度升高。该患儿可能患哪种疾病? 其基本病变是什么? 鉴别诊断有哪些? 如何鉴别?

4. 患者有风湿病病史,临床检查出现的体征有:心前区可闻及舒张期杂音,左心室、左心房扩大,双肺闻及湿啰音,该患者可能患有哪种疾病? 请解释其临床表现。

第十章

呼吸系统疾病

理论纲要

掌握 大叶性肺炎、小叶性肺炎、病毒性肺炎、慢性支气管炎、支气管扩张症、肺气肿、慢性肺源性心脏病、硅肺的基本病理变化及临床病理联系。

熟悉 大叶性肺炎、小叶性肺炎的结局及并发症;硅肺的分期及并发症;支气管哮喘的病变特点及其临床病理联系;鼻咽癌、肺癌的大体和组织学类型。

了解 肺炎、慢性支气管炎、肺气肿、肺心病和硅肺的病因及发病机制;严重急性呼吸窘迫综合征及支原体肺炎的病理变化;鼻咽癌、肺癌的病因,各组织学类型的形态特点,扩散途径及临床病理联系。

一、肺炎

肺炎通常指肺的急性渗出性炎症。按病因可分为感染性(细菌性、病毒性、支原体)、理化性、过敏性肺炎等。按病变发生的部位分为肺泡性、间质性肺炎等。按病变累及范围分为大叶性、小叶性、节段性肺炎等。按病变的性质分为浆液性、纤维素性、化脓性、出血性、干酪性及肉芽肿性肺炎等。

(一)细菌性肺炎

1. **大叶性肺炎** 是主要由肺炎球菌引起的以肺泡内弥漫性纤维素渗出为主的炎症,病变通常累及肺大叶的全部或大部。本病多见于青壮年,临床起病急,主要症状为寒战高热、咳嗽、胸痛、呼吸困难和咳铁锈色痰,有肺实变体征及外周血白细胞增多等。90%以上由肺炎链球菌引起,在受寒、醉酒、疲劳和麻醉时呼吸道防御功能减弱等诱因下,肺炎球菌侵入肺泡并引起变态反应,导致以肺泡内弥漫性纤维素渗出为主的炎症。

(1)**病理变化及临床病理联系**:主要病理变化为肺泡腔内的纤维素性炎,常见于单侧肺,以左肺或右肺下叶多见。病变分为四期,见表10-1。

(2)**并发症**:主要包括肺肉质变、胸膜肥厚和粘连、肺脓肿及脓胸、败血症或脓毒败血症及感染性休克。肺肉质变是由于肺内炎性病灶内中性粒细胞渗出过少,释放的蛋白酶量不足以溶解渗出物中的纤维素,大量纤维素被肉芽组织取代而机化,病变肺组织呈褐色肉样外观,亦称机化性肺炎。

表 10-1　大叶性肺炎分期

	充血水肿期	红色肝样变期	灰色肝样变期	溶解消散期
病程	第1~2天	第3~4天	第5~6天	第7天左右
大体形态	肺叶肿胀,暗红色	肺叶肿大,呈暗红色,质地变实,切面灰红,似肝脏外观	肺叶肿胀,呈灰白色,质实如肝	肺组织质地变软,病灶消失
镜下特点	肺泡间隔毛细血管扩张充血,肺泡腔有大量浆液渗出,渗出液内可查出肺炎链球菌	肺泡间隔毛细血管扩张充血,肺泡腔内充满纤维素及大量红细胞,并夹杂少量中性粒细胞、巨噬细胞	充血消退,肺泡腔内大量纤维素、中性粒细胞渗出	中性粒细胞变性坏死,纤维素溶解,渗出物吸收排除
临床表现	寒战、高热;X线可见片状模糊阴影	胸痛,咳铁锈色痰,发绀等缺氧症状;X线见大片致密阴影	缺氧状况改善,咳黏液脓痰;X线见大片致密阴影	体温下降,症状减轻;X线见阴影消失

2. **小叶性肺炎**　是主要由化脓性细菌引起,以肺小叶为病变单位的急性化脓性炎症。病变常以细支气管为中心,故又称支气管肺炎。常由葡萄球菌、肺炎球菌、流感嗜血杆菌、肺炎克雷伯杆菌、链球菌等细菌引起,当机体患传染病或营养不良、恶病质、昏迷、麻醉和手术后,机体抵抗力下降,呼吸系统防御功能受损,这些细菌就可能侵入通常无菌的细支气管及末梢肺组织生长繁殖,引起小叶性肺炎。多见于小儿、体弱老人及久病卧床者。

(1) **病理变化**:肉眼可见双肺表面散在灰黄、质实病灶,以下叶和背侧多见。直径多在0.5~1.0cm。严重病例病灶可互相融合成片,甚或累及整个大叶,发展为融合性支气管肺炎。镜下表现为以细支气管为中心的化脓性炎,细支气管及肺泡间隔充血水肿、中性粒细胞浸润;细支气管管腔及周围肺泡腔内可见脓性渗出物(中性粒细胞、坏死脱落的上皮细胞)。病变严重时,支气管和肺组织被破坏。病灶周围肺组织充血,可见浆液渗出及代偿性肺气肿。

(2) **临床病理联系及结局**:发热、咳嗽、咳黏液脓性或脓性痰。肺实变体征不明显,X光检查则可见肺内散在小片状或斑点状模糊阴影。听诊可闻及湿啰音。多数可痊愈。婴幼儿、年老体弱者,特别是并发其他严重疾病者,预后不佳,易出现呼吸功能不全、心力衰竭、脓毒血症、肺脓肿和脓胸等并发症。

(二)病毒性肺炎

常由流感病毒、呼吸道合胞病毒、腺病毒、副流感病毒、麻疹病毒、单纯疱疹病毒及巨细胞病毒等上呼吸道病毒感染向下蔓延所致,多见于儿童。

病理变化　病变轻者主要表现为肺间质的炎症。肉眼病变常不明显,肺组织充血,轻度肿大。镜下通常表现为肺泡间隔明显增宽,其内血管扩张、充血,间质水肿及淋巴细胞、单核细胞浸润,肺泡腔内一般无渗出物或仅有少量浆液。病变严重者,肺泡腔内则出现由浆液、少量纤维素、红细胞及巨噬细胞混合成的渗出物,甚至可见肺组织的坏死。由流感病毒、麻疹病毒和腺病毒引起的肺炎可见透明膜形成。在增生的细支气管上皮和肺泡上皮内可见病毒包涵体。病毒包涵体可为核内、胞质内或两者均有,呈圆形或椭圆形,其周围常有一清晰的透明晕。检见病毒包涵体是病理组织学诊断病毒性肺炎的重要依据。

(三)严重急性呼吸综合征(SARS)

国内又称传染性非典型肺炎。由SARS冠状病毒以近距离空气飞沫传播所致。起病急,以发热为首发症状,严重者出现呼吸窘迫。尸检报告显示该病以肺和免疫系统的病变最为突出,心、肝、肾、肾上腺等实质性器官也不同程度受累。肉眼观双肺呈斑块状实变,严重者双肺完全性实变。组织学变化主要表现为弥漫性肺泡损伤,部分肺泡上皮细胞胞质内可见典型的病毒包涵体,肺泡腔内可见广泛透明膜形成,肺小血管呈血管炎改变。

(四)支原体性肺炎

是由肺炎支原体引起的一种间质性肺炎。儿童和青少年多见。常累及一叶肺组织,以下叶多见。病变主要发生于肺间质,呈节段性分布。肉眼观呈暗红色,切面可有少量红色泡沫状液体溢出。镜下见肺泡间隔明显增宽,血管扩张、充血,间质水肿伴大量淋巴细胞、单核细胞和少量浆细胞浸润。肺泡腔内无渗出物,或有少量浆液性渗出。

二、慢性阻塞性肺疾病

慢性阻塞性肺疾病是一组慢性气道阻塞性疾病的统称,其特点为肺实质和小气道受损,导致慢性气道阻塞、呼吸阻力增加和肺功能不全,包括慢性支气管炎、支气管哮喘、支气管扩张和肺气肿等疾病。

(一)慢性支气管炎

是发生于支气管黏膜及其周围组织的慢性非特异性炎性疾病。主要临床特征为反复发作的咳嗽、咳痰或伴有喘息症状,且症状每年至少持续 3 个月,连续 2 年以上。其发病不仅与病毒和细菌感染有关,还与吸烟、空气污染及机体内在因素有关。

1. **病理变化** 早期病变常限于较大的支气管,后期累及较小的支气管和细支气管。主要病变可见纤毛柱状上皮变性、坏死脱落,杯状细胞增多,鳞状上皮化生。黏膜下层腺体增生肥大,浆液腺发生黏液腺化生。管壁充血水肿,淋巴细胞、浆细胞浸润。平滑肌断裂、萎缩(喘息型者,平滑肌束增生、肥大),软骨可变性、萎缩或骨化。

2. **临床病理联系** 咳嗽、咳白色黏液泡沫状痰。急性发作时,咳黏液脓性或脓性痰。支气管的痉挛或狭窄及黏液和渗出物阻塞管腔常致喘息。双肺听诊可闻及哮鸣音和干、湿性啰音。

(二)支气管哮喘

支气管哮喘是一种由呼吸道过敏引起的以支气管可逆性发作性痉挛为特征的慢性阻塞性炎性疾病。肉眼可见肺因过度充气而膨胀。支气管管腔内可见黏液栓。镜下表现为支气管黏膜上皮局部脱落,黏膜下水肿,黏液腺增生,杯状细胞增多,管壁平滑肌增生肥大。管壁各层均可见嗜酸性粒细胞、单核细胞、淋巴细胞和浆细胞浸润。在管壁及黏液栓中常可见嗜酸性粒细胞的崩解产物夏科-莱登(Charcot-Leyden)结晶。临床上患者可表现为呼气性呼吸困难并伴有哮鸣音。长期反复的哮喘发作可致胸廓变形及弥漫性肺气肿。

(三)支气管扩张症

是以肺内小支气管管腔持久性扩张伴管壁纤维性增厚为特征的慢性呼吸道疾病。多继发于慢性支气管炎、麻疹和百日咳后的支气管肺炎及肺结核病等。也可见于先天性及遗传性支气管发育不全或异常的患者。

1. **病理变化** 肉眼可见支气管呈筒状或囊状扩张,病变可局限于一个肺段或肺叶,也可累及双肺,以左肺下叶最多见。扩张的支气管、细支气管可呈节段性扩张,腔内常含有黏液脓性或血性渗出物。镜下,支气管管壁明显增厚,黏膜上皮增生伴鳞状上皮化生。黏膜下血管扩张充血,淋巴细胞、浆细胞或中性粒细胞浸润,管壁腺体、平滑肌、弹力纤维和软骨遭受不同程度的破坏,萎缩或消失。

2. **临床病理联系** 咳嗽、咳大量脓痰、咯血。患者感到胸闷、憋气及胸痛。慢性重症患者常伴严重的肺功能障碍,晚期可并发肺动脉高压和慢性肺源性心脏病。

(四) 肺气肿

肺气肿是末梢肺组织(呼吸性细支气管、肺泡管、肺泡囊和肺泡)因含气量过多伴肺泡间隔破坏,肺组织弹性减弱,导致肺体积膨大、通气功能降低的一种疾病状态,是支气管和肺部疾病最常见的并发症。

1. **病因和发病机制**　最常见的病因是慢性支气管炎,其次为吸烟、空气污染和尘肺等。发病机制:①阻塞性通气障碍:慢性支气管炎导致小支气管和细支气管管壁结构遭受破坏及纤维化,进而管壁增厚、管腔狭窄、黏液性渗出物的增多和黏液栓形成,使得肺排气不畅,残气量过多。②呼吸性细支气管和肺泡壁弹性降低:长期的慢性炎症导致大量弹力纤维破坏,使细支气管和肺泡的回缩力减弱,残气量进一步增多。③α_1-抗胰蛋白酶水平降低,中性粒细胞和巨噬细胞分泌的弹性蛋白酶数量增多、活性增强,破坏了肺组织的结构,使肺泡回缩力减弱。

2. **类型**　根据病变部位、范围和性质的不同,可将肺气肿分为下列类型:

(1) **肺泡性肺气肿**:病变发生在肺腺泡内,根据发生部位和范围,可分为:①腺泡中央型肺气肿:位于肺腺泡中央的呼吸性细支气管呈囊状扩张,而肺泡管和肺泡囊扩张不明显。②腺泡周围型肺气肿:呼吸性细支气管基本正常,而远侧端位于其周围的肺泡管和肺泡囊扩张。③全腺泡型肺气肿:呼吸性细支气管、肺泡管、肺泡囊和肺泡都扩张,含气小囊腔布满肺腺泡内。

(2) **间质性肺气肿**:各种病变引起肺内压急剧增高等均可导致细支气管或肺泡间隔破裂,使空气进入肺间质形成间质性肺气肿。

(3) **其他类型肺气肿**:包括瘢痕旁肺气肿、代偿性肺气肿及老年性肺气肿。

3. **病理变化**　肉眼观肺显著膨大,色灰白,边缘钝圆,柔软而缺乏弹性。镜下,肺泡扩张,肺泡间隔变窄、断裂,相邻肺泡融合成较大的囊腔。肺泡间隔内毛细血管床的数量减少,肺小动脉内膜纤维性增厚。小支气管和细支气管可见慢性炎症改变。

4. **临床病理联系**　咳嗽、咳痰,呼气性呼吸困难,气促、胸闷、发绀。严重者形成"桶状胸"。X线检查见肺野扩大、横膈下降、透明度增加。后期肺循环阻力增加,肺动脉压升高,最终导致慢性肺源性心脏病。

三、肺尘埃沉着病

肺尘埃沉着病(简称尘肺),是长期吸入有害粉尘在肺内沉着,引起以粉尘结节和肺纤维化为主要病变的常见职业病。国内常见的主要有肺硅沉着病、肺石棉沉着病等。

肺硅沉着病　简称硅肺(曾称矽肺),是长期吸入含游离二氧化硅粉尘沉着于肺组织所引起的一种常见职业病。

1. **病因和发病机制**　其发病与吸入二氧化硅的数量、颗粒大小及其形状密切相关。硅尘颗粒<5μm者可被吸入肺内直达肺泡,并被聚集于肺泡间隔或支气管周围的巨噬细胞吞噬,随后巨噬细胞崩解自溶,同时释放出硅尘,游离的硅尘又被其他巨噬细胞再吞噬。另外,崩解的和已被激活的巨噬细胞均可释放多种细胞因子和炎症介质,引起肺组织的炎症反应、成纤维细胞增生和胶原沉积,导致肺纤维化。硅尘颗粒越小致病力越强,以1~2μm者致病性最强。

2. **基本病理变化**　基本病变是硅结节的形成和肺组织的弥漫性纤维化。

(1) 硅结节:肉眼表现为境界清楚的圆形、椭圆形结节,色灰白,触之有沙砾感。镜下,早期是由吞噬硅尘的巨噬细胞聚集形成细胞性结节。随病程进展,结节发生纤维化形成纤维性结节。部分结节中胶原纤维发生玻璃样变,形成玻璃样变硅结节。相邻的硅结节可以融合形成大的结节状病灶,其中央因坏死和液化形成硅肺性空洞。

（2）肺组织弥漫性纤维化:肺组织内除见硅结节外,尚可见范围不等的弥漫性纤维化病灶,镜下为致密的玻璃样变胶原纤维。

3. 分期和病变特点　根据肺内硅结节的数量、大小、分布范围及肺纤维化程度,将硅肺分为三期,见表10-2。

表 10-2　硅肺分期

	Ⅰ期	Ⅱ期	Ⅲ期
大体	肺组织内硅结节数量较少,主要分布于双肺中、下叶近肺门处,结节直径为1~3mm	硅结节数量增多,体积增大,散布于双肺,总的病变范围不超过全肺的1/3,伴有较明显的肺纤维化。肺的重量和硬度增加,体积增大,胸膜增厚	硅结节密度增大并与肺纤维化融合成团块。肺重量和硬度明显增加,切开时有沙砾感。大团块病灶的中央可见硅肺空洞
X线	肺门阴影增大,密度增强,肺野内可见少量类圆形或不规则形小阴影	肺野内见较多直径小于1cm的阴影	肺内可出现直径超过2cm的大阴影。肺门淋巴结肿大,密度高,可见蛋壳样钙化

4. 并发症　肺结核病(最常见)、慢性肺源性心脏病及肺部感染和阻塞性肺气肿。

四、慢性肺源性心脏病

慢性肺源性心脏病是因慢性肺疾病、肺血管及胸廓的病变引起肺循环阻力增加,肺动脉压升高而导致以右心室壁肥厚、心腔扩大甚或发生右心衰竭的心脏病,简称肺心病。

1. 病理变化

（1）肺部病变:除原有肺疾病表现的多种肺部病变外,肺内主要病变为肺小动脉的变化,包括无肌型细动脉肌化及肌型小动脉中膜增生、肥厚,内膜下出现纵行平滑肌束等;肺小动脉炎,肺小动脉弹力纤维及胶原纤维增生;腔内血栓形成及机化;肺泡间隔毛细血管数量减少。

（2）心脏病变:以右心室的病变为主,肉眼见心室壁肥厚,心室腔扩张,扩大的右心室占据心尖部,外观钝圆。心脏重量增加。右心室前壁肺动脉圆锥显著膨隆,右心室内乳头肌和肉柱显著增粗,室上嵴增厚。通常以肺动脉瓣下2cm处右心室前壁肌层厚度超过5mm(正常3~4mm)作为诊断肺心病的病理形态标准。镜下可见心肌细胞肥大,核增大、深染;也可见缺氧引起的心肌纤维萎缩、肌浆溶解、横纹消失,间质水肿和胶原纤维增生等。

2. 临床病理联系　肺心病发展缓慢,患者逐渐出现的呼吸功能不全和右心衰竭为其主要临床表现。病情严重者可导致脑水肿而并发肺性脑病,出现头痛、烦躁不安、抽搐,嗜睡甚至昏迷等症状。

五、呼吸系统常见肿瘤

（一）鼻咽癌

是鼻咽部上皮组织发生的恶性肿瘤。可能与EB病毒、遗传因素、化学致癌物质等因素有关。最常发生于鼻咽顶部,其次是外侧壁和咽隐窝,前壁最少见。肿瘤以结节型最多见,其次为菜花型。组织学上主要分为鳞状细胞癌(多见)和腺癌(少见)。扩散途径有直接蔓延、淋巴道转移及血道转移。

（二）肺癌

其发生与吸烟、空气污染、职业因素及分子遗传学改变等有关。

1. 病理变化

（1）大体类型：分为中央型、周围型和弥漫型三个主要类型。①中央型（肺门型）：发生于主支气管或叶支气管，在肺门部形成肿块，最常见。②周围型：起源于肺段或其远端支气管，在肺周边部形成孤立的结节状或球形癌结节，直径通常在2~8cm。③弥漫型：较少见。

早期肺癌和隐性肺癌：一般认为若发生于段支气管以上的大支气管者，即中央型早期肺癌，其癌组织仅局限于管壁内生长，包括腔内型和管壁浸润型，后者不突破外膜，未侵及肺实质，且无局部淋巴结转移。发生于小支气管者，又称周边型早期肺癌，在肺组织内呈结节状，直径小于2cm，无局部淋巴结转移。隐性肺癌一般指肺内无明显肿块，影像学检查阴性而痰细胞学检查癌细胞阳性，手术切除标本经病理学证实为支气管黏膜原位癌或早期浸润癌而无淋巴结转移。

（2）组织学类型：分为鳞状细胞癌、腺癌、腺鳞癌、神经内分泌癌、大细胞癌等基本类型。

1）鳞状细胞癌：最常见。多见于段以上大支气管。组织学上分为角化、非角化型和基底细胞样型。

2）腺癌：发生于较小支气管上皮，多为周围型肺癌。组织学类型主要分为原位腺癌、微浸润性腺癌和浸润性腺癌。浸润性腺癌分化程度不等，高分化者癌细胞沿肺泡壁、肺泡管和细支气管壁呈鳞屑样生长，肺泡间隔大多未被破坏。中分化肺腺癌有腺管或乳头形成及黏液分泌。低分化者常无腺样结构，呈实心条索状，细胞异型性明显。

3）神经内分泌癌：包括小细胞癌、大细胞神经内分泌癌和类癌等。小细胞癌恶性度最高，手术切除效果差，对放疗及化疗敏感。多为中央型，常发生于大支气管，形成巨块。镜下，癌细胞小，圆形或卵圆形，似淋巴细胞，胞质少，似裸核，癌细胞呈弥漫分布或呈片状、条索状排列，又称燕麦细胞癌。

4）腺鳞癌：较少见。癌组织中含有腺癌和鳞癌两种成分，且两种成分各占10%以上。

5）大细胞癌：恶性程度高，生长迅速，转移早而广泛。

2. 扩散途径 可经直接蔓延或淋巴道及血道转移到其他器官和组织。

3. 临床病理联系 依肿瘤侵犯组织和器官的范围不同而出现相应的临床表现，可表现为咳嗽、痰中带血、胸痛等。此外，小细胞癌可引起类癌综合征，表现为支气管痉挛、阵发性心动过速、水样腹泻和皮肤潮红等。

实习目的

1. 掌握大叶性肺炎、小叶性肺炎及病毒性肺炎的病变特点及临床病理联系，并比较该三种肺炎病变的异同点。

2. 掌握慢性支气管炎、支气管扩张症的病变特点及临床病理联系。

3. 掌握肺气肿的病理变化，理解慢性阻塞性肺疾病与肺气肿、肺源性心脏病的相互关系。

4. 掌握硅肺的基本病理变化，熟悉其分期。

5. 熟悉肺癌的大体及组织学类型。

实习内容及观察要点

大 体 标 本

10-1 支气管扩张症（bronchiectasis）

　　病变支气管可呈筒状或囊状扩张。扩张支气管、细支气管可连续延伸至胸膜下,亦可呈节段性扩张。扩张支气管的数目多少不等,大小由豌豆大至鸡蛋大,筒状和囊状扩张可同时并存,甚至使肺呈蜂窝状。扩张的管腔内常潴有黄绿色脓性或血性渗出物。有的管壁可见因黏膜肥厚而形成的纵行皱襞。周围肺组织常发生程度不等的肺萎陷、纤维化和肺气肿(图 10-1a,b)。

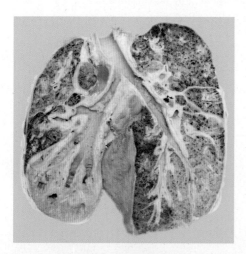

图 10-1a　支气管筒状扩张
肺切面支气管呈筒状扩张并见肺内感染和纤维化

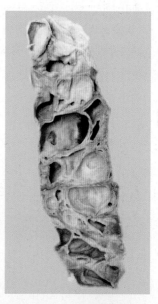

图 10-1b　支气管囊状扩张
支气管囊状扩张使肺呈蜂窝状

10-2　肺脓肿(pulmonary abscess)
肺内有脓肿形成,脓肿内含有黄色脓汁,周围有多少不等的纤维组织包绕。

10-3　肺气肿(emphysema)
双肺体积显著增大,边缘钝圆。肺组织因缺血而呈灰白色,质地变软,弹性降低,指压后留有压痕(图 10-3)。

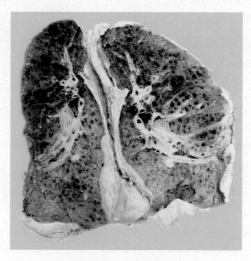

图 10-3　肺气肿
肺因过度充气而显著膨大,边缘钝圆

10-4　慢性肺源性心脏病(chronic cor pulmonale)

两肺呈肺气肿改变。心脏体积增大,右心室壁肥厚,心腔扩张,心尖部钝圆(主要由右心室肥大形成)。扩张的右心室使心脏横径增大,室上嵴、乳头肌、肉柱明显增粗(图10-4)。

10-5　大叶性肺炎(红色肝样变期)(lobar pneumonia,red hepatization)

病变肺叶肿大,呈暗红色,质地变实如肝脏,肺切面呈颗粒状(肺泡腔内炎性渗出物凸出于切面所致)。病变肺叶重量增加,胸膜表面有纤维蛋白性渗出物覆盖。

10-6　大叶性肺炎(灰色肝样变期)(lobar pneumonia,gray hepatization)

病变肺叶仍肿大,质实,切面呈颗粒状,肺实变区由暗红色转为灰白色(图10-6)。

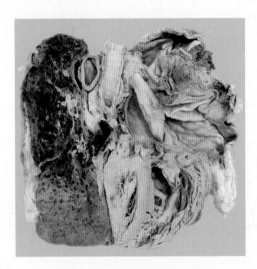

图10-4　慢性肺源性心脏病
肺呈气肿状态,右心室明显肥大,心尖钝圆

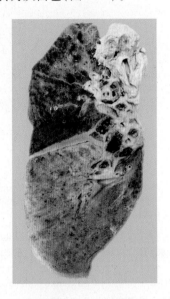

图10-6　大叶性肺炎
肺下叶肿胀实变,切面呈灰白色

10-7　小叶性肺炎(lobular pneumonia)

病变累及两肺各叶,呈多发、灶状分布,通常以下叶和背侧较为严重。病灶大小不等,多数相当于小叶范围(直径约为1cm),形状不规则,质地较实。切面病变组织变实,略隆起,呈灰黄色。病灶中常可见小支气管的断面,挤压可见脓性渗出物从断面处流出。病灶周围常可见暗红色的肺组织充血区或灰白色的代偿性肺气肿区(图10-7)。

10-8　病毒性肺炎(viral pneumonia)

炎症灶较大呈黄白色、质实,占据多数小叶。部分炎症组织坏死,小叶间隔增宽,镶嵌如砌石状(图10-8)。

10-9　硅肺(silicosis)

肺内结缔组织弥漫性增生,部分形成大小不等的结节,较大结节中心有坏死。

10-10　肺癌(carcinoma of the lung)

此标本为周围型肺癌,靠近肺膜的肺周边部见圆形、

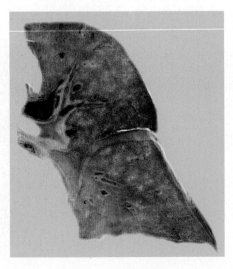

图10-7　小叶性肺炎
切面可见多个散在、大小不等、形状不规则的实变病灶

灰白色的肿块(图 10-10)。

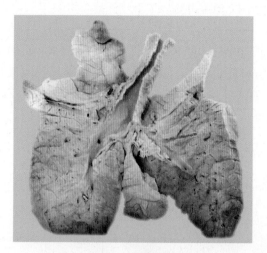

图 10-8　病毒性肺炎

肺切面可见形如砌石状的病灶

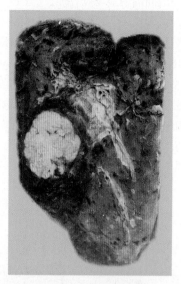

图 10-10　肺癌

肺周边肺膜下可见孤立的圆形、
灰白色癌块

显微镜切片

10-11　大叶性肺炎(灰色肝样变期)(lobar pneumonia,gray hepatization)

肺组织完全实变,肺泡壁结构完整,部分肺泡壁毛细血管轻度充血、扩张,肺泡腔内充满渗出物。渗出物以中性粒细胞及纤维素为主,并可见少量红细胞及巨噬细胞(图 10-11)。

10-12　小叶性肺炎(lobular pneumonia)

肺组织内有多数散在病灶,病灶中可见一个化脓的细支气管,管壁充血,中性粒细胞浸润;病灶中细支气管和肺泡壁有破坏,其腔内充满大量中性粒细胞、坏死脱落的上皮细胞及少量红细胞。病灶周围肺泡壁毛细血管充血,肺泡腔内可见浆液和中性粒细胞渗出(图 10-12)。

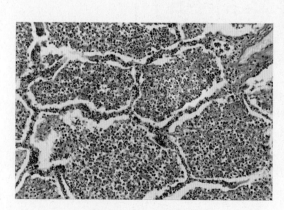

图 10-11　大叶性肺炎

肺泡腔内充满大量中性粒细胞及纤维素,肺泡壁
结构完整

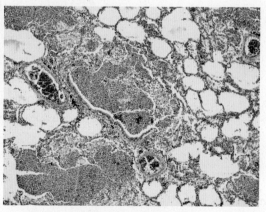

图 10-12　小叶性肺炎

肺组织内有多数散在病灶,病灶中可见化脓的细
支气管,腔内充满脓性渗出物

10-13　间质性肺炎(interstitial pneumonia)

肺泡间隔明显增宽,细支气管管壁及小叶间隔增厚,增厚的肺泡间隔及细支气管周围组织可见毛细血管扩张充血,有多量淋巴细胞、单核细胞浸润;肺泡腔变小,腔内无渗出物,细支气管管腔也无明显渗出改变,可见部分Ⅱ型肺泡上皮细胞增生(图10-13)。

10-14　病毒性肺炎(viral pneumonia)

小、细支气管周围间质及肺泡间隔内毛细血管扩张充血,单核细胞、淋巴细胞浸润;小、细支气管管腔及部分肺泡腔内可见渗出的淋巴细胞、单核细胞、浆液、纤维素等;病灶中心小、细支气管黏膜和肺泡上皮以及腔内渗出物均有部分发生坏死,呈均质粉染细颗粒状;在增生的肺泡上皮或支气管上皮内,可见核内包涵体,呈圆形,均质,周围常有一清晰透明晕(图10-14)。

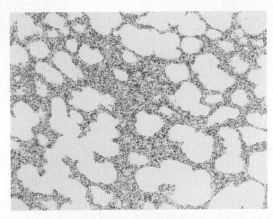

图 10-13　间质性肺炎
肺泡间隔增宽,肺泡腔空亮,腔内无渗出物

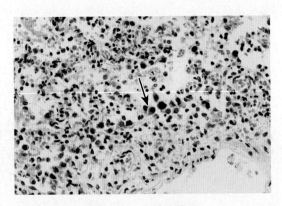

图 10-14　病毒性肺炎
增生的肺泡上皮内可见病毒包涵体(如箭头所示)

10-15　慢性支气管炎(chronic bronchitis)

黏膜层部分上皮细胞坏死脱落,可见鳞状上皮化生;黏膜下层腺体增生肥大及浆液腺发生黏液腺化生;管壁平滑肌断裂、萎缩,喘息型者可增生、肥大;软骨可变性、萎缩或骨化;管壁各层血管扩张充血,淋巴细胞、浆细胞浸润(图10-15)。

10-16　硅肺(silicosis)

肺内有多数结节性病灶,硅结节由呈同心圆状排列的胶原纤维组成,并发生玻变,中心有坏死,呈粉染颗粒状无结构物,周围为增生的纤维组织;肺间质弥漫纤维化,肺泡壁增厚,血管、支气管周围纤维结缔组织增生;病变周围肺组织可见呼吸性细支气管、肺泡囊、肺泡扩张,呈代偿性肺气肿改变。

10-17　鼻咽癌(nasopharyngeal carcinoma)

此标本为泡状核细胞癌,其癌细胞呈片状或不规则巢状分布。癌细胞胞质丰富,境界不清,常呈合体状聚集成堆。细胞核大,圆形或卵圆形,呈空泡状,染色质少,有1~2个大而明显的核仁,核分裂象少见。

10-18　肺小细胞癌(small cell lung carcinoma)

肿瘤细胞密集成巢,与间质界限清楚。癌细胞呈圆形或卵圆形,也可呈梭形、或燕麦形,体积小,大小不等,胞质少,染色质颗粒粗大,核浓染似裸核,呈圆形、椭圆形或短梭形,大小不等,可见核分裂象。癌组织内可见凝固性坏死。癌周肺组织水肿,肺泡腔内有渗出物(图10-18)。

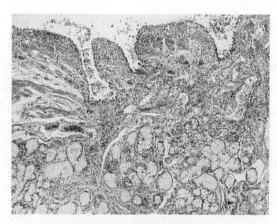

图 10-15　慢性支气管炎
支气管黏膜上皮脱失,黏膜下层腺体增生肥大、浆液腺黏液腺化生

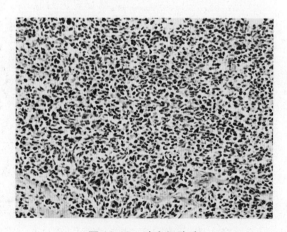

图 10-18　肺小细胞癌
癌细胞体积小,呈圆形、卵圆形、梭形或燕麦形,胞质少似裸核

思考题

1. 男性,20岁。几天前回家路上恰遇暴雨,躲避不及全身淋透,回家后出现高热39.8℃,伴寒战、胸痛,咳嗽、咳铁锈色痰。查体:左肺下叶叩诊浊音,听诊可闻及支气管呼吸音;X线检查见左肺下叶大片致密阴影。其可能患何种疾病? 简述其病变特点及临床病理联系。

2. 男性,70岁,因股骨颈骨折卧床数月。最近常咳嗽,并咳黄色黏液脓性痰。查体:双肺下叶可闻及湿啰音;X线片示双肺下叶不规则小片状模糊阴影。该患者可能患有何种疾病并简述其镜下特点。

3. 男性,50岁,吸烟近30年。3年前每当气候转凉即开始咳嗽,咳白色黏痰,每年持续3个月左右,直至天气转暖后好转。近一年来咳嗽发作频繁,但干咳少痰。该患者可能患有哪种疾病? 简述该病的病理变化。

4. 男性,50岁。曾在陶瓷厂工作近30年,因慢性肺源性心脏病致呼吸衰竭、心力衰竭死亡。尸检时双肺重量及体积均有增加,双肺中、下肺叶近肺门处有多个散在灰白结节,结节圆形、直径2~5mm、质硬;双肺结节病变未超过全肺1/3。该患者可能患有几种疾病并分述其病理变化。

5. 男性,40岁。有吸烟史。2个月前出现咳嗽、痰中带血,经X线拍片检查发现于左肺门处有一直径2cm、近圆形、不规则、密度增高阴影;近日复查见肿物阴影增大至直径3.5cm,纤维支气管镜取材,镜检发现癌细胞。试判断其可能为肺癌的哪种大体类型并简述其镜下的病变特点。

第十一章

消化系统疾病

理论纲要

掌握 慢性萎缩性胃炎的病变特点、消化性溃疡病的病理变化及合并症;病毒性肝炎的基本病理变化及各型肝炎的病变特点、门脉性肝硬化的病理变化及临床病理联系;胃癌、肝癌的病理变化。

熟悉 阑尾炎、特殊类型胃炎、坏死后性肝硬化及胆汁性肝硬化的病变特点。

了解 胆囊炎、胆石症的病理变化,消化系统疾病的病因及发病机制;食管癌、大肠癌及胰腺癌的分型和病理变化。

一、慢性胃炎

慢性胃炎是胃黏膜的慢性非特异性炎症,其病因和发病机制目前尚未完全明了。一般是由于幽门螺杆菌(*H. pylori*)感染、长期慢性刺激、十二指肠液反流对胃黏膜屏障的破坏和自身免疫性损伤等原因引起。根据病理变化的不同,慢性胃炎可分为慢性浅表性胃炎和慢性萎缩性胃炎两类。二者的区别见表 11-1。慢性萎缩性胃炎又分为 A、B 两型,其区别见表 11-2。

表 11-1 慢性浅表性胃炎和慢性萎缩性胃炎的异同点

	慢性浅表性胃炎	慢性萎缩性胃炎
部位	胃窦部	胃体、胃底、胃窦部
范围	多灶性或弥漫性	多灶性或弥漫性
肉眼观察	胃黏膜充血、水肿,伴有点状出血和糜烂	胃黏膜变薄,皱襞变浅,可见黏膜下血管
镜下	胃黏膜浅层病变,黏膜充血、水肿,固有层内淋巴细胞、浆细胞等慢性炎细胞浸润,腺体保持完整	胃黏膜变薄,腺体变小,数目减少,固有层内有多量的淋巴细胞、浆细胞浸润,肠上皮化生,纤维组织增生

表 11-2　慢性萎缩性胃炎 A 型与 B 型的异同点

	A 型	B 型
病因与发病机制	自身免疫	*H. pylori* 感染
病变部位	胃体部或胃底部	胃窦部
抗壁细胞和内因子抗体	阳性	阴性
血清胃泌素水平	高	低
胃内 G 细胞的增生	有	无
血清中自身抗体	阳性(>90%)	阴性
胃酸分泌	明显降低	中度降低或正常
血清维生素 B_{12} 水平	降低	正常
恶性贫血	常有	无
伴发消化性溃疡	无	高

二、消化性溃疡病

消化性溃疡病是以胃或十二指肠黏膜形成慢性溃疡为特征的一种常见病。十二指肠溃疡病较胃溃疡病多见,其发生常与幽门螺杆菌感染、胃液的消化作用、黏膜抗消化能力降低、神经和内分泌功能失调及遗传因素等有关。

胃溃疡多位于胃小弯侧,愈近幽门愈多见,尤多见于胃窦部。胃底及大弯侧则十分罕见。肉眼观,溃疡常为一个,呈圆形或椭圆形,直径多在 2cm 以内,溃疡边缘整齐,状如刀切,底部平坦、较深,溃疡周围的胃黏膜皱襞呈放射状。

镜下,溃疡底部由内向外分四层,即炎性渗出物层、坏死组织层、肉芽组织层和陈旧瘢痕组织层。胃溃疡的并发症有出血、穿孔、幽门狭窄和癌变。

十二指肠溃疡常发生在球部前壁或后壁,溃疡浅且小,基本病变与胃溃疡相似,不易癌变。

三、阑尾炎

阑尾炎临床主要表现为转移性右下腹疼痛、呕吐伴有体温升高及末梢血中性粒细胞升高。分为急性和慢性两类。其发病的主要因素是细菌感染和阑尾腔的阻塞。各型阑尾炎的病理变化见表 11-3。

表 11-3　各型阑尾炎的病理变化

		大体	镜下
急性	单纯性	阑尾轻度肿胀、浆膜面充血、失去正常光泽	黏膜上皮可见一个或多个缺损,并有中性粒细胞浸润和纤维素渗出。黏膜下各层有炎性水肿
	蜂窝织炎性	阑尾显著肿胀,浆膜高度充血,表面覆以脓性渗出物	可见炎性病变呈扇形由表浅层向深层扩延,直达肌层及浆膜层。阑尾壁各层皆为大量中性粒细胞弥漫浸润,并有炎性水肿及纤维素渗出

续表

	大体	镜下
坏疽性	阑尾呈暗红色或黑色,常导致穿孔,引起弥漫性腹膜炎或阑尾周围脓肿	阑尾壁各层可见组织发生坏死
慢性	主要是急性炎症治愈后所遗留的状态,管腔狭窄或闭锁,外观上常呈屈曲状态	阑尾壁的不同程度纤维化及慢性炎细胞浸润

四、病毒性肝炎

病毒性肝炎是指由一组肝炎病毒引起的以肝实质细胞变性、坏死为主要病变的常见传染病。目前已证实引起病毒性肝炎的肝炎病毒有甲型(HAV)、乙型(HBV)、丙型(HCV)、丁型(HDV)、戊型(HEV)及庚型(HGV)六种(表 11-4)。

表 11-4 各型肝炎病毒及其相应肝炎的特点

肝炎病毒型	病毒大小、性质	潜伏期(周)	传染途径	转成慢性肝炎	暴发型肝炎
HAV	27nm,单链 RNA	2~6	肠道	无	0.1%~0.4%
HBV	43nm,DNA	4~26	密切接触输血、注射	5%~10%	<1%
HCV	30~60nm,单链 RNA	2~26	同上	>70%	极少
HDV	缺陷性 RNA	4~7	同上	共同感染<5%,重叠感染80%	共同感染 3%~4%
HEV	32~34nm,单链 RNA	2~8	肠道	无	合并妊娠者20%
HGV	单链 RNA	不详	输血、注射	无	不详

共同感染是指 HDV 与 HBV 同时感染;重叠感染是指在慢性 HBV 感染的基础上重叠感染 HDV。

(一)基本病理变化

1. 肝细胞变性坏死

(1)肝细胞变性:包括细胞肿胀(胞质疏松化和气球样变)和嗜酸性变(散在的单个或数个肝细胞体积变小,胞质嗜酸性增强)。

(2)肝细胞坏死与凋亡:包括凋亡(以往称为嗜酸性坏死)和溶解性坏死。溶解性坏死又可表现为:①点状坏死:为单个或数个肝细胞的坏死。②碎片状坏死:为肝小叶周边部界板肝细胞的灶性坏死和崩解。③桥接坏死:为中央静脉与汇管区之间,两个汇管区之间或两个中央静脉之间出现的互相连接的坏死带。④亚大块及大块坏死:肝细胞坏死占肝小叶大部分为亚大块坏死;肝细胞坏死几乎累及整个肝小叶为大块坏死。

2. 其他变化 炎细胞浸润,肝细胞再生、间质反应性增生及小胆管增生,纤维化。

(二)临床病理类型

由于人体的免疫反应和感染的病毒数量与毒力不同,引起不同的临床病理类型:①当免疫功能正常、感染病毒的数量较少、毒力较弱时，发生急性（普通型）肝炎；②当免疫功能过强、感染病毒数量多而毒力又强时，则发生重型肝炎；③有病毒感染，但免疫功能不足，使部分未被杀灭的病毒在未受损伤的肝细胞内反复复制，导致肝细胞反复损害而成为慢性肝炎；④免疫功能耐受或缺陷，使病毒与宿主共生，在细胞内持续存在，而被病毒感染的肝细胞又不受损害，表现为无症状的携带者状态。

1. 急性（普通型）肝炎　肉眼观，肝脏肿大，质较软，表面光滑。镜下见肝细胞胞质疏松淡染和气球样变，肝细胞体积增大，排列紊乱拥挤，肝窦受压而变窄，肝细胞内可见淤胆现象。肝细胞坏死轻微，肝小叶中可见点状坏死与嗜酸性小体。肝小叶内与汇管区可见炎细胞浸润。

2. 慢性（普通型）肝炎

（1）轻度慢性肝炎：点状坏死，偶见轻度碎片状坏死，汇管区慢性炎细胞浸润，周围有少量纤维组织增生。肝小叶界板无破坏，小叶结构保存完整。

（2）中度慢性肝炎：肝细胞变性、坏死较明显，中度碎片状坏死，出现特征性的桥接坏死。小叶内有纤维间隔形成，但小叶结构大部分保存。

（3）重度慢性肝炎：重度的碎片状坏死与大范围的桥接坏死。坏死区出现肝细胞不规则再生，纤维间隔分割肝小叶结构。

3. 急性重型肝炎　肉眼观，肝体积明显缩小，被膜皱缩，质地柔软，切面呈黄色或红褐色，部分区域呈红黄相间的斑纹状。镜下见肝细胞坏死广泛而严重，肝细胞索解离，肝细胞溶解，出现弥漫性大片坏死。肝窦明显扩张、充血甚至出血，Kupffer 细胞增生肥大。肝小叶内及汇管区可见以淋巴细胞和巨噬细胞为主的炎细胞浸润，残留的肝细胞无明显再生现象。

4. 亚急性重型肝炎　肉眼观，肝体积缩小，表面被膜皱缩不平，质地软硬程度不一，部分区域呈大小不一的结节状。切面见坏死区呈红褐色或土黄色，再生的结节因胆汁淤积而呈现黄绿色。镜下见肝细胞的亚大块坏死，增生肝细胞排列形成不规则的结节状。肝小叶内可见明显的炎细胞浸润，小叶周边部有小胆管增生。

五、酒精性肝病

酒精性肝病是慢性酒精中毒的主要表现之一，其病理改变常表现为脂肪肝、酒精性肝炎和酒精性肝硬化。酒精性肝炎镜下常出现三种病变：肝细胞脂肪变性、Mallory 小体形成和灶状肝细胞坏死伴有中性粒细胞浸润。酒精性肝硬化是由脂肪肝和酒精性肝炎进展而来，为酒精性肝病的最终病变。肝脏表面和切面可见弥漫性分布的小结节，属于小结节性肝硬化，传统上也称为门脉性肝硬化。

六、肝硬化

肝硬化是以肝细胞弥漫性变性、坏死、肝内纤维组织增生和肝细胞结节状再生为基本病理特征的慢性进行性病变。

（一）病因及发病机制

病毒性肝炎
慢性酒精中毒
胆汁淤积 ｝ 肝细胞弥漫性损伤→胶原纤维增生→
药物及化学毒物 ｝ 假小叶形成→ 血液循环改建→肝功能障碍→肝硬化
营养及代谢障碍

（二）分型及病理变化

肝硬化的分类方法尚不统一，按病因分类可分为酒精性肝硬化、肝炎后肝硬化及胆汁性肝硬化等。按大体形态学特点可分为小结节性肝硬化、大结节性肝硬化及混合结节性肝硬化。我国常用的分类是结合病因及病变的综合分类，分为：门脉性肝硬化、坏死后性肝硬化和胆汁性肝硬化等。其中门脉性肝硬化最常见。

1. 门脉性肝硬化

（1）肉眼观：早期肝体积可正常或稍增大，重量增加，质地正常或稍硬。晚期肝体积缩小，重量减轻，硬度增加。表面和切面呈弥漫全肝的小结节。结节周围有灰白色纤维间隔包绕。

（2）镜下：①正常肝小叶结构破坏，被假小叶所取代。②假小叶内的肝细胞排列紊乱，可有变性、坏死及再生的肝细胞。小叶内中央静脉常缺如，偏位或两个以上。也可见再生的肝细胞结节。③包绕假小叶的纤维间隔宽窄比较一致。④纤维间隔内可见小胆管增生及炎细胞浸润。

2. 坏死后性肝硬化

由于病毒性肝炎、药物及化学物质中毒等原因引起的肝细胞大片坏死，在此基础上形成的肝硬化。肝脏体积缩小，变硬，结节大小悬殊，切面纤维结缔组织间隔宽，且厚薄不均。假小叶形态大小不一，假小叶内的肝细胞有不同程度的变性、坏死，纤维间隔较宽，其内有多量炎细胞浸润及小胆管增生。

3. 胆汁性肝硬化

由于胆道阻塞、胆汁淤积引起的肝硬化，分原发性和继发性两种。肝脏体积缩小不明显，中等硬度，表面较光滑呈细小结节或无明显结节，颜色呈深绿色或绿褐色。镜下见肝细胞明显淤胆而变性坏死。坏死肝细胞肿大，胞质疏松呈网状，核消失，称网状或羽毛状坏死。假小叶周围结缔组织的分割包绕不完全。

（三）临床病理联系

1. 门脉高压症

其形成原因有肝内广泛的结缔组织增生、假小叶压迫小叶下静脉、肝内肝动脉小分支与门静脉小分支的异常吻合。主要临床表现有：①慢性淤血性脾大；②腹水，其原因包括门静脉流体静压升高；低蛋白血症；肝脏对醛固酮、抗利尿激素灭活功能下降等；③侧支循环形成，导致食管下段静脉丛、直肠静脉丛及脐周浅静脉网扩张；④胃肠淤血、水肿。

2. 肝功能障碍

蛋白质合成障碍、出血倾向、胆色素代谢障碍、对激素的灭活作用减弱和肝性脑病（肝昏迷）。

七、胆囊炎与胆石症

胆囊炎多由大肠杆菌或葡萄球菌等引起，且多有胆汁淤滞作为发病的基础。可分为：①急性胆囊炎：黏膜充血水肿，上皮细胞变性、坏死脱落，管壁内不同程度的中性粒细胞浸润。初期常伴有卡他性炎，病变继续发展成为蜂窝织炎性胆囊炎。严重者可发生坏疽性胆囊炎，穿孔后引起胆汁性腹膜炎。②慢性胆囊炎：多由急性者反复发作迁延所致。胆囊黏膜多发生萎缩，各层组织中均有淋巴细胞、单核细胞浸润和明显纤维化。

胆石症是指胆汁的某些成分（胆色素、胆固醇和钙等）在各种因素作用下析出、凝集而形成结石，可发生于胆管和胆囊内。其发生与胆汁理化性状的改变、胆汁淤滞及感染有关。可分为色素性胆石、胆固醇性胆石和混合性胆石。

八、消化系统常见肿瘤

(一) 食管癌

其发生与饮食习惯、慢性炎症、环境及遗传因素有关。

1. 早期癌　临床无明显症状。病变局限,多为原位癌或黏膜内癌,未侵犯肌层,无论是否存在淋巴结转移。肉眼观,癌变处黏膜轻度糜烂或表面呈颗粒状、微小的乳头状。镜下绝大部分为鳞状细胞癌。

2. 中晚期癌　患者多出现吞咽困难。根据肉眼形态特点可分为髓质型、蕈伞型、溃疡型和缩窄型。镜下主要为鳞状细胞癌,腺癌次之。食管癌可经直接蔓延、淋巴道及血道扩散到其他器官或组织。

(二) 胃癌

胃癌的发生可能与环境、生活饮食习惯、食物中的致癌物质、幽门螺杆菌感染及慢性胃疾病等因素有关。

1. 早期胃癌　癌组织浸润仅限于黏膜层或黏膜下层,无论有无淋巴结转移。直径小于 0.5cm 以下者称为微小癌。直径 0.6~1.0cm 者称小胃癌。早期胃癌大体分为隆起型、表浅型和凹陷型,镜下以管状腺癌多见,其次为乳头状腺癌,最少见者为未分化癌。

2. 中晚期胃癌(进展期胃癌)　癌组织浸润超过黏膜下层的胃癌。大体上可分为息肉型或蕈伞型、溃疡型(应与胃溃疡相鉴别,见表 11-5)和浸润型(弥漫浸润时形成革囊胃)。镜下组织类型主要为腺癌(管状腺癌、乳头状腺癌、黏液腺癌、低黏附性癌和混合性癌),少数为腺鳞癌和鳞状细胞癌。

表 11-5　胃良、恶性溃疡的大体形态鉴别表

	良性溃疡(胃溃疡)	恶性溃疡(溃疡型胃癌)
形状	圆形或椭圆形	不规则形,皿状或火山口状
大小	溃疡直径一般<2cm	溃疡直径常>2cm
深度	较深	较浅
边缘	整齐、不隆起	不整齐,隆起
底部	较平坦	凹凸不平,有坏死,出血明显
周围黏膜	黏膜皱襞向溃疡集中	黏膜皱襞中断,呈结节状肥厚

胃癌可经直接蔓延、淋巴道转移、血道转移及种植性转移扩散到其他组织或器官。

(三) 大肠癌

大肠癌是由于饮食习惯、遗传因素及某些伴有肠黏膜增生的慢性肠疾病引起的。大体形态可分为隆起型、溃疡型、浸润型和胶样型。大肠肿瘤组织只有侵犯黏膜肌层或达黏膜下层才成为癌,只要不超过黏膜肌层,均称之为上皮内瘤变。组织学类型有乳头状腺癌、管状腺癌、黏液腺癌、印戒细胞癌、未分化癌、腺鳞癌和鳞状细胞癌等多种类型。临床上以管状腺癌多见。

(四) 原发性肝癌

其发生与病毒性肝炎、肝硬化、酒精、霉菌及其毒素有关。肉眼形态可分为小肝癌型、多结节型、弥漫型及巨块型。小肝癌型是指单个癌结节最大直径<3cm 或两个癌结节合计最大直径<3cm 的原发性肝癌。多呈球形,边界清楚,切面均匀一致,出血及坏死少见。多结节型最常见,癌结节

散在,常伴有肝硬化。弥漫型的癌组织弥散于肝内,结节不明显。巨块型的肿瘤体积巨大,瘤体周围常有卫星状癌结节。镜下有三种组织类型:①肝细胞癌:分化高者癌细胞类似肝细胞,分泌胆汁,癌细胞排列呈巢状,血管多,间质少。分化低者异型性明显,癌细胞大小不一,形态各异。②胆管细胞癌:瘤细胞呈腺管状排列,可分泌黏液,间质较多。③混合细胞型肝癌:具有肝细胞癌和胆管细胞癌两种成分。肿瘤可经肝内直接蔓延、淋巴道、血道及种植性转移而播散到其他组织和器官。

(五) 胰腺癌

胰腺癌可发生于胰腺的头、体、尾部或累及整个胰腺,胰头部最常见。肉眼观,胰腺癌大小不等,形状不一。镜下常见组织学类型有导管腺癌、囊腺癌、黏液癌及实性癌。胰腺癌可经直接蔓延、淋巴道及血道扩散转移到其他组织和器官。

实 习 目 的

1. 观察消化性溃疡病、慢性萎缩性胃炎及阑尾炎的病理变化,掌握胃溃疡的形态特点,比较急性阑尾炎与慢性阑尾炎的病变特点。

2. 观察肝炎和肝硬化的病理变化,掌握急性普通型肝炎、急性和亚急性重型肝炎、门脉性肝硬化的形态特点,理解病变与临床表现之间的联系,注意比较各型肝炎及各型肝硬化的异同。

3. 观察并了解胆囊炎及消化系统肿瘤的病理变化。

实习内容及观察要点

大 体 标 本

11-1　消化性溃疡病(peptic ulcer disease)

胃小弯处有一圆形溃疡,边缘整齐,周围黏膜皱襞向溃疡处集中。此标本为慢性胃溃疡(图11-1)。

11-2　急性化脓性阑尾炎(acute suppurative appendicitis)

阑尾肿胀,浆膜面充血,可见脓性渗出物。切面见阑尾壁因炎症渗出而显著增厚。黏膜面坏死、化脓、有溃疡形成。因阑尾腔内充满脓汁,故阑尾呈挺直状。

11-3　急性坏疽性阑尾炎(acute gangrenous appendicitis)

阑尾明显肿胀,有出血坏死,坏死部分呈灰绿色或红黑色。

11-4　慢性阑尾炎(chronic appendicitis)

管腔由于瘢痕形成或狭窄或闭锁,外观上常呈屈曲状态。

11-5　阑尾黏液囊肿(appendix mucocele)

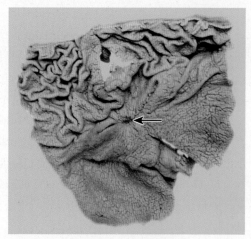

图 11-1　慢性胃溃疡

胃小弯处有一圆形溃疡,边缘整齐,周围黏膜皱襞向溃疡处集中。箭头所指处为溃疡病灶

阑尾明显增粗变大,内腔扩张,管壁变薄,充满大量黏液,表面血管扩张充血。

11-6　急性重型肝炎(急性黄色肝萎缩)(acute severe hepatitis)

肝脏体积缩小,部分呈暗红色,为出血、坏死部分。质软,有多数皱褶,边缘锐利(图 11-6)。

11-7　亚急性重型肝炎(亚急性黄色肝萎缩)(subacute severe hepatitis)

肝脏体积缩小,表面有多数黄白色突出之小结节,切面颜色不一,绿色部分为残留之肝组织淤胆;黄白色结节为新生之肝组织,其余带灰白色的部分有结缔组织增生。

11-8　门脉性肝硬化(portal cirrhosis)

肝脏体积缩小,重量减轻,质地变硬,颜色灰褐,表面不平,呈结节状。切面可见多数大小不等、灰黄色、圆形或不规则形结节,结节之间有多量增生的灰褐色纤维结缔组织(图 11-8)。

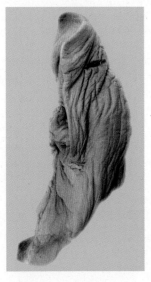

图 11-6　急性重型肝炎

肝脏体积缩小,重量较轻,被膜皱褶,
边缘变锐

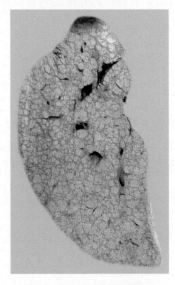

图 11-8　门脉性肝硬化

肝脏体积缩小,切面可见多数大小不等、灰黄色、圆形或不规则形结节,结节之间为纤维结缔组织间隔

11-9　胆汁性肝硬化(biliary cirrhosis)

肝脏体积轻度缩小,表面有细小结节,呈深绿色。

11-10　坏死后性肝硬化(post-necrotic cirrhosis)

肝脏表面有大小不等的结节,切面见结节之间有增生之结缔组织,呈灰白色,宽窄不一。

11-11　息肉型胃癌(polypoid type of gastric carcinoma)

肿瘤位于胃后壁近小弯部,呈巨大结节状突入胃腔,表面凹凸不平,组织松脆粗糙,常有坏死及出血,周围黏膜亦因肿瘤组织浸润而粗糙僵硬(图 11-11)。

11-12　溃疡型胃癌(ulcerative type of gastric carcinoma)

肿瘤位于胃小弯部,该部高度增厚,中心部有巨大溃疡形成,溃疡边缘隆起,黏膜粗糙僵硬(图 11-12)。

11-13　浸润型胃癌(infiltrating type of gastric carcinoma)

癌组织沿胃壁呈弥漫性浸润,部分黏膜皱襞消失,由于同时伴有大量纤维组织增生,故胃壁增厚、僵硬、胃腔缩小,犹如革囊,故又名革囊胃(图 11-13)。

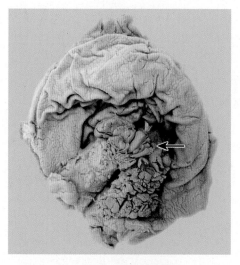

图 11-11　息肉型胃癌
肿瘤呈巨大结节状突入胃腔（箭头所示），表面凹凸不平，组织松脆粗糙

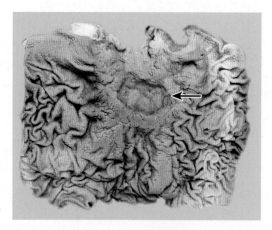

图 11-12　溃疡型胃癌
胃小弯部有巨大溃疡形肿物（箭头所示），溃疡边缘隆起，黏膜粗糙

11-14　食管癌（carcinoma of esophagus）

食管黏膜有癌组织生长，表面粗糙不平，并有溃疡形成，溃疡的边缘常呈隆起状态，切面可见灰白色肿瘤组织向黏膜下浸润。

11-15　巨块型肝癌（unifocal large mass type of primary carcinoma of liver）

肝脏有巨大的瘤块，色灰白，质脆较粗糙，切面明显隆起，有明显坏死。瘤块几乎占据右叶之全部。残留的正常肝组织甚少，两者境界清楚（图 11-15）。

11-16　结节型肝癌（multifocal type with numerous nodules of primary carcinoma of liver）

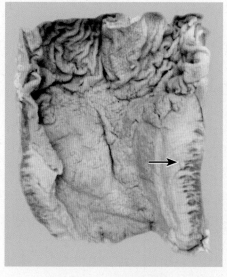

图 11-13　浸润型胃癌
癌组织沿胃壁呈弥漫性浸润（箭头所示），局部黏膜皱襞消失，胃壁增厚、僵硬

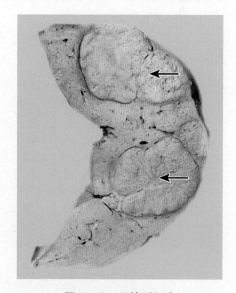

图 11-15　巨块型肝癌
肝脏有巨大的瘤块（箭头所示），色灰白，境界清楚

在肝硬化的基础上发生了癌变,癌结节较大,数量多,散在分布、圆形或椭圆形、大小不等。癌组织灰白,有的相互融合,形成更大的结节。

11-17　胰腺癌(carcinoma of pancreas)

胰头部的癌瘤硬、灰白色结节,和周围组织境界尚清晰,有的标本浸润重,境界不清。中心部有坏死。

11-18　结肠癌(carcinoma of colon)

观察隆起型、溃疡型和浸润型结肠癌。

11-19　急性胆囊炎(acute cholecystitis)

胆囊扩张,黏膜面有纤维蛋白或脓性渗出物附着,胆囊壁因炎性水肿及渗出而增厚。

11-20　慢性胆囊炎(chronic cholecystitis)

胆囊黏膜粗糙,胆囊壁增厚,腔内可见胆结石(图11-20)。

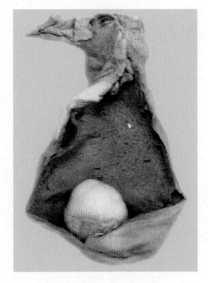

图 11-20　慢性胆囊炎
胆囊黏膜粗糙,腔内有一类圆形结石

显微镜切片

11-21　慢性萎缩性胃炎(chronic atrophic gastritis)

黏膜皱襞平坦,胃腺体明显减少,黏膜上皮和腺上皮可见肠上皮化生,上皮内有多量的杯状细胞,部分腺体呈囊性扩张。固有层内有大量淋巴细胞、浆细胞、嗜酸性粒细胞等慢性炎细胞浸润,淋巴滤泡肿大,黏膜肌层肥厚(图11-21a,b)。

11-22　慢性胃溃疡(chronic gastric ulcer)

溃疡部黏膜及黏膜下组织缺损,肌层亦有破坏。溃疡底部呈典型的四层结构,表面为渗出层,由纤维蛋白及中性粒细胞等组成,其下有坏死组织,再下则为肉芽组织及瘢痕组织;溃疡周边黏膜增厚,腺体增生(图11-22)。

11-23　急性阑尾炎(acute appendicitis)

阑尾黏膜坏死脱落,阑尾壁各层中性粒细胞弥漫浸润,并有炎性水肿及纤维素渗出。阑尾浆

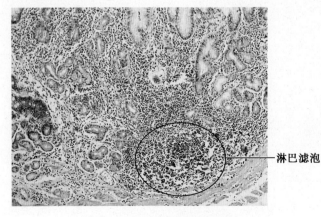

图 11-21a　慢性萎缩性胃炎
黏膜全层炎细胞浸润伴有淋巴滤泡形成

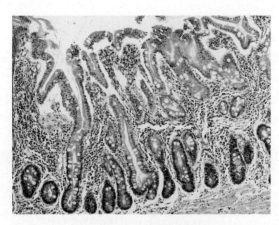

图 11-21b　慢性萎缩性胃炎
胃黏膜固有层腺体萎缩,伴肠上皮化生

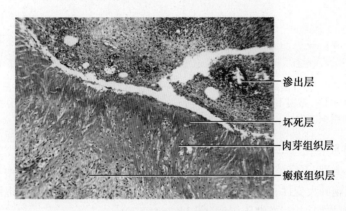

渗出层

坏死层

肉芽组织层

瘢痕组织层

图 11-22　慢性胃溃疡
溃疡底部由渗出层、坏死层、肉芽组织和瘢痕组织构成

膜可见纤维素渗出和中性粒细胞浸润(图 11-23a,b)。

11-24　慢性阑尾炎(chronic appendicitis)

黏膜层之淋巴滤泡减少,黏膜下层及肌层内可见弥漫的纤维组织及脂肪组织,无明显的炎症

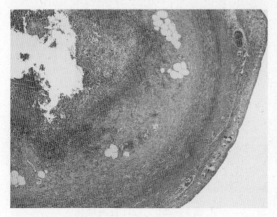

图 11-23a　急性阑尾炎
低倍,炎症病变呈扇形累及阑尾全层

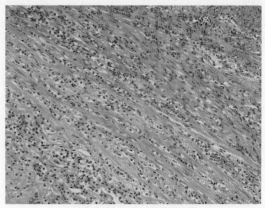

图 11-23b　急性阑尾炎
肌层中大量中性粒细胞浸润

反应(图 11-24)。

11-25　门脉性肝硬化(portal cirrhosis)

肝脏的正常结构被破坏,可见假小叶形成。假小叶内肝细胞索排列不规则,中央静脉缺如或偏位,或中心部分为汇管区。部分肝细胞发生脂肪变性,部分肝细胞呈新生状态(新生状态的肝细胞核大,染色质多,胞质淡,或呈双核现象)。假小叶之间增生的结缔组织内有较多的淋巴细胞浸润。小胆管轻度增生,部分毛细胆管、肝细胞及 Kupffer 细胞内可见胆汁淤滞现象(图 11-25)。

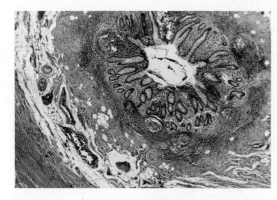

图 11-24　慢性阑尾炎
黏膜层淋巴滤泡减少,黏膜下层及肌层可见纤维组织及脂肪组织增生

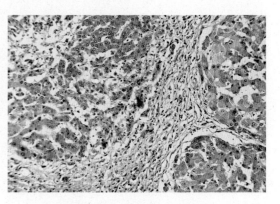

图 11-25　门脉性肝硬化
纤维组织增生,将肝小叶分割成数块,形成假小叶

11-26　胆汁性肝硬化(biliary cirrhosis)

假小叶形成不典型、不完整,小叶内的肝细胞、Kupffer 细胞、毛细胆管内均有胆汁淤滞,有的可形成胆汁湖。肝细胞肿大变性,胞质疏松呈网状。汇管区及假小叶周围纤维组织增生,小胆管增生,新生的胆管可见淤胆,并有炎细胞浸润(图 11-26)。

11-27　急性(普通型)肝炎(acute hepatitis)

肝细胞弥漫性水样变,胞质透明,严重者呈气球样变。少量肝细胞体积缩小,胞质红染、胞核浓缩甚至坏死(嗜酸性小体)。可见点状坏死,在坏死处及汇管区内有炎细胞浸润,并可见新生的肝细胞(图 11-27)。

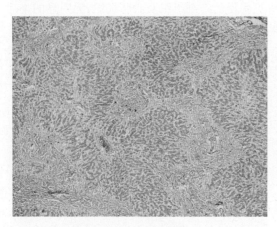

图 11-26a　胆汁性肝硬化
低倍,假小叶形成不完全

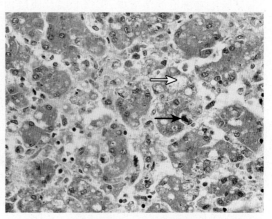

图 11-26b　胆汁性肝硬化
肝细胞羽毛状变性、坏死(白箭头所示),胆栓形成(黑箭头所示)

11-28 急性重型肝炎(acute severe hepatitis)

肝细胞坏死严重而广泛,仅小叶周边残留少量变性肝细胞,肝窦明显扩张、充血、出血,Kupffer细胞增生肥大并吞噬细胞碎屑及色素,汇管区及小叶内可见大量炎细胞浸润,肝细胞无再生现象(图11-28)。

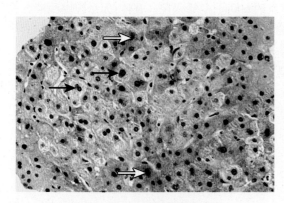

图 11-27 急性普通型肝炎
肝细胞疏松化和气球样变(黑箭头所示),部分肝细胞嗜酸性变(白箭头所示)

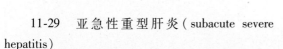

图 11-28 急性重型肝炎
肝细胞大片坏死,仅少量肝细胞残存,Kupffer细胞增生肥大

11-29 亚急性重型肝炎(subacute severe hepatitis)

肝细胞亚大块坏死,散在可见肝细胞结节状再生,肝细胞索排列紊乱。肝小叶内外可见炎细胞浸润,小叶周边部有小胆管增生。

11-30 急性胆囊炎(acute cholecystitis)

胆囊壁充血水肿,白细胞浸润、黏膜上皮有破坏。

11-31 胃黏液癌(gastric mucinous carcinoma)

癌组织浸润胃壁各层,并突破浆膜层。癌组织中黏液含量较多,形成大小不等的黏液池,池中漂浮着肿瘤细胞。肿瘤细胞黏液含量较多,将细胞核挤向一侧,形成印戒细胞(图11-31)。

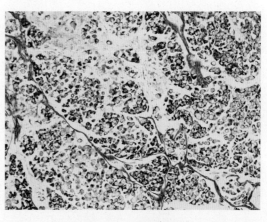

图 11-31 胃黏液癌
黏液池中漂浮着大量癌细胞(印戒细胞)

11-32 食管癌(carcinoma of esophagus)

癌组织浸润肌层,癌巢中可见明显的角化珠。间质可见炎细胞浸润。

11-33 肝细胞癌(hepatocellular carcinoma)

癌组织呈巢状,细胞排列紊乱,缺乏正常肝索及肝窦结构。肿瘤细胞异型性明显。血管多,间质较少。

思考题

1. 男性,30岁。半年来经常上腹部疼痛,空腹时比进食后更重,不太剧烈。昨日喝了二两白酒后突然腹痛加剧,至难以忍受。检查:急性痛苦面容,全腹壁肌紧张、板样强直,明显压痛、反跳痛,以上腹为著。患者最可能患的是什么疾病? 有何病理改变?

2. 请简述急性普通型肝炎、急性重型肝炎及亚急性重型肝炎的病变特征。

3. 男性,50岁。多年来每天饮白酒半斤以上。近一年来自觉疲乏无力,食欲缺乏,有时便中带有鲜血。一天前因参加聚会,过量饮酒后,突然呕血约600ml,急诊入院。查体:大量腹腔积液。谷丙转氨酶和谷草转氨酶均明显高于正常值,胆红素水平升高。该患者最可能的诊断是什么? 请简述其病理改变及可能的并发症。

4. 外科手术中如何鉴别慢性胃溃疡和溃疡型胃癌?

第十二章
淋巴造血系统疾病

理论纲要

掌握 淋巴组织肿瘤和髓系肿瘤的概念、霍奇金淋巴瘤和非霍奇金淋巴瘤的病变特点。

熟悉 淋巴结良性病变的类别及病变特点、淋巴组织肿瘤的鉴别诊断要点、各种类型白血病的临床病理特点。

了解 淋巴组织肿瘤的分类、白血病和类白血病反应的区别。

一、淋巴结的良性病变

淋巴结受到体内外各种刺激后可发生淋巴细胞、组织细胞和树突状细胞增生,导致淋巴结肿大。根据病因、病理形态学及临床表现可将其病变分为三类:一是反应性淋巴结炎(非特异性淋巴结炎);二是淋巴结特殊感染(特异性淋巴结炎);三是原因不明的淋巴增生性疾病。

(一)反应性淋巴结炎

由微生物感染及炎症刺激所致,分为急性和慢性非特异性炎症。慢性淋巴结炎症常引起淋巴结反应性增生(reactive hyperplasia of lymph nodes),根据病因不同,淋巴结可表现为淋巴滤泡增生、副皮质区增生和窦组织细胞增生等不同的形态学改变。

(二)特异性淋巴结炎

由特殊的病原微生物引起,具有特殊的病理形态学改变及临床特征,常见有:

(1)淋巴结真菌感染。

(2)汉赛巴通体属立克次体感染引起的自限性淋巴结炎(猫爪病)。

(3)由嗜 B 淋巴细胞的 EB 病毒感染引起的传染性单核细胞增多症。

(4)不明原因的组织细胞坏死性淋巴结炎。

二、淋巴组织肿瘤

淋巴组织肿瘤指来源于淋巴细胞及其前体细胞的恶性肿瘤,包括淋巴瘤、淋巴细胞白血病、毛细胞白血病和浆细胞肿瘤等。淋巴组织肿瘤的发病率在国内外呈上升趋势。淋巴瘤原发于淋巴结或结外淋巴组织,是较常见的恶性肿瘤。按病理组织学不同,可分为两大类:霍奇金淋巴瘤和非霍奇金淋巴瘤。

（一）霍奇金淋巴瘤（Hodgkin lymphoma，HL）

1. **一般特点** 原发于淋巴结，好发颈部淋巴结。病变从一个或一组淋巴结开始，然后由近及远地扩散至相邻的淋巴结。有独特的瘤巨细胞（Reed-Sternberg 细胞，即 R-S 细胞），瘤组织成分多样化，伴有各种炎细胞浸润和不同程度的纤维化。

2. **病理变化**

（1）**肉眼所见**：病变的淋巴结肿大，早期无粘连，病变进展，相邻的肿大淋巴结彼此粘连、融合成巨大肿块，不活动，伴随纤维化增加，肿块变硬呈结节状，切面呈鱼肉状。

（2）**镜下所见**：①肿瘤细胞：典型的 R-S 细胞是一种直径 15~45μm 的双核或多核的瘤巨细胞，瘤细胞胞质丰富，核呈圆形或椭圆形，双核或多核，核膜厚而清晰，嗜酸性中位核仁，周围有空晕。双核 R-S 细胞（诊断性 R-S 细胞）两个核面对面的排列，形成所谓的"镜影细胞"。除此之外，还有单个核的 R-S 细胞（霍奇金细胞）和变异的 R-S 细胞（陷窝细胞、"爆米花"细胞、木乃伊细胞）。陷窝细胞体积大，核多叶有皱褶，染色质稀疏，细胞质收缩形成透明空隙；"爆米花"细胞核皱折，多叶状，核仁小；木乃伊细胞核固缩浓染，胞质嗜酸。②多种炎细胞混合浸润，如淋巴细胞、浆细胞、中性粒细胞、嗜酸性粒细胞和组织细胞等。③间质增生，纤维化。

3. **组织学分型**

（1）**结节性淋巴细胞为主型霍奇金淋巴瘤**（nodular lymphocyte-predominant Hodgkin lymphoma，NLPHL）：病变淋巴结呈模糊不清的结节状，背景结构是由滤泡树突状细胞构成的球形大网，其中充满小 B 淋巴细胞、组织细胞和"爆米花"细胞。免疫表型 CD20、CD79a 阳性，是一种 B 细胞淋巴瘤。

（2）**经典型霍奇金淋巴瘤**（classical Hodgkin lymphoma，CHL）

1）**结节硬化型**（nodular sclerosis，NS）：多见于年轻女性，预后较好。病变特点为大量胶原纤维增生将淋巴结分割成结节状，结节内可见较多的陷窝细胞，少量的典型 R-S 细胞，背景炎细胞中易见嗜中性粒细胞及嗜酸性粒细胞，纵隔侵犯为重要危险因素。

2）**混合细胞型**（mixed cellularity，MC）：最常见，男性年长者多见。病变特点为肿瘤组织内见大量的典型 R-S 细胞分布于淋巴细胞、嗜酸性粒细胞、组织细胞、浆细胞以及成纤维细胞组成的复杂背景中。

3）**富于淋巴细胞型**（lymphocyte-rich，LR）：肿瘤背景有大量反应性的小淋巴细胞和组织细胞，可见典型的 R-S 细胞。

4）**淋巴细胞减少型**（lymphocyte depletion LD）：最少见，此型淋巴细胞数量减少而 R-S 细胞和变异的多形性 R-S 细胞较多，弥漫纤维化者 R-S 细胞很少，多发生于 HIV 阳性者，预后不好。

4. **病理诊断** 典型的 R-S 细胞对此病具有诊断价值，CD15、CD30 和 PAX5 是常用于 CHL 的诊断和鉴别诊断的抗原标记。

（二）非霍奇金淋巴瘤（non-Hodgkin lymphoma，NHL）

NHL 占所有淋巴瘤的 80%~90%，以 B 细胞性淋巴瘤为多见。2/3 原发于淋巴结，1/3 原发于淋巴结外器官或组织。在某种情况下，淋巴瘤和淋巴细胞白血病共存。在 WHO 分类中，根据肿瘤细胞的起源和属性，分为三大类，常见的具有代表性的 NHL 见表 12-1。病理诊断必须进行组织学分型和肿瘤细胞的免疫表型检测。

表 12-1 NHL 分类及特点

	前体 B 细胞和 T 细胞肿瘤(急性淋巴母细胞白血病/淋巴瘤,ALL)	成熟(外周)B 细胞肿瘤				成熟(外周)T 细胞和 NK 细胞肿瘤
		慢性淋巴细胞性白血病/小淋巴细胞淋巴瘤	滤泡性淋巴瘤	弥漫性大 B 细胞淋巴瘤	Burkitt 淋巴瘤	NK/T 细胞淋巴瘤
来源	前体 B 细胞和 T 细胞(不成熟的淋巴细胞)	成熟 B 细胞	滤泡中心 B 细胞	滤泡内 B 免疫母细胞,中心母细胞	滤泡生发中心细胞或生发中心后 B 细胞	多数为 NK 细胞,但部分病例显示细胞毒性 T 细胞表型
形态特点	弥漫性 前 B 广泛累及骨髓和外周血 前 T 主要累及纵隔,但也常有白血病征象肿瘤性淋巴母细胞	弥漫性 骨髓、外周血白细胞显著增多 小淋巴细胞增殖中心("假滤泡")	滤泡样(结节状) 中心细胞/中心母细胞 中心母细胞数量增多,恶性程度增加	弥漫性 大细胞 有明显核仁	弥漫性 中等大小、形态单一的细胞 "满天星"核分裂象常见	在显著的组织坏死和混合炎细胞浸润的背景上,肿瘤性淋巴细胞散在或弥漫分布
免疫表型	TdT(末端脱氧核苷酸转移酶)$^+$,CD34$^+$ CD10$^{+/-}$,CD1a B 和 T 细胞分化抗原	B 细胞标记:CD19,20$^+$ CD23$^+$ T 细胞相关抗原:CD5$^+$	B 细胞标记:CD19,20$^+$ CD10$^+$ Bcl-6$^+$ Bcl-2$^+$	B 细胞标记:CD19,20,79a$^+$ Myc+,Bcl-2+	B 细胞标记:CD19,20,79a$^+$ sIgM$^+$ CD10$^+$ Bcl-6$^+$	NK 细胞标记:CD56$^+$ T 细胞标记:CD2,CD3ε TIA-1,穿孔素$^+$
细胞遗传学	有异常核型、染色体易位和重排	12 号染色体三倍体,11q22 缺失,17q13 缺失,13q14 基因突变	t(14;18) Bcl-2 过表达	Bcl-6 基因突变 MYC 基因重排 Bcl-2 基因易位	c-myc 基因易位 t(8;14) (q24;q32)	6q21-25 缺失,EB 病毒 DNA 的克隆性整合
临床特点	儿童和青少年白血病表现 贫血、继发感染、出血,淋巴结、脾大高度侵袭性 对化疗敏感 95%可完全缓解	多见于 50 岁以上老年人,男性多于女性 常表现为白血病 惰性 全身淋巴结肿大和肝、脾大部分可转化为幼淋巴细胞白血病或弥漫性大 B 细胞淋巴瘤	多见于中年人 淋巴结无痛性肿大 常见脾脏肿大 惰性 预后较好	多发生于老年男性 累及淋巴结或结外 侵袭性 病情进展快,预后不良	多见于儿童和青年 有一定流行性 高度侵袭性 常始发于结外:颌骨(地方性)、回盲部(散发性) 可治愈	EB 病毒相关淋巴瘤 多发生于 40 岁左右,男女之比 4:1 累及结外部位,鼻腔是典型发病部位 侵袭性强 骨髓中出现 EBV$^+$ 瘤细胞提示预后不良

三、髓系肿瘤

髓系肿瘤是骨髓内具有多向分化潜能的造血干细胞向髓细胞方向克隆性增生形成粒细胞、单核细胞、红细胞和巨核细胞系别的肿瘤。由于干细胞位于骨髓,故髓系肿瘤多表现为白血病。白血病的特征为骨髓内异常的增生白细胞取代正常骨髓组织,并进入周围血和浸润肝、脾、淋巴结等全身各组织和器官。髓系肿瘤分为六大类,临床常见者如下:

（一）急性髓系白血病

急性髓系白血病(acute myeloid leukaemia,AML)是原始髓系细胞的克隆性增生。以不成熟髓细胞(原始、幼稚细胞)在骨髓内聚集,以及骨髓造血抑制为特征。

1. **病理变化**　骨髓内肿瘤细胞弥漫性增生;周围血白细胞增高;器官浸润时肿瘤细胞主要在淋巴结的副皮质区及窦内、脾脏红髓以及肝窦内浸润。可形成髓系肉瘤,髓系肉瘤是髓系原始细胞在骨髓以外的器官或组织内聚集增生而形成的肿块,又称绿色瘤或粒细胞肉瘤。

2. **临床表现**　AML多见于年轻人,原因不明的皮肤和黏膜出血,贫血、乏力,肝脾大,骨痛等症状。AML治疗以化疗为主,骨髓移植可根治白血病。

（二）骨髓增殖性肿瘤

骨髓增殖性肿瘤(myelo-proliferative neoplasms,MPN)以骨髓中一系或一系以上髓系(如粒系、红系和巨核细胞系)发生增殖为特征。

慢性粒细胞白血病(chronic myelogenous leukemia,CML),*BCR-ABL1*阳性,是最常见的一种骨髓增殖性肿瘤。

1. **病理变化**　骨髓有核细胞增生明显活跃,以分叶核和杆状核粒细胞为主,原始细胞很少。外周血中白细胞增高显著,脾脏肿大明显,形成巨脾,肝脏和淋巴结肿大较轻微。

2. **细胞遗传学**　费城染色体(Ph)和*BCR-ABL1*融合基因的形成为其遗传学特征。

3. **临床表现**　CML多见于中老年人,临床主要表现为贫血和脾大。CML如不积极治疗,可转化为AML和ALL,预后差。

附：类白血病反应

由于严重感染、某些恶性肿瘤、药物中毒、大量出血和溶血反应等刺激造血组织而产生的异常反应,表现为外周血中白细胞数量的明显增多,并有幼稚细胞出现。与白血病的鉴别:①引起类白血病反应的原因去除,血象恢复正常;②一般无明显贫血和血小板减少;③粒细胞有严重中毒性改变;④中性粒细胞的碱性磷酸酶活性和糖原皆明显增高;⑤无Ph染色体及*BCR-ABL*融合基因。

实习目的

1. 霍奇金淋巴瘤的病理学诊断要点和各种类型组织学的特点。
2. 非霍奇金淋巴瘤的基本组织学类型和各型的免疫学标记。
3. 急性白血病和慢性白血病之间的比较。

实习内容及观察要点

大 体 标 本

12-1 霍奇金淋巴瘤（Hodgkin lymphoma）

切除的淋巴结。淋巴结肿大，互相融合，表面呈结节状，切面灰白色，均匀质细。

12-2 非霍奇金淋巴瘤（non-Hodgkin lymphoma）

切除的小肠。肿瘤起源于小肠的淋巴组织，肿瘤组织沿肠壁浸润，致使受侵犯的肠壁显著增厚，肿瘤组织向肠腔和浆膜面呈浸润性生长，致肠腔变窄，甚至阻塞。切面肿瘤组织灰白色、均匀细腻（图 12-2）。

12-3 非霍奇金淋巴瘤之淋巴结（lymph node of non-Hodgkin lymphoma）

与霍奇金淋巴瘤相似，淋巴结肿大，互相融合，切面灰白色，均匀细腻。

12-4 急性髓系白血病（acute myeloid leukaemia）

白血病的骨髓。长骨的脂肪性骨髓被肿瘤组织所取代，骨髓组织疏松，呈黑色，骨皮质因肿瘤组织的侵袭而变薄（图 12-4）。

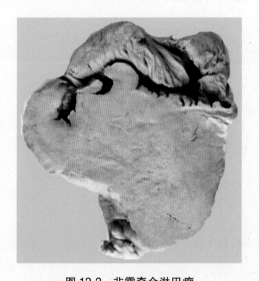

图 12-2 非霍奇金淋巴瘤

肿瘤起源于小肠的淋巴组织，肿瘤组织向肠腔和浆膜面呈浸润性生长，肠壁显著增厚，肠腔狭窄，切面肿瘤组织灰白色、均匀细腻

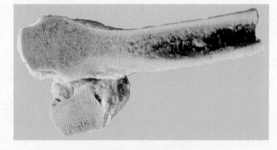

图 12-4 白血病的骨髓

长骨的脂肪性骨髓被肿瘤组织所取代，骨髓组织疏松，呈黑色，骨皮质因肿瘤组织的侵袭而变薄

12-5 慢性粒细胞白血病之脾（spleen of chronic myelogenous leukemia）

脾脏明显增大，重量增加，脾切面灰白色，可见脾梗死灶（图 12-5）。

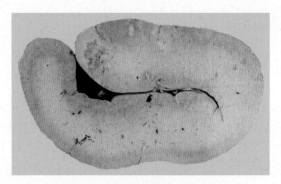

图 12-5　慢性粒细胞白血病之脾

脾脏明显增大,重量增加,脾切面灰白色

显微镜切片

12-6　霍奇金淋巴瘤(Hodgkin lymphoma)

　　肿瘤组织内可见较多体积较大的典型 R-S 细胞,可为单核、双核或多核。诊断性 R-S 细胞,为双核面对面排列,彼此对称,胞质丰富,嗜酸性。间质可见各种炎细胞浸润(图 12-6)。

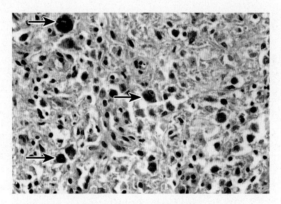

图 12-6　霍奇金淋巴瘤

肿瘤组织内可见较多的 R-S 细胞,胞体较大,单核、双核或多核。典型 R-S 细胞,为双核对称,胞质丰富,嗜酸性。间质可见各种炎细胞浸润

12-7　非霍奇金淋巴瘤—小淋巴细胞淋巴瘤(non-Hodgkin lymphoma)

　　原有之淋巴结结构已被完全破坏,可见相对单一形态的小淋巴细胞弥漫性浸润。

示教

12-8　急性髓系白血病之肝脏(liver of acute myeloid leukaemia)

12-9　急性髓系白血病(血图片)(acute myeloid leukaemia)

思考题

1. 患者,女,34 岁,颈部淋巴结肿大就医,根据所学到的知识,考虑可能由哪些疾病引起? 各种疾病的诊断要点。

2. 患者,男,21 岁,大腿内侧皮下肿物 2.5cm,切除病理诊断为非霍奇金淋巴瘤,怎样鉴别非霍奇金淋巴瘤的各种类型? 有何特点?

3. 患者,30 岁。由于几日前拔牙后高热不退,到医院就诊,查血象发现血中白细胞数量明显增高,并见幼稚细胞出现,红细胞及血小板数量无明显变化;经过积极的抗感染治疗后,患者体温下降,周围血中白细胞数量也下降,并逐渐恢复正常。该患者血象变化的最可能原因是什么? 需与哪一种疾病鉴别? 如何鉴别?

第十三章

泌尿系统疾病

理论纲要

掌握 急性弥漫性增生性肾小球肾炎、急进性肾小球肾炎、慢性肾小球肾炎、肾盂肾炎的病变及临床病理联系。

熟悉 肾小球肾炎的病因及发病机制,膜性肾小球病、微小病变性肾小球病、局灶性节段性肾小球硬化、IgA 肾病的病理改变,肾肿瘤、膀胱肿瘤的病因及发病机制、病变和临床病理联系。

了解 膜增生性肾小球肾炎、系膜增生性肾小球肾炎的病变特点及主要临床表现。

一、肾小球疾病

肾小球疾病可分为原发性肾小球疾病、继发性肾小球疾病和遗传性疾病。原发性肾小球肾炎是原发于肾脏的独立性疾病,其病因和发病机制尚未完全阐明,但已清楚大部分原发性肾小球肾炎由免疫机制引起,见表 13-1。其基本病变主要累及肾小球,肾小管和间质可随肾小球病变表现出相应的继发改变,见表 13-2。根据肾小球及毛细血管袢受累数量和范围可分为:弥漫性指病变累及全部或大多数肾小球(50%以上);局灶性指病变累及少部分肾小球(50%以下);球性指病变累及肾小球内的全部或大部分毛细血管袢;节段性指病变累及肾小球内的部分毛细血管袢(少于肾小球切面的50%)。

表 13-1 免疫反应引起肾炎的发病机制

表 13-2　肾小球肾炎基本病理变化

	肾小球	肾小管和间质
肾小球细胞增多	肾小球的原有细胞数量增多（系膜细胞、内皮细胞和上皮细胞） 肾小球内炎细胞浸润（中性粒细胞、单核细胞及淋巴细胞）	肾小管上皮细胞变性，管腔内出现管型。肾小管萎缩消失或扩张 间质充血水肿
基膜增厚	基膜本身的增厚，或由免疫复合物沉积引起（沉积于基膜内、内皮细胞与基膜之间又称内皮下、脏层上皮细胞与基膜之间又称上皮细胞下）	炎细胞浸润或纤维化
炎性渗出	中性粒细胞等炎细胞浸润和纤维素渗出	
坏死	毛细血管壁纤维素样坏死	
玻璃样变	肾小球玻璃样变，光镜下 HE 染色表现为均质的嗜酸性物质堆积	
硬化	光镜下表现为均质红染无结构的小球。是指肾小球内固有细胞减少甚至消失，毛细血管襻塌陷，管腔闭塞，胶原纤维增加	

　　肾小球肾炎的临床表现与病理类型关系密切，但并非完全对应，常见肾小球肾炎的临床表现及病理类型特点见表 13-3。

表 13-3　常见肾小球肾炎的临床表现及病理类型特点

临床类型	临床表现	常见病理类型	病理特点			发病机制
			光镜	电镜	免疫荧光	
急性肾炎综合征	起病急，明显的血尿、轻至中度蛋白尿，水肿和高血压	急性弥漫性增生性肾小球肾炎	系膜细胞和内皮细胞弥漫性增生可伴多量中性粒细胞浸润	脏层上皮细胞下驼峰状沉积物	IgG 和 C3 沿毛细血管壁和系膜区内呈颗粒状沉积	免疫复合物沉积，常与感染有关
急进性肾炎综合征	水肿、血尿和蛋白尿后，迅速发生少尿或无尿、氮质血症及急性肾衰竭	急进性肾小球肾炎	肾小球囊壁层上皮细胞增生形成新月体	无沉积物	IgG 和 C3 沿肾小球毛细血管壁呈线状沉积	抗基膜型
				沉积物	IgG 和 C3 沿肾小球毛细血管壁呈颗粒状沉积	免疫复合物型
				无沉积物	阴性或极弱	免疫反应缺乏型
肾病综合征	大量蛋白尿明显水肿高脂血症、脂尿	微小病变性肾小球病	肾小球正常肾小管脂质沉积	无沉积物，脏层上皮细胞足突消失	阴性	不明

续表

临床类型	临床表现	常见病理类型	病理特点			发病机制
			光镜	电镜	免疫荧光	
	低白蛋白血症	局灶性节段性肾小球硬化	局灶性节段性肾小球玻璃样变和硬化	无沉积物脏层上皮细胞足突消失及细胞剥脱	局灶性 IgM 和 C3	不清楚
		膜性肾小球病	弥漫性基膜增厚,形成钉状或梳齿状或虫蚀状改变,系膜无增生	脏层上皮细胞下沉积物,基膜增厚	IgG 和 C3 沿基膜呈弥漫性颗粒状沉积	自身抗体与抗原原位反应
		膜增生性肾小球肾炎	系膜细胞增生,插入,基膜增厚,双轨状	Ⅰ型内皮细胞下沉积物	Ⅰ型内皮细胞下 IgG 和 C3、C1q 和 C4 沉积	Ⅰ型免疫复合物
				Ⅱ型基膜致密沉积物	Ⅱ型基膜内 C3 颗粒状荧光	Ⅱ型自身抗体,补体替代途径激活
		系膜增生性肾小球肾炎	系膜细胞增生,系膜基质增多,基膜无变化	系膜区沉积物	系膜区 IgG（IgM）和 C3 沉积	不明
无症状血尿或蛋白尿	持续或复发性肉眼或镜下血尿,或轻度蛋白尿	IgA 肾病	组织学改变差异大,可为局灶性节段性或弥漫性系膜增宽	系膜区沉积物	系膜区 IgA 和 C3 沉积	不明
慢性肾炎综合征	多尿、夜尿、低比重尿、高血压、贫血、氮质血症和尿毒症	慢性肾小球肾炎	多数肾小球纤维化、玻璃样变,所属肾小管萎缩消失;部分肾小球体积增大,所属肾小管扩张	与原发的肾炎类型有关	与原发的肾炎类型有关	因原发病变类型而异

　　肾小球肾炎主要临床表现有尿量的改变(少尿、无尿、多尿或夜尿)、尿液性状的改变(血尿、蛋白尿和管型尿)、水肿及高血压。各型原发性肾小球肾炎的临床病理联系总结见表13-4。

表13-4　肾小球肾炎主要临床病理联系

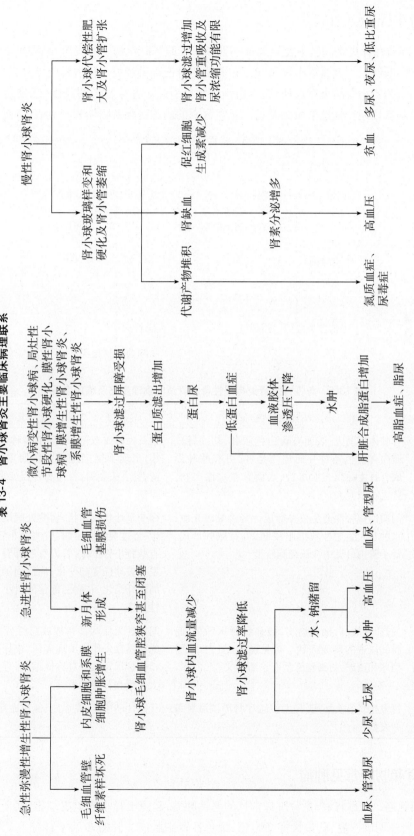

二、肾小管-间质性肾炎

肾小管-间质性肾炎是一组主要累及肾小管和间质的肾脏疾病。原发肾小管-间质性损伤主要由细菌等感染和药物、重金属等中毒引起。在此主要讨论肾盂肾炎。肾盂肾炎可分为急性和慢性，是肾盂、肾间质和肾小管的炎性疾病；通常由细菌感染引起。肾盂肾炎的病因、感染途径和发病机制见表13-5，临床以逆行性感染最为常见。肾盂肾炎的病理变化及临床表现见表13-6。

表 13-5　肾盂肾炎发病机制

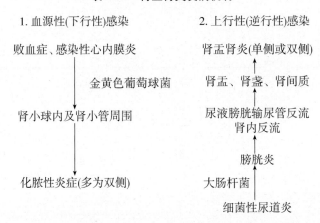

表 13-6　急性肾盂肾炎与慢性肾盂肾炎的病理变化及临床表现

	急性肾盂肾炎	慢性肾盂肾炎
大体观察	肾脏体积增大，表面有黄白色脓肿，切面肾髓质内有黄色条纹并向皮质延伸，可有脓肿形成。肾盂黏膜充血水肿、表面有脓性渗出物，肾盂积脓	累及一侧或双侧，改变不对称，肾脏体积缩小，出现不规则瘢痕。切面皮髓质界限不清，肾乳头萎缩，肾盏和肾盂变形，肾盂黏膜粗糙
光镜特点	间质性化脓性炎及脓肿形成。肾盂黏膜充血、水肿及大量中性粒细胞浸润，可有脓肿形成。肾小管内可见中性粒细胞管型	病变呈灶状或片状，病变处间质纤维组织增生、慢性炎细胞浸润，有些肾小管萎缩消失，有些肾小管扩张，管内有胶样管型。肾小球发生玻璃样变和硬化，病灶周围肾小球球囊周围纤维化，非病变部位的肾小球可见代偿性改变
临床表现	发热、寒战、白细胞增多，腰痛和肾区叩痛，膀胱和尿道的刺激症状。可见脓尿、蛋白尿、管型尿和菌尿，白细胞管型有诊断意义	间歇性无症状性菌尿或急性肾盂肾炎症状的间隔性发作。出现多尿、夜尿。肾盂造影检查显示肾脏不对称性缩小，伴有局灶性粗大瘢痕和肾盏变形
并发症	可发生肾乳头坏死、肾盂积脓和肾周围脓肿等并发症	代谢性酸中毒，高血压、氮质血症和尿毒症

三、肾和膀胱常见肿瘤

1. **肾细胞癌**　又称肾癌，是肾脏最常见的恶性肿瘤，起源于肾小管上皮细胞，属于肾腺癌。组织学类型有肾透明细胞癌、乳头状肾细胞癌、嫌色性肾细胞癌。肿瘤多见于肾脏上、下两极（尤以上极多见),表现为实质性圆形肿物,切面淡黄色或多彩性,有假包膜。临床上主要表现为腰痛、肾区包块和无痛性血尿。可出现副肿瘤综合征。

2. 肾母细胞瘤 又称 Wilms 瘤,起源于后肾胚基组织,为儿童期肾脏最常见的恶性肿瘤。临床主要表现为腹部包块。肿瘤多为单个实性肿物,体积常较大,边界清楚,可有假包膜形成。瘤体质软,切面鱼肉状,灰白或灰红色。光镜下可见胚基幼稚细胞、上皮样细胞(可形成幼稚的肾小球或肾小管样结构)、间叶细胞。

3. 尿路与膀胱上皮肿瘤 尿路上皮肿瘤可发生于肾盂、输尿管、膀胱和尿道,膀胱最为常见。其病理特点见表 13-7。

表 13-7 尿路上皮肿瘤病理特点

乳头状瘤		乳头状癌	
尿路上皮 乳头状瘤	低度恶性潜能尿路 上皮乳头状瘤	低级别尿路 上皮乳头状癌	高级别尿路 上皮乳头状癌
肿瘤呈乳头状,细胞分化好	与乳头状瘤相似,但上皮增厚,乳头粗大或细胞核增大	细胞排列紧密,极性正常,但有明显的小灶状核异型性,术后易复发	细胞排列紊乱,极性消失。细胞异型性明显,核分裂象多,浸润性生长,易转移

实 习 目 的

1. 观察各类型肾小球肾炎的大体及显微镜切片,掌握急性弥漫性增生性肾小球肾炎、新月体性肾小球肾炎、慢性肾小球肾炎的病变特点,理解各型肾小球肾炎的病变与临床表现的关系。

2. 掌握急、慢性肾盂肾炎的病变特征,并与肾小球肾炎进行比较。

3. 熟悉微小病变性肾小球病、膜性肾小球病、膜增生性肾小球肾炎和 IgA 肾病的病变特点。

4. 了解肾细胞癌、肾母细胞瘤、尿路上皮癌的病变特点,理解其临床表现。

实习内容及观察要点

大 体 标 本

13-1 急性弥漫性增生性肾小球肾炎(acute diffuse proliferative glomerulonephritis)

肾脏肿大,被膜紧张,肾脏充血,表面光滑,呈红褐色,又称大红肾。肾脏表面及切面可见多数针尖大小的出血点,故又称蚤咬肾。切面皮质增厚,皮髓质界限清楚。

13-2 新月体性肾小球肾炎(crescentic glomerulonephritis)

肾脏肿大,呈苍白色,表面光滑,切面皮质增厚,可见点状出血。有时被膜与肾皮质可有轻度粘连。

13-3 慢性肾小球肾炎(chronic glomerulonephritis)

肾脏体积明显缩小,质硬,表面呈弥漫性细颗粒状,颗粒大小较一致,故称颗粒性固缩肾,切面皮质变薄,纹理模糊不清,皮髓质界限不清,肾盂周围脂肪组织增多。被膜粘连不易剥离(图13-3)。

13-4 急性肾盂肾炎(acute pyelonephritis)

肾脏肿大,表面有脓肿形成。脓肿周围充血呈灰褐色。切面充血部多呈楔形,其中有呈圆形或条纹状的化脓灶。肾盂黏膜充血。

13-5 慢性肾盂肾炎(chronic pyelonephritis)

肾脏体积缩小,重量减轻,表面有多个不规则的凹陷性瘢痕。切面皮髓质界限不清,肾乳头萎缩,肾盂、肾盏变形,肾盂黏膜粗糙(图 13-5)。

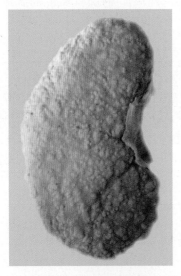

图 13-3 慢性肾小球肾炎
肾脏体积缩小,质硬,表面呈弥漫性细颗粒状

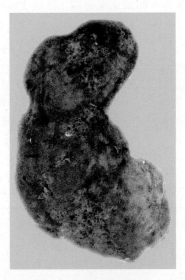

图 13-5 慢性肾盂肾炎
肾脏体积缩小,重量减轻,表面有多个不规则的凹陷性瘢痕

13-6 肾细胞癌(renal cell carcinoma)

肿瘤位于肾的下极,球形、体积较大。切面可见肿瘤与邻近组织界限清楚,呈淡黄色、灰白色或多彩性,常有假包膜形成。有的肿瘤界限不清,侵入并破坏肾实质(图 13-6)。

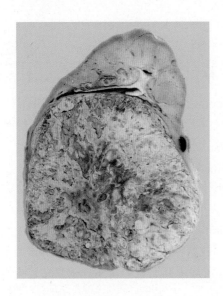

图 13-6 肾细胞癌
肿瘤位于肾的下极,球形、体积较大,与邻近组织界限清楚,切面呈多彩样

13-7　膀胱乳头状癌(papillary carcinoma of bladder)

在膀胱三角区及其附近见有多数乳头状肿块,似菜花状,基底宽、无蒂。

13-8　肾母细胞瘤(nephroblastoma)

肿瘤体积大,边界清楚,质软。切面呈鱼肉状,可见出血及坏死。

显微镜切片

13-9　急性弥漫性增生性肾小球肾炎(acute diffuse proliferative glomerulonephritis)

弥漫性肾小球体积增大,毛细血管祥内内皮细胞及系膜细胞肿胀、增生(内皮与系膜细胞二者在形态上不易区别),并可有少量中性粒细胞浸润,肾小球内细胞数目明显增多,由此使肾小球体积显著增大。血管祥内的毛细血管充血。肾小球囊腔内有少量粉染的浆液渗出。近曲小管上皮细胞水肿,并有玻璃样变性。部分远曲小管内可见透明管型及红细胞。间质血管充血,可见少量淋巴细胞等炎细胞浸润(图13-9)。

13-10　新月体性肾小球肾炎(crescentic glomerulonephritis)

弥漫性肾小球囊壁层上皮细胞明显增生伴不同程度炎细胞浸润形成新月体,可表现为细胞性或纤维性新月体,有的新月体与毛细血管祥粘连,少数病变较陈旧者,肾小球纤维化。肾小管上皮细胞变性,部分管腔内有透明管型。部分肾小管萎缩,另一部分则呈扩张状态。间质内有轻度的纤维组织增生及少数淋巴细胞浸润(图13-10)。

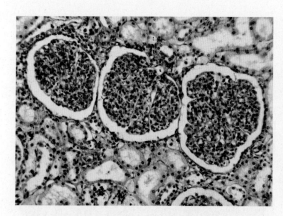

图13-9　急性弥漫性增生性肾小球肾炎(PAS染色)
　　　增大的肾小球内细胞数量增多

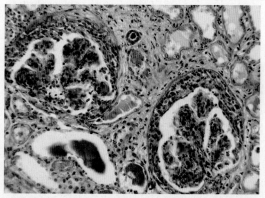

图13-10　新月体性肾小球肾炎(PAS染色)
肾小球囊壁层上皮细胞增生形成新月体或环形体

13-11　微小病变性肾小球病(minimal change glomerulopathy)

光镜下肾小球无明显变化,近曲小管上皮细胞内出现大量脂滴。

13-12　膜性肾小球病(membranous glomerulopathy)

光镜下肾小球基膜弥漫性增厚(图13-12)。

13-13　膜增生性肾小球肾炎(membranoproliferative glomerulonephritis)

系膜细胞增生,基质增多,使系膜区变宽,毛细血管壁增厚,管腔狭窄,毛细血管祥呈分叶状。PAS染色显示基膜呈双轨状(图13-13)。

13-14　慢性肾小球肾炎(chronic glomerulonephritis)

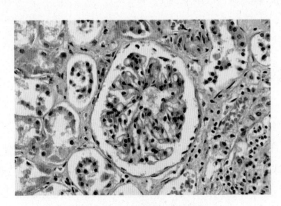

图 13-12　膜性肾小球肾炎
肾小球基底膜弥漫性增厚

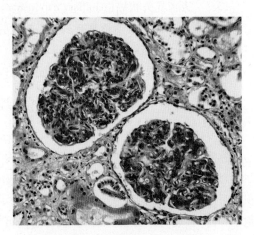

图 13-13　膜增生性肾小球肾炎
肾小球内细胞增生、系膜基质增多

大部分肾小球纤维化、玻璃样变,所属肾小管萎缩消失;而另一部分肾小球则增大,所属肾小管扩张。由于纤维组织收缩使纤维化玻变的肾小球相互靠近集中。部分肾小管上皮细胞呈玻璃样变性,部分肾小管管腔内有透明管型。间质多量淋巴细胞浸润及纤维组织增生。部分小动脉内膜纤维性增厚。入球小动脉玻璃变性(图 13-14)。

13-15　急性肾盂肾炎(acute pyelonephritis)

肾间质水肿并有大量中性粒细胞浸润,可见脓肿形成。肾小管内充满中性粒细胞,形成中性粒细胞管型。(图 13-15)

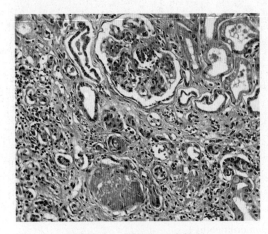

图 13-14　慢性肾小球肾炎
部分肾小球纤维化、玻璃样变,肾小管萎缩消失。部分肾小球肥大,所属肾小管扩张。间质纤维组织增生,淋巴细胞浸润

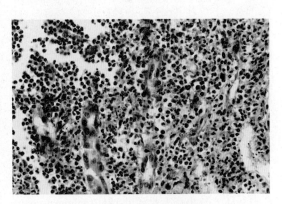

图 13-15　急性肾盂肾炎
肾间质内大量嗜中性粒细胞浸润

13-16　慢性肾盂肾炎(chronic pyelonephritis)

肾内见有局限性的炎症病灶,略呈楔形,表面凹陷。灶内部分肾小球纤维化、玻璃样变,肾小管萎缩消失。部分肾小管扩张,腔内可见胶样管型,似甲状腺滤泡结构。间质纤维组织增生,有多量淋巴细胞浸润(图 13-16)。

13-17　肾透明细胞癌(renal clear cell carcinoma)

细胞呈巢状排列。多数癌细胞大而透明,核小而深染;少数癌细胞胞质为伊红色细颗粒状。间质稀少,为富含毛细血管的少量疏松结缔组织(图13-17)。

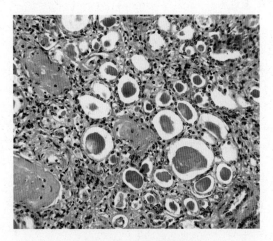

图13-16　慢性肾盂肾炎
肾小球纤维化、玻璃样变,肾小管萎缩消失。部分肾小管扩张,腔内可见胶样管型。间质有多量淋巴细胞浸润

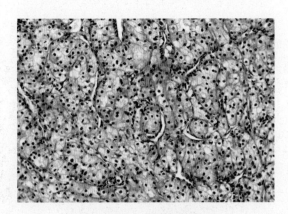

图13-17　肾透明细胞癌
癌细胞大而透明,核小而深染,间质稀少

13-18　膀胱乳头状上皮瘤(epithelial papilloma of the bladder)

膀胱壁表面有乳头状肿瘤形成,乳头表面的癌细胞形态似移行上皮,但细胞层次增多,瘤细胞异型性较小,可见少量核分裂象。乳头中轴为纤维结缔组织。间质可见慢性炎性细胞浸润。

思考题

患者男性,36岁,12年前呈出现一过性肉眼血尿,后劳累后时常出现肉眼或镜下血尿。近年来出现高血压、多尿、夜尿。近日出现贫血、视力减退、心律失常、全身出现尿味、身体虚弱等症状,最后出现呕吐、抽搐、昏迷而死亡。

　　该患者尸体解剖后可能的病理诊断是什么?肾脏会出现何种病理改变?主要的鉴别诊断有哪些?如何解释其主要临床表现?

第十四章

生殖系统和乳腺疾病

理论纲要

掌握 子宫颈上皮内瘤变的概念;子宫颈癌的病理特点、扩散途径和临床病理联系;滋养层细胞疾病的形态特点和临床病理联系;乳腺癌的常见组织学类型及病变特点。

熟悉 慢性子宫颈炎、子宫内膜腺癌和子宫平滑肌瘤的病变特点。

了解 卵巢肿瘤的种类和形态特点。

女性生殖系统疾病主要分为四大类,即炎症、肿瘤、内分泌紊乱及妊娠相关的疾病。女性生殖系统肿瘤和乳腺肿瘤是本章的学习重点。

一、子宫颈疾病

1. **慢性子宫颈炎** 为育龄期女性最常见的妇科疾病,是一个多病因的慢性病理过程,且又是子宫颈癌发病的高危因素之一。病变表现为子宫颈囊肿(纳博特囊肿)、子宫颈息肉和子宫颈糜烂(真性糜烂和假性糜烂)。临床上主要表现为白带增多。

2. **子宫颈上皮内瘤变和子宫颈癌**

(1) **子宫颈上皮内瘤变**(cervical intraepithelial neoplasia,CIN):是指子宫颈上皮被不同程度异型性的细胞所取代。表现为细胞大小形态不一,核增大深染,核质比例增大,核分裂象增多,细胞极性紊乱。病变由基底层逐渐向表层发展。依据病变程度不同分为三级:Ⅰ级异型细胞局限于上皮的下 1/3;Ⅱ级异型细胞累及上皮的下 1/3~2/3;Ⅲ级增生的异型细胞超过上皮全层的 2/3,包含原位癌。子宫颈**原位癌**是指异型增生的细胞累及子宫颈黏膜上皮全层,但病变局限于上皮层内,未突破基膜。原位癌的癌细胞可由表面沿基底膜通过子宫颈腺口蔓延至子宫颈腺体内,取代部分或全部腺上皮,但仍未突破腺体的基底膜,称为**原位癌累及腺体**。

新近的分类将 CIN Ⅰ级归入低级别鳞状上皮内病变,CIN Ⅱ级和Ⅲ级归入高级别鳞状上皮内病变。

(2) **子宫颈癌**:是最常见的女性生殖系统恶性肿瘤之一。病理上,子宫颈浸润癌的肉眼类型有糜烂型、外生菜花型、内生浸润型和溃疡型。子宫颈癌的始发部位多位于子宫颈鳞状上皮和柱状上皮交界处,鳞状细胞癌最多见,最常见和最重要的转移途径是淋巴道转移。临床上最常见的症状为白带增多和阴道出血。

二、子宫体疾病

1. 子宫内膜异位症　是指子宫内膜腺体和间质出现于子宫内膜以外的部位,80%发生于卵巢(如巧克力囊肿)。如子宫内膜腺体及间质异位于子宫肌层中,称作子宫腺肌病。镜下在子宫肌层内见到子宫内膜腺体、子宫内膜间质及含铁血黄素等。

2. 子宫内膜增生症　是由于内源性或外源性雌激素增高引起的子宫内膜腺体或间质增生,临床主要表现为功能性子宫出血。分型和病变特点见表 14-1。

表 14-1　子宫内膜增生症的类型和病变特点

增生类型	内膜腺体			内膜间质	癌变率(%)
	数量	形态与结构	细胞异型性		
单纯性增生	轻度增多,排列稍拥挤	不规则,扩张	无	稍减少	1
复杂性增生	中度增多,排列拥挤	不规则,复杂	无	减少	3
异型增生	腺瘤样增生,排列显著拥挤	不规则,复杂	明显	减少	33

3. 子宫内膜腺癌　是来源于子宫内膜上皮细胞的恶性肿瘤,多见于绝经期和绝经期后妇女,绝大多数子宫内膜腺癌与子宫内膜增生和雌激素长期持续作用有关。临床表现为阴道不规则流血。病理上,肉眼观分为弥漫型和局限型,镜下观主要为高、中、低分化的子宫内膜样腺癌。以高分化腺癌居多。

4. 子宫平滑肌肿瘤　子宫平滑肌瘤是女性生殖系统最常见的肿瘤。多数肿瘤发生于子宫肌层,也可位于黏膜下或浆膜下,单发或多发,分界清楚,无包膜,切面呈编织状或旋涡状。瘤细胞类似于正常子宫平滑肌细胞。当肿瘤组织出现坏死,边界不清,细胞异型,核分裂象增多时,应诊断为平滑肌肉瘤。

三、滋养层细胞疾病

滋养层细胞疾病包括一组不同的病变,其共同特征为滋养层细胞异常增生,患者血清和尿液中人绒毛膜促性腺激素(hCG)含量高于正常妊娠。

1. 葡萄胎　又称水泡状胎块,是胎盘绒毛的一种良性病变,可发生于育龄期的任何年龄。肉眼可见子宫腔内充满透明或半透明的薄壁水泡状物,有蒂相连,形似葡萄,分为完全性葡萄胎和部分性葡萄胎。镜下可见绒毛间质高度水肿、绒毛间质内血管消失及滋养层细胞增生。临床上表现为子宫体积超出相应月份正常妊娠子宫体积,听不到胎心,血清和尿 hCG 水平增高,子宫不规则流血。

2. 侵蚀性葡萄胎　是介于葡萄胎和绒毛膜癌之间的交界性肿瘤。其与良性葡萄胎的区别是水泡状绒毛侵入子宫肌层,滋养层细胞增生程度和异型性比良性葡萄胎显著。其与绒毛膜癌的主要区别是有无绒毛结构。

3. 绒毛膜癌　简称绒癌,是源自妊娠绒毛滋养层上皮的高度侵袭性恶性肿瘤,多数与妊娠有关。癌结节单个或多个,质软,暗红或紫蓝色;癌组织由分化不良的似细胞滋养层和似合体细胞滋养层两种肿瘤细胞组成。肿瘤自身无间质血管,依靠直接侵袭宿主血管获取营养。癌细胞不形成绒毛和水泡状结构。临床表现为阴道持续不规则流血,血或尿中 hCG 持续升高,并易血道转移。

4. 胎盘部位滋养细胞肿瘤　源自胎盘绒毛外中间滋养叶细胞,相当少见。肿瘤位于胎盘种植部位,呈结节状,棕黄色,切面肿瘤侵入子宫肌层,与周围组织界限不清。一般无明显出血。一般无坏死和绒毛。与绒毛膜上皮癌不同的是,胎盘部位滋养细胞肿瘤由单一增生的胎盘中间滋养叶细胞组成,而绒毛膜上皮癌由两种细胞构成。胎盘部位滋养细胞肿瘤虽然在局部呈浸润性生长,但一般较局限,临床表现多为良性,10%的病例可发生转移。

四、卵巢肿瘤

卵巢肿瘤依照其组织发生分为上皮性肿瘤、生殖细胞肿瘤和性索间质肿瘤。

卵巢上皮性肿瘤是最常见的卵巢肿瘤,占所有卵巢肿瘤的90%,分为良性、交界性和恶性。依据上皮的类型可分为浆液性、黏液性和子宫内膜样等。

1. **浆液性肿瘤** 浆液性囊腺瘤是卵巢最常见的肿瘤。典型的浆液性囊腺瘤由单个或多个纤维分隔、含透明液体的囊腔组成;交界性囊腺瘤可见较多的乳头;大量实性组织和乳头在肿瘤中出现时应疑为癌。良性瘤囊腔内被覆单层立方或矮柱状上皮,具有纤毛;交界性瘤上皮细胞层次增多,达2~3层,乳头增多,细胞异型;浆液性囊腺癌细胞层次增多并伴有明显的癌细胞破坏性间质浸润。

2. **黏液性肿瘤** 较浆液性肿瘤少见,占所有卵巢肿瘤的25%。黏液性肿瘤表面光滑,由多个大小不一、充满黏液的囊腔组成。良性瘤囊腔被覆单层高柱状上皮,核在基底部,胞质充满黏液,无纤毛;交界性瘤上皮呈较多的乳头结构,细胞层次增多;黏液性癌上皮细胞明显异型,形成复杂的腺体和乳头结构,有间质明显破坏性浸润。

五、乳腺疾病

(一)乳腺增生性病变

1. **乳腺导管增生** 分为普通型导管增生和非典型导管增生。普通型导管增生是导管内增生性病变中最常见的,是以增生细胞呈流水样分布为特征的良性导管增生。非典型导管增生是介于良、恶性之间的一种病变,属于导管内肿瘤性病变,以分布均匀、单一形态的上皮细胞增生为特征,病变范围相当小,演变为浸润性癌的风险约为普通人群的5倍。

2. **硬化性腺病** 是增生性纤维囊性乳腺病的一个少见类型,以小叶中央或小叶间的纤维组织增生使小叶腺泡受压而扭曲变形为主要特征。

(二)乳腺纤维腺瘤

纤维腺瘤是乳腺最常见的良性肿瘤,多见于20~35岁女性。单个或多个,单侧或双侧发生的圆形或卵圆形、界限清楚的结节,肿瘤主要由增生的纤维间质和腺体组成。

(三)乳腺癌

乳腺癌是来自乳腺终末导管小叶单位的上皮性恶性肿瘤。居女性恶性肿瘤第一位。好发于乳腺的外上象限。临床上早期症状不明显,仅有无痛性乳房内肿块。乳腺癌组织形态十分复杂,类型较多,大致可分为非浸润性癌和浸润性癌两大类(表14-2)。

表 14-2 乳腺癌的分类

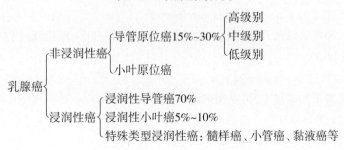

实习目的

1. 通过观察子宫颈癌的大体与切片标本,掌握其肉眼类型及组织学特点。

2. 通过观察葡萄胎与绒毛膜癌的标本,掌握滋养层细胞疾病的病变特点,注意比较葡萄胎、侵蚀性葡萄胎及绒毛膜癌的异同。

3. 通过观察乳腺癌的标本,掌握乳腺癌的组织学分类及病变特点。

4. 通过观察慢性子宫颈炎、子宫内膜腺癌和子宫平滑肌瘤的标本,熟悉慢性子宫颈炎及子宫体疾病的病变特点。

5. 通过观察卵巢上皮性肿瘤的标本,了解卵巢肿瘤的病变特点。

实习内容及观察要点

大 体 标 本

14-1　子宫颈癌(外生菜花型)(cervical carcinoma)

肿块呈菜花状,突起于子宫颈表面,灰白色,质脆(图14-1)。

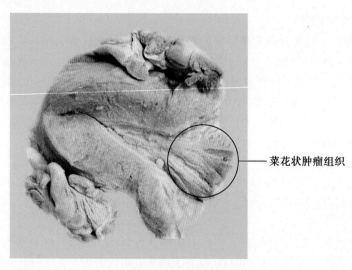

菜花状肿瘤组织

图14-1　子宫颈癌
子宫颈部见一菜花状肿物突出子宫颈外口

14-2　子宫内膜腺癌(endometrial adenocarcinoma)

子宫体积增大,肿物呈息肉和菜花状突向宫腔,表面伴有出血、坏死,肿物向子宫壁内浸润性生长,界限不清(图14-2)。

14-3　子宫平滑肌瘤(leiomyoma of uterus)

在子宫肌层、黏膜下和浆膜下,可见圆形结节,单发或多发,大小不一,质硬。切面可见灰白、编织状条纹,界限清楚(图14-3)。

14-4　完全性葡萄胎(hydatidiform mole)

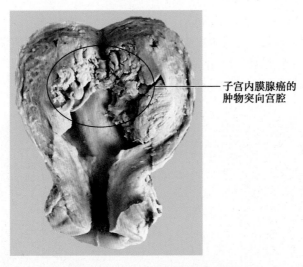

图 14-2　子宫内膜腺癌（局限型）
肿物累及子宫底及侧壁、宫角和前壁，呈不规则菜花状突向宫腔

子宫内膜腺癌的
肿物突向宫腔

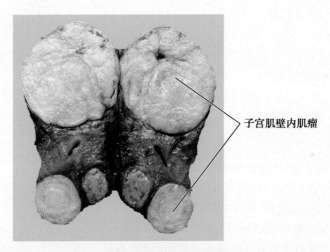

子宫肌壁内肌瘤

图 14-3　子宫平滑肌瘤
子宫肌壁内有多个肌瘤结节，境界清楚，切面灰白

完全性葡萄胎，绒毛全部呈半透明水泡状，内含清亮液体，有蒂相连，状似葡萄，水泡大小不一，直径 0.1~1.0cm。

14-5　绒毛膜癌（choriocarcinoma）

子宫体积不规则增大，表面常有紫红色结节；切面可见宫腔内有血凝块状结节，并浸润子宫壁（图 14-5）。

14-6　卵巢黏液性囊腺瘤（mucinous cystadenoma of ovary）

参见第六章肿瘤实习内容及观察要点 6-4。

14-7　卵巢浆液性乳头状囊腺瘤（serous cystadenoma of ovary）

肿瘤呈圆形或卵圆形，囊内为清亮浆液，囊壁可见大量乳头形成。

14-8　乳腺纤维腺瘤（fibroadenoma of the breast）

参见第六章肿瘤实习内容及观察要点6-3。

14-9　乳腺癌(carcinoma of the breast)

癌组织向外侵袭生长,突出于乳腺皮肤表面,形成菜花状肿物,表面有溃疡形成,呈火山口状。切面上,肿块大,呈灰白色,质硬,分界不清,周围可见卫星结节。由于癌组织浸润至皮肤淋巴道而阻塞淋巴管,致皮肤水肿,乳房皮肤呈橘皮样外观。(图14-9)

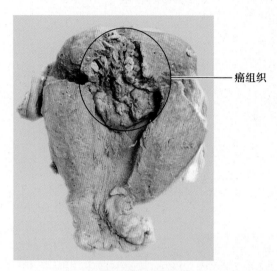

图14-5　绒毛膜癌
近子宫底部有灰褐色肿物生长,侵入子宫肌壁内

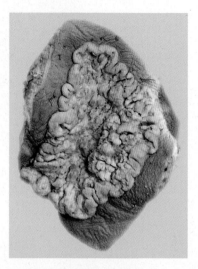

图14-9　乳腺癌
癌组织向外侵袭生长,突出于乳腺皮肤表面,形成火山口状溃疡

显微镜切片

14-10　慢性子宫颈炎(chronic cervicitis)

子宫颈黏膜下血管扩张充血、水肿,有大量淋巴细胞、浆细胞和单核细胞浸润,甚至形成淋巴滤泡样结构;被覆上皮细胞脱落、增生或鳞状上皮化生。

14-11　子宫颈浸润性鳞状细胞癌(invasive squamous cell carcinoma of cervix)

癌组织突破基底膜向间质内浸润而形成癌巢,癌巢内可见同心层状排列的粉红色角化珠,间质内大量淋巴细胞浸润。

14-12　子宫平滑肌瘤(leiomyoma of the uterus)

瘤细胞与正常子宫平滑肌细胞相似,梭形、束状或旋涡状排列,胞质红染,核呈长杆状,核分裂象少见。肿瘤组织与周围正常组织界限清楚。

14-13　葡萄胎(hydatidiform mole)

绒毛水肿而增大;绒毛间质内血管减少或消失;滋养层细胞增生(图14-13)。

14-14　绒毛膜癌(choriocarcinoma)

肿瘤组织由似细胞滋养层和似合体滋养层的两种肿瘤细胞组成,异型性明显,未见绒毛和水泡状结构,癌细胞已浸润至子宫壁肌层。似细胞滋养层的肿瘤细胞呈圆形、多边形,细胞界限清楚,胞质淡染,核圆形、空泡状;似合体滋养层的肿瘤细胞呈合体状,胞质丰富、红染,核浓缩、形状不规则。

14-15　卵巢浆液性囊腺瘤(serous cystadenoma of ovary)

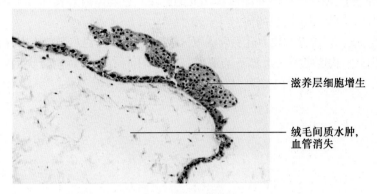

图 14-13 葡萄胎
绒毛间质水肿,血管消失,滋养层细胞增生

良性瘤囊腔被覆立方或矮柱状上皮,具有纤毛,胞质红染;交界性瘤上皮层次增加,乳头增多,细胞异型;恶性上皮层次明显增多,异型性明显,向卵巢间质内浸润。

14-16 乳腺浸润性导管癌(invasive ductal carcinoma of the breast)

癌组织多局限于扩张的导管内,形成筛状结构,中央多个钙化灶,部分导管内癌组织中心坏死,导管基底膜完整。部分区域癌细胞已突破基底膜浸润周围间质,形成片状或条状的癌巢。癌细胞较大,细胞核大,核呈圆形。(图 14-16)

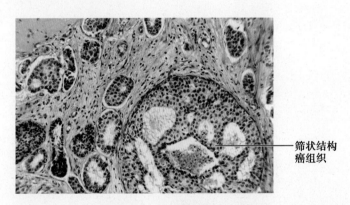

图 14-16 乳腺浸润性导管癌
部分区域为导管内癌,癌细胞形成筛状结构,部分癌细胞形成条索状癌巢浸润周围间质

思考题

1. 女性,50 岁。妊娠 5 次,生产 3 次。近三个月出现阴道不规律流血。妇科检查发现子宫颈肥厚,取局部组织经病理检查诊断为鳞状细胞癌,行子宫颈癌根治术。手术切除子宫,病理检查肉眼可见子宫颈肥厚,表面呈粗糙颗粒状,显微镜检查可见癌巢内细胞有明显角化现象,部分癌细胞穿破基底膜达 2cm,部分癌细胞浸润于肌层。该患者确切的病理诊断是什么? 可能有哪些扩散途径?

2. 女性,40 岁。20 年前曾患葡萄胎。因呕血和便血死于出血性休克。尸检见胃和肠壁有多发性出血结节,肺、肝及脑内也见多发的出血坏死的肿块。患者体内多发性出血坏死病灶可能是哪一种疾病引起的? 其形态学特点如何?

3. 女性患者,35 岁。洗澡时在左乳房乳头下区域触及一硬块,约鸡蛋黄大小,活动性不好。手术切除后做病理检查,肉眼见肿块边界不甚清楚,切开挤压时有点状黄色膏状物溢出。请问此肿块在镜下的组织学特点如何? 病理诊断是什么?

第十五章

内分泌系统疾病

理论纲要

掌握 弥漫性毒性、非毒性甲状腺肿的病变特点;甲状腺肿瘤的类型和病变特点。

熟悉 弥漫性毒性、非毒性甲状腺肿的病因及发病机制。

了解 甲状腺炎的病变特点;糖尿病的类型及特点。

内分泌系统包括内分泌腺、内分泌组织和散在于各系统或组织内的内分泌细胞。内分泌系统与神经系统共同调节机体组织、细胞的生长发育和代谢,维持体内平衡或稳定。

内分泌系统的器官、组织或细胞发生的增生、肿瘤、炎症、血液循环障碍、遗传及其他病变均可引起内分泌系统的器官、组织或细胞的激素分泌异常增多或减少,导致功能的亢进或减退,使相应的靶器官或组织增生、肥大或萎缩。

一、甲状腺疾病

(一)弥漫性非毒性甲状腺肿

弥漫性非毒性甲状腺肿(diffuse nontoxic goiter)亦称单纯性甲状腺肿,常由于缺碘使甲状腺素分泌不足,促甲状腺素分泌增多,甲状腺滤泡上皮增生,滤泡内胶质堆积而使甲状腺肿大。本病常呈地域性分布,又称地方性甲状腺肿,也可为散发性。其发生与缺碘、致甲状腺肿因子、高碘(碘摄食过高,影响酪氨酸氧化、碘的有机化过程受阻,甲状腺呈代偿性肿大)及遗传与免疫因素有关。病变根据发展过程可分为三期(表 15-1)。

表 15-1　弥漫性非毒性甲状腺肿的病变特点

分期	大体观察	镜下观察
增生期 (弥漫性增生性甲状腺肿)	双侧甲状腺对称性中度增大,表面光滑	滤泡上皮增生呈立方或低柱状,伴小滤泡形成,胶质较少,间质充血
胶质贮积期 (弥漫性胶性甲状腺肿)	弥漫性对称性显著增大,切面半透明胶冻状	滤泡上皮细胞扁平,滤泡腔高度扩大,充满胶质
结节期 (结节性甲状腺肿)	不对称结节状增大,结节无完整包膜,切面常见出血、坏死、囊性变、钙化及瘢痕形成	滤泡呈增生期或胶质贮积期改变,可见出血、坏死。间质纤维组织增生,包绕形成结节状病灶

133

（二）弥漫性毒性甲状腺肿

弥漫性毒性甲状腺肿（diffuse toxic goiter）是指血中甲状腺素过多，作用于全身各组织所引起的临床综合征，主要表现为甲状腺肿大，基础代谢率和神经兴奋性升高，如心悸、多汗、烦热、脉搏快、手震颤、多食、消瘦、乏力和突眼等。临床上统称为甲状腺功能亢进症（简称甲亢），由于约有 1/3 患者有眼球突出，故又称突眼性甲状腺肿。病变特点见表 15-2。

表 15-2　弥漫性毒性甲状腺肿病变特点

	甲状腺	其他组织
大体观察	甲状腺呈不同程度的弥漫性对称性增大，表面光滑，切面灰红，质实如肌肉，胶质少	眼球突出，心脏肥大，淋巴组织增生
镜下观察	滤泡上皮增生呈高柱状，可呈乳头样增生及小滤泡形成；滤泡腔内胶质稀薄，周边有吸收空泡；间质血管丰富、充血，淋巴组织增生	
电镜观察	滤泡上皮胞质内细胞器多，分泌活跃	
免疫荧光	滤泡基底膜上有 IgG 沉着	
碘治疗后改变	甲状腺缩小、质实。上皮细胞变矮，增生减轻，胶质增多变浓，吸收空泡少。间质血管少，充血减轻，淋巴细胞少	

（三）甲状腺功能低下

甲状腺功能低下（hypothyroidism）是甲状腺素合成和释放减少或缺乏而出现的综合征。成人发病表现为黏液水肿，幼儿期发病称为克汀病或呆小症。

（四）甲状腺炎

甲状腺炎一般分为急性、亚急性和慢性三种。急性甲状腺炎多是由细菌感染引起的化脓性炎症，较少见。亚急性和慢性甲状腺炎病变特点见表 15-3。

表 15-3　甲状腺炎的主要类型

		病因	大体改变	镜下特点
亚急性甲状腺炎（肉芽肿性甲状腺炎）		病毒感染	甲状腺呈不均匀结节状增大，质实，橡皮样。与周围组织有粘连	似结核结节的肉芽肿形成，但无干酪样坏死。多量中性粒细胞浸润形成微小脓肿
慢性甲状腺炎	慢性淋巴细胞性甲状腺炎（桥本甲状腺炎）	自身免疫性疾病	甲状腺弥漫性对称性肿大，质韧，被膜轻度增厚，与周围组织无粘连，切面呈分叶状	甲状腺实质广泛破坏，大量淋巴细胞浸润、淋巴滤泡形成，纤维组织增生
	纤维性甲状腺炎（慢性木样甲状腺炎）	不清	甲状腺中度肿大，病变呈结节状，质硬似木样，与周围组织明显粘连	甲状腺滤泡萎缩，小叶结构消失；大量纤维组织增生，淋巴细胞浸润

纤维性甲状腺炎与慢性淋巴细胞性甲状腺炎的主要区别：①前者向周围组织蔓延、侵犯、粘连；后者仅限于甲状腺内；②前者虽有淋巴细胞浸润，但不形成淋巴滤泡；③前者有显著的纤维化及玻璃样变，质硬。

（五）甲状腺肿瘤

1. **甲状腺腺瘤**（thyroid adenoma）　是甲状腺滤泡上皮发生的一种常见的良性肿瘤。多为单发，有完整包膜。根据组织形态学特点分为单纯型腺瘤、胶样型腺瘤、胎儿型腺瘤、胚胎型腺瘤、嗜酸细胞型腺瘤（又称 Hürthle 细胞腺瘤）、非典型腺瘤。结节性甲状腺肿与甲状腺腺瘤的诊断及鉴别要点为：①前者常为多发结节、无完整包膜；后者一般单发，有完整包膜；②前者滤泡大小不一致，一般比正常的大；后者则滤泡及滤泡上皮细胞大小较一致；③前者周围甲状腺组织无压迫现象，邻近的甲状腺内与结节内有相似病变；后者周围甲状腺有压迫现象，周围和邻近处甲状腺组织均正常。

2. **甲状腺癌**（thyroid carcinoma）　是原发甲状腺最常见的恶性肿瘤。其主要的组织学类型如下：

（1）乳头状癌：是原发性甲状腺癌最常见的类型，肿瘤生长慢，恶性程度较低，预后较好，但局部淋巴结转移较早。肿瘤呈球形，无包膜，部分病例有囊形成，囊内可见乳头，故称乳头状囊腺癌，肿瘤常伴有出血、坏死、纤维化和钙化。镜下见癌乳头分支多，乳头中心有纤维血管间质，间质内常见呈同心圆状的钙化小体，即砂粒体。癌细胞分化程度不一，细胞核常呈透明毛玻璃样。

（2）滤泡癌：比乳头状癌恶性程度高、预后差。肉眼观肿瘤呈结节状，包膜不完整，境界较清楚。镜下可见不同分化程度的滤泡。

（3）髓样癌：是由滤泡旁细胞发生的恶性肿瘤，属于 APUD 瘤。肿瘤单发或多发，可有假包膜。镜下：瘤细胞呈圆形、多角或梭形，瘤组织呈巢状或乳头状、滤泡状、旋涡状排列，间质内常有淀粉样物质沉着。电镜可见胞质内有大小较一致的神经内分泌颗粒。

（4）未分化癌：生长快，早期即有浸润和转移，恶性程度高，预后差。肿块较大，无包膜，广泛浸润、破坏，常有出血、坏死。镜下见癌细胞异型性明显，组织学上可分为小细胞型、梭形细胞型、巨细胞型和混合细胞型。

二、糖尿病

糖尿病（diabetes mellitus）是因胰岛素绝对或相对不足或靶细胞对胰岛素敏感性降低等而引起的糖、脂肪和蛋白质代谢紊乱的一种慢性疾病。其主要特点是高血糖、糖尿。临床上表现为多饮、多食、多尿和体重减少（即"三多一少"），可使一些组织或器官发生形态结构改变和功能障碍，并发酮症酸中毒、肢体坏疽、多发性神经炎、失明和肾衰竭等。本病发病率日益增高，已成为世界性的常见病。

糖尿病一般分为原发性糖尿病和继发性糖尿病。原发性糖尿病又分为胰岛素依赖型糖尿病（又称 1 型或幼年型，约占糖尿病的 10%）和非胰岛素依赖型糖尿病（又称 2 型或成年型，约占糖尿病的 90%）。1 型和 2 型糖尿病区别见表 15-4。

表 15-4　1 型和 2 型糖尿病区别

临床等特点	1 型	2 型
发病年龄	青少年	成年
发作类型	起病急，病情重，发展快	起病缓慢，病情轻，发展慢
遗传倾向	明显	不明显
HLA（主要组织相容性抗原）的关系	有关	无关
胰岛细胞抗体	+	−

续表

临床等特点	1 型	2 型
胰岛病变	早期为非特异性炎症,晚期表现为胰岛 β 细胞变性、坏死、消失,胰岛变小、数目减少和纤维化	早期病变不明显,后期 β 细胞减少,淀粉样变性
血胰岛素	明显降低	升高、正常或轻度降低

实习目的

1. 掌握单纯性甲状腺肿、毒性甲状腺肿的病变特点。
2. 熟悉甲状腺瘤和腺癌的病变特点。

实习内容及观察要点

大 体 标 本

15-1　单纯性甲状腺肿(simple goiter)

甲状腺弥漫对称性或不对称性肿大,重量增加,表面光滑或呈大小不等的结节状,被纤维间隔分隔。此标本处于结节期,切面示大小不等的多发性结节,内含棕黄色半透明胶冻样物质,伴有囊性变、出血、坏死和瘢痕形成(图 15-1)。

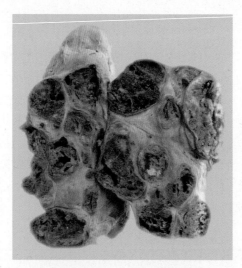

图 15-1　结节性甲状腺肿
甲状腺肿大,切面呈结节状,结节周围有纤维
结缔组织围绕,结节含有褐色胶质

15-2　毒性甲状腺肿(toxic goiter)

甲状腺弥漫性对称性肿大,表面光滑,质韧,切面紫红色,如"牛肉状"。

15-3　甲状腺瘤(thyroid adenoma)

腺瘤呈球形结节,表面光滑,有完整包膜。切面呈灰白色,实性,质地均匀,与周围甲状腺组织分界明显,肿瘤周围组织受压,瘤内可有出血、囊性变、纤维化或钙化。

15-4 甲状腺癌(carcinoma of thyroid)

肿瘤呈灰白色,无包膜,与周围甲状腺组织境界不清,呈浸润性生长。

显微镜切片

15-5 胶样甲状腺肿(colloid goiter)

大部分滤泡显著扩大,滤泡腔内有大量胶质贮积,滤泡上皮呈扁平状;部分增生滤泡较小(图15-5)。

15-6 毒性甲状腺肿(toxic goiter)

滤泡上皮增生呈高柱状,有的呈乳头状增生,并有小滤泡形成,滤泡腔内胶质稀薄,滤泡周边胶质可见许多大小不一的上皮细胞吸收空泡,间质有充血和淋巴细胞浸润(图15-6)。

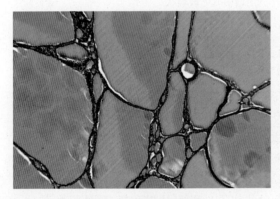

图 15-5 胶样甲状腺肿

滤泡显著扩大,滤泡腔内有大量胶质贮积,滤泡上皮呈扁平状,部分滤泡较小

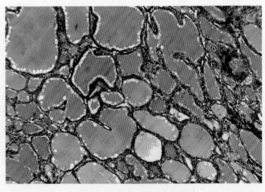

图 15-6 毒性甲状腺肿

滤泡上皮增生呈高柱状,有的呈乳头状增生,滤泡腔内胶质稀薄,滤泡周边胶质可见许多大小不一的吸收空泡

15-7 甲状腺滤泡性腺瘤(follicular adenoma of thyroid)

低倍镜下,瘤组织与正常甲状腺组织之间有包膜分开,与包膜外的甲状腺组织结构不同。高倍镜下,瘤组织由许多大小较一致、排列拥挤的小滤泡构成,滤泡圆形,由单层小立方上皮围绕而成,内含有胶质,细胞无核分裂象(图15-7)。

15-8 甲状腺乳头状癌(papillary carcinoma of thyroid)

癌组织呈分支乳头状,乳头中心有纤维血管间质,间质内可见砂粒体。乳头上皮呈立方状或柱状,单层或多层,细胞分化不一,核呈透明或毛玻璃状,无核仁,可见核沟(图15-8)。

15-9 甲状腺髓样癌(medullary carcinoma of thyroid)

肿瘤细胞呈圆形或多角形,呈实性巢片状、滤泡状排列,间质内有粉红色透明变性及淀粉样物沉着。

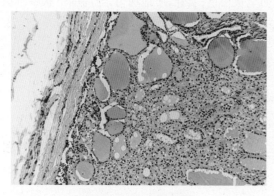

图 15-7 甲状腺腺瘤

瘤组织周围有包膜,瘤组织由许多大小较一致、排列拥挤的小滤泡构成,滤泡由单层小立方上皮围绕,多数滤泡内含有胶质

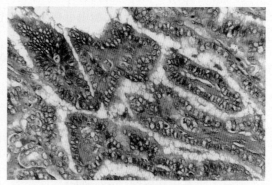

图 15-8 甲状腺乳头状癌

瘤组织呈分支乳头状,乳头中心有纤维血管间质。乳头上皮呈立方状或柱状,单层或多层,核呈透明或毛玻璃状

思考题

1. 患者为女性,28 岁。1 年前发现双眼突出,性情急躁,易怒,多汗,食欲旺盛,体重下降,双手震颤,甲状腺轻度肿大,可闻及血管杂音,心率 100 次/分。BMR(基础代谢率)+30%(正常+10%),甲状腺放射性核素[131]I 扫描显示甲状腺弥漫性增大。请思考毒性甲状腺肿和单纯性甲状腺的病变和临床表现有什么不同?毒性甲状腺肿的甲状腺病变特点是什么?“双眼突出”改变的病理学基础是什么?讨论其发病机制。

2. 患者女性,43 岁。颈部触及一包块。查体:肿块位于左颈部,边界清楚,表面光滑,质软,可随吞咽上下活动。B 超检查示:实性肿块。患者可能患哪种甲状腺疾病?如何与其他甲状腺疾病鉴别?

第十六章

神经系统疾病

理论纲要

掌握 流行性脑脊髓膜炎和流行性乙型脑炎的病因、病理变化和临床表现。
熟悉 神经系统疾病的基本病变。
了解 阿尔茨海默病及 Parkinson 病的病变特点及中枢神经系统疾病常见并发症。

一、神经系统疾病的基本病变

(一) 神经元及其神经纤维的基本病变

1. **神经元的基本病变** **神经元急性坏死**:表现为核固缩,胞体缩小变形,胞质尼氏小体消失,HE 染色胞质呈深红色,因此称红色神经元,继而出现细胞核溶解消失,残留细胞轮廓或痕迹称为鬼影细胞。**单纯神经元萎缩**:神经元胞体及胞核固缩、消失,无明显的尼氏小体溶解,一般不伴炎症反应。**中央性尼氏小体溶解**:神经元肿胀变圆,核偏位,核仁增大,胞质中央尼氏小体崩解,进而溶解消失,或仅在细胞周围区有少量残留,胞质呈苍白均质状。**包涵体形成**:见于某些病毒感染和变性疾病,如 Parkinson 病患者黑质神经元胞质中的 Lewy 小体,患狂犬病时海马和脑皮质椎体细胞胞质中的 Negri 小体。**神经原纤维变性**:镀银染色法在阿尔茨海默病等的皮层神经元细胞质中可显示神经原纤维变粗,并在胞核周围凝结卷曲呈缠结状,又称神经原纤维缠结。

2. **神经纤维的基本病变** **轴突损伤和轴突反应**:轴突损伤表现为轴突肿胀和运输障碍。轴突反应,或称 Waller 变性,是中枢或周围神经轴索被离断后,轴突出现的一系列变化,包括轴索断裂,髓鞘崩解脱失,吞噬细胞增生、吞噬。**脱髓鞘**:Schwann 细胞变性或髓鞘损伤导致髓鞘板层分离、肿胀、断裂,并崩解成脂滴,进而完全脱失称脱髓鞘。

(二) 神经胶质细胞的基本病变

1. **星形胶质细胞的基本病变** **肿胀**:星形胶质细胞核明显增大、染色质疏松淡染。**反应性胶质化**:星形胶质细胞的增生和肥大,形成大量胶质纤维,最后成为胶质瘢痕。**淀粉样小体**:HE 染色中呈圆形、向心性层状排列的嗜碱性小体。**Rosenthal 纤维**:是在星形胶质细胞胞质和突起中形成一种均质性、毛玻璃样嗜酸性小体,呈圆形、卵圆形、长形和棒状,PTAH 染色呈红色至紫红色。

2. **少突胶质细胞的基本病变** **卫星现象**:一个神经元由 5 个或 5 个以上少突胶质细胞围绕称为卫星现象。

3. 小胶质细胞 **噬神经细胞现象**:是指坏死的神经元被增生的小胶质细胞或血源性巨噬细胞吞噬。小胶质细胞结节:中枢神经系统感染,尤其是病毒性脑炎时,小胶质细胞常呈弥漫性或局灶性增生,后者聚集成团,形成小胶质细胞结节。**格子细胞**:小胶质细胞或巨噬细胞吞噬神经组织崩解产物后,胞体增大,胞质中出现大量脂质小滴,HE 染色呈空泡状,称为格子细胞或泡沫细胞,苏丹Ⅲ染色呈阳性反应。

4. 室管膜细胞 各种致病因素均可引起局部室管膜细胞丢失,由室管膜下的星形胶质细胞增生,填充缺损,出现颗粒性室管膜炎。病毒感染可引起广泛室管膜损伤。

二、中枢神经系统疾病常见并发症

1. 颅内压升高及脑疝形成 侧卧位时脑脊液压持续超过 2kPa(正常为 0.6~1.8kPa),即为颅内压升高。因颅内占位性病变和脑脊液循环障碍所致的脑水肿,颅内压升高致脑组织移位,脑室变形,脑疝形成(扣带回疝、海马沟回疝及枕骨大孔疝)。

2. 脑水肿 脑水肿是指脑组织内液体过多贮积而引起脑体积增大的一种病理状态。常见脑水肿类型有血管源性脑水肿、细胞毒性脑水肿。发生脑水肿时,脑体积和重量增加,脑回宽而扁平,脑沟浅而窄,脑室缩小,白质水肿明显,严重的脑水肿常伴有脑疝形成。光镜下,血管源性脑水肿内可见血管和细胞周围间隙增大,脑组织疏松;细胞毒性脑水肿的神经元、神经胶质细胞及血管内皮细胞内过多水分积聚,致细胞体积增大,胞质淡染,而细胞外和血管周围间隙增大不明显。

3. 脑积水 脑室系统内脑脊液含量异常增多伴脑室持续性扩张状态称为脑积水。其发生原因为脑脊液循环通路阻塞、脑脊液产生过多或吸收障碍。肉眼观,脑室扩张,脑实质萎缩、变薄。光镜下,神经组织大部分萎缩、消失。

三、中枢神经系统感染性疾病

常见的中枢神经系统感染性疾病主要有流行性脑脊髓膜炎和流行性乙型脑炎,其病因、病变特点及临床表现见表 16-1。

表 16-1　流行性脑脊髓膜炎与流行性乙型脑炎的比较

	流行性脑脊髓膜炎	流行性乙型脑炎
病因	脑膜炎双球菌,靠飞沫传播	乙型脑炎病毒,由蚊虫叮咬传播
病变部位	软脑膜、蛛网膜及蛛网膜下腔,以大脑额叶、顶叶面最明显	脑实质,以大脑皮质、基底核和视丘最为严重
大体特点	脑脊髓膜血管扩张充血,蛛网膜下腔充满灰黄色脓性渗出物,覆盖于脑的沟回,导致结构模糊不清	脑回变宽,脑沟变浅。切面,脑实质有散在粟粒或针尖大的软化灶
镜下改变	急性化脓性炎症 蛛网膜血管扩张充血,蛛网膜下腔增宽,其内含有大量中性粒细胞,浆液及纤维素渗出,少量淋巴细胞、单核细胞浸润	血管改变和炎症反应:血管周围间隙增宽,淋巴细胞常围绕血管呈袖套状浸润。神经细胞变性坏死:神经细胞肿胀,尼氏小体消失,伴有神经细胞卫星现象及噬神经细胞现象。软化灶形成:呈疏松网状。胶质细胞增生:呈弥漫性或局灶性增生
临床表现	脑膜刺激症状;颅内压升高症状;脑脊液压力增高,呈混浊脓样;可找到脑膜炎双球菌	嗜睡、昏迷,重则脑神经麻痹,脑水肿、颅内压升高

四、神经系统变性疾病

1. **阿尔茨海默病**　阿尔茨海默病(Alzheimer disease,AD)是以进行性痴呆为主要临床表现的大脑变性疾病,是老年人群痴呆的最主要原因。本病的发病可能涉及 β-淀粉样蛋白(Aβ)和神经微管结合蛋白 tau 的沉积、炎症反应、遗传及认知损害等其他危险因素。病变特点为脑萎缩,脑回窄,脑沟宽,病变尤以额叶、顶叶及颞叶为著。切面,脑室呈代偿性扩张。光镜下表现为老年斑、神经原纤维缠结、颗粒空泡变性及 Hirano 小体形成。这些改变可见于无特殊病变的老龄脑,其数目增多达到诊断标准,具有特定分布部位,并结合临床才能作出 AD 的诊断。

2. **Parkinson 病**　Parkinson 病(Parkinson disease,PD)又称原发性震颤性麻痹,是一种纹状体黑质多巴胺能神经元损害导致的神经变性疾病,以运动功能减退为特征。因多巴胺型神经元的变性,导致多巴胺不足,而胆碱能神经功能相对亢进,造成神经功能紊乱。特征性的肉眼改变是黑质、蓝斑脱色。光镜下,该处的神经黑色素细胞丧失,残留的神经细胞中有特征性的 Lewy 小体形成。临床表现为震颤、肌强直、运动减少,姿势及步态不稳,起步及止步困难和假面具样面容等。

五、神经系统肿瘤

(一)中枢神经系统肿瘤

包括起源于脑、脊髓或脑脊膜的原发性和转移性肿瘤。常见的原发性肿瘤包括:胶质瘤、髓母细胞瘤、脑膜瘤。

1. **胶质瘤**　胶质瘤主要有星形细胞肿瘤、少突胶质细胞肿瘤和室管膜肿瘤。**星形细胞肿瘤**好发于大脑额叶和颞叶。肉眼观,肿瘤大小可为数厘米大的结节至巨大肿块不等,瘤体灰白色,质地或软或硬或呈胶冻状外观,并可形成大小不等的囊腔。光镜下,肿瘤细胞形态多样。其中弥漫性星形细胞瘤,预后较好;间变型星形细胞瘤,预后较差;胶质母细胞瘤,预后极差。**少突胶质细胞肿瘤**包括少突胶质细胞瘤和间变型少突胶质细胞瘤。前者是起源于少突胶质细胞或胶质前体细胞的分化比较成熟的肿瘤,好发于大脑皮质浅层。肉眼观,肿瘤呈灰红色,质软,伴有出血、囊性变和钙化。光镜下,瘤组织呈蜂窝状,瘤细胞呈圆形,大小一致,核居中,瘤细胞弥散排列,亦有环绕神经元呈卫星状排列的倾向。间质内血管呈丛状,可伴有不同程度钙化和砂粒体形成。**室管膜肿瘤**包括室管膜瘤和间变型室管膜瘤,可发生于脑室系统任何部位,尤以第四脑室最为常见。肉眼观,肿瘤呈球形或分叶状,边界清楚,切面灰白色或灰红色。光镜下,瘤细胞形态较一致,多呈梭形或胡萝卜形,胞质丰富,核圆形或椭圆形。瘤细胞围绕空隙呈腺管状排列形成菊形团,或围绕血管排列形成假菊形团,假菊形团中的瘤细胞以突起与血管壁相连。

2. **髓母细胞瘤**　髓母细胞瘤起源于小脑的胚胎性外颗粒层细胞,或室管膜下基质细胞。小儿多见,好发部位为小脑蚓部。肉眼观,肿瘤呈灰红色,鱼肉状。光镜下,瘤细胞呈圆形、卵圆形,胞质少、胞核深染,瘤细胞排列密集,形成具有诊断意义的 Homer-Wright 菊形团。本瘤恶性程度高,预后差。

3. **脑膜瘤**　脑膜瘤起源于蛛网膜帽状细胞(脑膜皮细胞)。好发于上矢状窦两侧,蝶骨嵴、嗅沟,小脑脑桥角以及脊髓胸段脊神经在椎间孔的出口处。易切除,预后最好。肉眼观,肿瘤界限清楚,包膜完整,呈球形或分叶状,局部与硬脑膜附着。切面灰白色,有砂粒感。光镜下,肿瘤细胞呈大小不等同心圆状或旋涡状排列,其中央的血管壁常有透明变性,以致钙化形成砂粒体。

(二)外周神经肿瘤

1. **神经鞘瘤**　神经鞘瘤起源于胚胎期神经嵴来源的神经膜细胞或施万细胞的良性肿瘤。肉眼观,肿瘤多呈圆形或分叶状,界限清楚,包膜完整,切面灰白色或灰黄色。光镜下,组织结构分为束状型(Antoni A 型)和网状型(Antoni B 型),两型可同时存在,多以其中一型为主。

2. 神经纤维瘤 神经纤维瘤多发生在皮肤或皮下,多发性神经纤维瘤又称神经纤维瘤病。肉眼观,肿瘤境界清楚,无包膜,切面灰白,质实,可见旋涡状纤维。光镜下,肿瘤组织由增生的施万细胞、神经束膜样细胞和成纤维细胞构成,伴有较多网状纤维和胶质纤维及疏松的黏液样基质。

实习目的

1. 观察中枢神经系统感染性疾病及肿瘤标本,掌握流行性脑脊髓膜炎和流行性乙型脑炎的病理变化及临床病理联系。
2. 熟悉常见神经系统肿瘤的类型及形态特征。

实习内容及观察要点

大 体 标 本

16-1　流行性脑脊髓膜炎(epidemic cerebrospinal meningitis)

脑膜血管扩张充血,病变区蛛网膜下腔充满灰黄色脓性渗出物,覆盖于脑沟、脑回表面,以致结构模糊不清,主要累及大脑凸面矢状窦附近(图 16-1)。

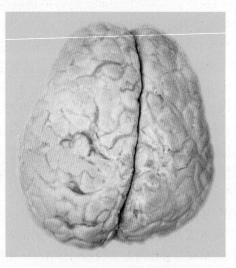

图 16-1　流行性脑脊髓膜炎
脑膜血管扩张充血,灰黄色脓性渗出物覆盖
于脑沟、脑回表面

16-2　流行性乙型脑炎(epidemic encephalitis B)

软脑膜充血,脑水肿,脑回变宽,脑沟变浅,切面皮质深层、基底核、视丘等部位可见散在粟粒或针尖大的半透明软化灶。

16-3　胶质瘤(glioma)

肿瘤为数厘米大小,瘤体呈灰白色,质地视瘤内胶质纤维多少而异,或硬或软或呈胶冻状外观,并可形成大小不等的囊腔,脑的原有结构因受挤压而扭曲变形。

显微镜切片

16-4　流行性脑脊髓膜炎(epidemic cerebrospinal meningitis)

蛛网膜下腔增宽,其中见大量中性粒细胞、浆液及纤维素渗出和少量淋巴细胞、单核细胞浸润,蛛网膜血管扩张充血(图16-4)。

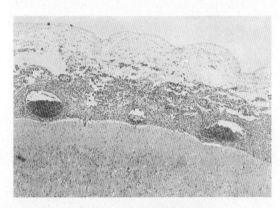

图 16-4　流行性脑脊髓膜炎
蛛网膜下腔充满大量脓性渗出物,脑膜血管扩张充血

16-5　流行性乙型脑炎(epidemic encephalitis B)

脑实质血管扩张充血,血管周围间隙增宽,淋巴细胞围绕血管周围间隙形成淋巴细胞套。神经细胞变性坏死,表现为神经细胞肿胀,尼氏小体消失,胞质内出现空泡、核偏位等,重者神经细胞核固缩、溶解,在变性坏死的神经细胞周围,常有少突胶质细胞围绕,即神经细胞卫星现象。小胶质细胞或血源性巨噬细胞侵入神经细胞内,即噬神经细胞现象,在脑实质内可见由神经组织液化性坏死而形成之筛网状软化灶,呈染色淡,质地疏松的筛网状。脑实质内常有增生的胶质细胞,呈弥漫分布或聚集成群而成胶质小结(图16-5a,b,c,d)。

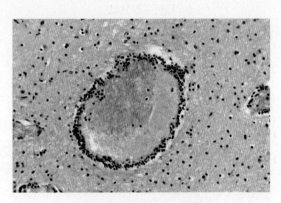

图 16-5a　流行性乙型脑炎
淋巴细胞呈围管性浸润

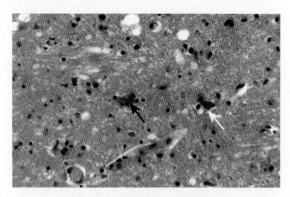

图 16-5b　流行性乙型脑炎
噬神经细胞现象及卫星现象,黑色箭头所指处为噬神经细
胞现象,白色箭头所指处为卫星现象

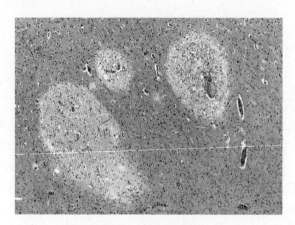

图 16-5c　流行性乙型脑炎
筛网状软化灶

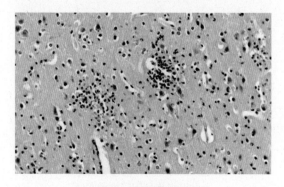

图 16-5d　流行性乙型脑炎
增生的胶质细胞

思考题

小病例分析

病史摘要：患儿，男，5 岁。因发热、呕吐 2 天，皮肤瘀斑 1 天入院。入院前两天开始发热、恶心、呕吐，呈喷射性，吐出胃内容物，在当地卫生院按感冒治疗，病情无好转，并发现皮肤出现瘀斑。

体格检查：急性重病容，体温 39.5℃，脉搏 125 次/分，呼吸 29 次/分，血压 100/70mmHg。颈强直，克氏征（+），躯干及四肢皮肤瘀斑增多。

实验室检查：外围血白细胞 23.2×10⁹/L；脑脊液中白细胞 3.3×10⁹/L。

入院后经抗感染，对症及支持疗法，不见好转，经抢救无效而死亡。

尸检摘要：大脑顶叶、额叶软脑膜血管高度扩张、充血，病变严重区域蛛网膜下腔充满灰黄色脓性渗出物，脑沟回模糊不清。镜下，脑膜血管高度扩张充血，蛛网膜下腔增宽，内有大量中性粒细胞、少量淋巴细胞、单核细胞及纤维素。脑实质轻度充血、水肿，神经细胞变性，胶质细胞增生。

讨论

1. 根据病历摘要及尸检记录，请作出病理诊断，分析病变与临床表现之间的联系。

2. 脑脊液检查对本病的诊断有何意义？

第十七章

感染性疾病

理论纲要

掌握 结核病的基本病理变化和转化规律;肺结核病的分类、各类型的病变特点及常见肺外结核病的病变特点;伤寒及细菌性痢疾的病变特点和临床病理联系;梅毒和尖锐湿疣的病变特点;阿米巴病及血吸虫病的病理变化。

熟悉 结核病、伤寒及细菌性痢疾的病因及发病机制;梅毒和尖锐湿疣的病因;阿米巴病和血吸虫病的病因及发病机制。

了解 钩端螺旋体病、流行性出血热、深部真菌病及棘球蚴病的病因和病变特点。

感染性疾病是指由病原微生物通过不同方式侵入,引起人体发生感染并出现临床症状的一组疾病。传染病除具有感染性疾病的特点外,还能够在人群中引起局部或广泛的流行。传染病的流行必须具备传染源、传播途径和易感人群三个基本环节。

一、结核病

结核病是由结核分枝杆菌引起的一种慢性肉芽肿性炎,其主要传播途径是呼吸道(占 95%),其次是消化道和皮肤(少见)。结核病的发生、发展受机体免疫力和变态反应的强弱以及感染的菌量及其毒力大小的双重制约。结核病中以肺结核最常见,也可见于全身各器官,典型病变为结核结节形成伴有不同程度的干酪样坏死。

(一)结核病的基本病理变化

1. **以渗出为主的病变** 出现于结核性炎症的早期或机体抵抗力低下,菌量多、毒力强或变态反应较强时,主要表现为浆液性或浆液纤维素性炎。好发于肺、浆膜、滑膜及脑膜。

2. **以增生为主的病变** 出现于人体免疫反应较强或细菌数量少、毒力较弱时,病变特征为形成具有诊断价值的结核结节。结核结节是在细胞免疫的基础上形成的,是由上皮样细胞、Langhans巨细胞以及外周局部集聚的淋巴细胞和反应性增生的成纤维细胞构成的结节状病灶,中央常有干酪样坏死。

3. **以坏死为主的病变** 出现于机体抵抗力低或变态反应强及结核杆菌数量多、毒力强时,上述以渗出为主和以增生为主的病变均可继发干酪样坏死。结核病灶由于含脂质较多呈淡黄色、均匀细腻,质地较实,状似奶酪,故称为干酪样坏死,镜下为红染无结构的颗粒状物。干酪样坏死对结核病病理诊断具有一定的意义。

渗出、坏死和增生三种改变往往同时存在而以某一种改变为主,而且可以互相转化。结核病基本病变与机体免疫状态的关系见表17-1。

表 17-1 结核病基本病变与机体的免疫状态

病变	机体状态		结核杆菌		病理特征
	免疫力	变态反应	菌量	毒力	
渗出为主	低	较强	多	强	浆液性或浆液纤维素性
增生为主	较强	较弱	少	较低	结核结节
坏死为主	低	强	多	强	干酪样坏死

（二）结核病的转化规律

结核病的发展和结局取决于机体的抵抗力和结核杆菌的致病力,可以转向愈合或恶化,见表17-2。

表 17-2 结核病的发展和结局

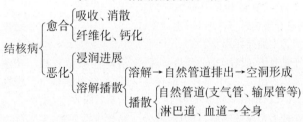

（三）肺结核病

1. **原发性肺结核病** 指机体第一次感染结核杆菌所引起的肺结核病,多见于儿童。病变特点为形成原发综合征,原发灶通常只有一个,常位于通气较好的上叶下部或下叶上部,直径 1～1.5cm,颜色灰黄,病灶中央常有干酪样坏死;继而结核杆菌沿淋巴管播散,引起结核性淋巴管炎和淋巴结炎,表现为淋巴结肿大和干酪样坏死。肺的原发病灶、淋巴管炎和肺门淋巴结结核共同形成原发综合征。原发性肺结核病的发展和结局见表17-3。

表 17-3 原发性肺结核病的发展和结局

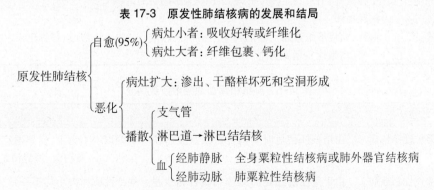

2. **继发性肺结核病** 机体再次感染结核杆菌所引起的肺结核病,多见于成年人。病变特点为:病变部位多从肺尖开始;病变常以增生为主,形成结核结节;病程长,进展慢,随机体抵抗力和变

态反应的消长,病变常有起伏,新旧病变交替出现。其与原发性肺结核病的比较见表17-4。继发性肺结核病的病理类型、病变特点及临床表现见表17-5。肺结核病血源播散所致病变见表17-6。

表 17-4　原发性和继发性肺结核病的比较

	原发性肺结核病	继发性肺结核病
结核杆菌感染	初次	再次
发病人群	儿童	成人
对结核杆菌的免疫力或致敏性	无	有
病变特征	原发综合征	病变多样,新旧病变并存,较局限,常见空洞形成
病变起始部位	上叶下部,下叶上部近胸膜处	肺尖部
主要播散途径	淋巴道或血道	支气管
病程	短,大多自愈	长,需治疗

表 17-5　继发性肺结核病的病理类型、病变特点和临床表现

类型	病变特点	临床特点	结局
局灶型肺结核	位于肺尖,直径 0.5~1cm,境界清楚,有纤维包裹,病变以增生为主,中央为干酪样坏死	无症状	自愈或发展成浸润型肺结核
浸润型肺结核	位于锁骨下,直径>2cm,境界不清,病变以渗出为主,中央有干酪样坏死,坏死物排出形成急性空洞	活动性肺结核表现,X 线见锁骨下云絮状阴影	痊愈或发展成干酪性肺炎、慢性纤维空洞型肺结核
慢性纤维空洞型肺结核	一个或多个厚壁空洞,自内向外分别为干酪样坏死、结核性肉芽组织和纤维结缔组织;新旧不一、大小不等、病变类型不同的病灶;后期肺组织严重破坏	结核中毒症状,痰中带菌(开放性肺结核),病程长,时好时坏,X 线可见厚壁空洞	强力治疗,空洞可瘢痕性愈合,或开放性愈合;可发展成肺源性心脏病
干酪性肺炎	干酪样坏死为主,伴浆液纤维素性渗出	病情危重	治疗不及时可迅速死亡
结核球	孤立的球形病灶,直径 2~5cm,位于肺上叶,有纤维包裹,中央为干酪样坏死	无症状,须与周围型肺癌鉴别	有恶化进展的可能
结核性胸膜炎	湿性(浆液纤维素性):渗出为主 干性(增生性):增生为主	胸腔积液	吸收、纤维化

表 17-6　肺结核病血源播散所致病变

类型	致病原因	病变特点
急性全身粟粒性结核病	由结核杆菌短时间内一次或反复多次大量侵入肺静脉所致	病变以增生为主,受累器官均匀密布粟粒大小、灰白色、境界清楚的小结节
慢性全身粟粒性结核病	由于急性期迁延而致或结核杆菌少量反复多次入血引起	病变性质和大小均不一致,同时可见增生、坏死和渗出三种病变

续表

类型	致病原因	病变特点
急性肺粟粒性结核病	为急性全身粟粒性结核病的一部分或肺内结核病灶中的病菌经静脉入右心，沿肺动脉播散于两肺所致	双肺见弥漫分布灰黄色或灰白色粟粒样小结节
慢性肺粟粒性结核病	由肺外病灶中的结核杆菌间歇性入血而致	病变新旧、大小不一，以增生改变为主
肺外结核病	由原发性肺结核病血源播散形成的潜伏病灶发展而来 淋巴道、皮肤伤口、消化道	可累及全身各器官

（四）肺外结核病

1. **肠结核病**　分为原发性和继发性两型。原发性者少见，多发生于小儿，一般由饮用带结核杆菌的乳制品所致，在肠形成原发综合征（肠的原发性结核性溃疡、结核性淋巴管炎及肠系膜淋巴结结核）。继发性肠结核多继发于活动性空洞型肺结核病。肠结核病的好发部位为回盲部，依其病变特点不同分两型：

（1）溃疡型：结核杆菌侵入肠壁淋巴组织，形成结核结节，以后结节逐渐融合并发生干酪样坏死，破溃后形成溃疡。典型的肠结核溃疡多呈环形，其长轴与肠长轴垂直，溃疡边缘参差不齐，一般较浅，底部有干酪样坏死，其下为结核性肉芽组织。愈合后多形成肠腔狭窄。

（2）增生型：以肠壁大量结核性肉芽组织和纤维组织增生为其病变特征，肠壁高度肥厚、肠腔狭窄。

2. **结核性腹膜炎**　多继发于溃疡型肠结核，表现为腹膜上有大量结核结节。根据病理特征分为湿性（特征为大量结核性渗出）、干性（大量纤维素渗出物机化可引起腹腔脏器粘连）和混合型（多见）。

3. **结核性脑膜炎**　多见于小儿，主要由结核杆菌经血道播散引起。病变以脑底最明显，蛛网膜下腔有多量灰黄色浑浊的胶冻样渗出物聚积，常见干酪样坏死，偶见灰白色结核结节。临床除结核中毒症状外，常有脑膜刺激征、颅内压升高表现和脑脊液异常。病程长者可由于脑实质内闭塞性血管内膜炎而致脑软化，蛛网膜粘连而致脑积水。

4. **泌尿生殖系统结核病**

（1）肾结核：常由肺结核病血道播散所致，患者多为20~40岁男性。多为单肾受累，好发于皮、髓质交界处或肾锥体乳头体内；以干酪样坏死为主，易形成空洞；多伴有输尿管和膀胱结核。临床表现为血尿、脓尿和膀胱刺激征，重者可致肾功能不全。

（2）生殖系统结核：男性多由尿道感染所致，病变器官有结核结节和干酪样坏死形成，以附睾结核多见。女性多由血道和淋巴道播散所致，以输尿管结核多见。均可引起继发性不育。

5. **骨与关节结核病**

（1）骨结核：多由血源性播散所致，多发生于儿童和青少年。好发于富含血管的松质骨，如长骨干骺端、短骨骨干和脊柱椎体等。病变常由骨松质内的小结核病灶开始，以后可发展为干酪样坏死型或增生型。干酪样坏死型可见明显干酪样坏死和死骨形成，病变常累及周围软组织，引起干酪样坏死和结核性肉芽组织形成，坏死物液化后在骨旁形成结核性"脓肿"，由于局部无红、热、痛，故又称"冷脓肿"。增生型较少见，以结核性肉芽组织形成为主。

（2）关节结核：多继发于骨结核，好发于大关节。病变通常开始于骨骺或干骺端，发生干酪样坏死，当病变发展侵入关节软骨和滑膜时则为关节结核。

6. 淋巴结结核病 多见于儿童和青年，以颈部淋巴结结核最常见。病变特点为干酪样坏死和结核结节形成，易成群受累、相互粘连，可穿破皮肤形成窦道。

二、伤寒

伤寒是由伤寒杆菌引起的急性传染病，病变特点是全身单核巨噬细胞系统细胞增生，以回肠末端淋巴组织的病变最为突出。临床主要表现为持续高热、相对缓脉、脾大、皮肤玫瑰疹及中性粒细胞和嗜酸性粒细胞减少等。人因食入被伤寒杆菌污染的食物而感染，菌体裂解时释放的内毒素是致病的主要因素，其发病机制如下：

伤寒杆菌→胃$\xrightarrow{\text{菌多、抵抗力低}}$小肠→肠系膜淋巴组织、肠系膜淋巴结→巨噬细胞吞噬、细菌生长繁殖$\xrightarrow{\text{经血流}}$全身单核巨噬细胞系统繁殖$\xrightarrow{\text{细菌、毒素入血}}$败血症、毒血症→胆囊内细菌随胆汁再入小肠→已致敏的肠壁淋巴组织过敏反应→肠黏膜坏死、脱落、溃疡形成

基本病理变化和分期 以巨噬细胞增生为主的急性增生性炎，增生活跃的巨噬细胞吞噬有伤寒杆菌、红细胞、淋巴细胞及细胞碎片，称之为伤寒细胞；伤寒细胞聚集成团，形成小结节即伤寒肉芽肿。伤寒肉芽肿（或伤寒小结）为其特征性病变，具有病理诊断价值。

伤寒肠道病变以回肠下段集合和孤立淋巴小结的病变最为常见和明显。按病变发展分为四期，每期大约持续一周，依次为：①髓样肿胀期：淋巴组织增生、肿胀、色灰红、质软，似脑回隆起于黏膜表面。②坏死期：局部肠黏膜坏死（过敏反应、内毒素、血液循环受阻等因素所致）。③溃疡期：坏死组织脱落后形成圆形或椭圆形溃疡，其长轴与肠的长轴平行。④愈合期：溃疡底部肉芽组织增生将其填平，溃疡边缘的上皮再生将其覆盖。

除累及肠道外，单核-巨噬细胞系统细胞增生还可引起肝、脾、淋巴结肿大，镜检可见伤寒肉芽肿和灶性坏死；心肌纤维颗粒变性及坏死；横纹肌凝固性坏死（又称蜡样变性）所致的肌痛和皮肤知觉过敏；细菌栓塞或毒素作用于皮肤小血管而出现淡红色小丘疹（玫瑰疹）；胆囊无明显病变，但伤寒杆菌可在胆汁内生存并繁殖，使患者成为慢性或终生带菌者。

三、细菌性痢疾

细菌性痢疾是由痢疾杆菌引起的一种假膜性肠炎。由食入被痢疾杆菌污染的食物而感染，是否致病取决于进入胃内的菌量、胃液的 pH 和细菌对肠黏膜上皮的侵袭力等多种因素。临床主要表现为腹痛、腹泻、里急后重、黏液脓血便。病变主要发生在大肠，以乙状结肠和直肠为重，大量纤维素渗出形成假膜为其特征，假膜脱落伴有不规则浅表溃疡形成。根据肠道病变的特征、全身变化及临床经过的不同，分为以下三种：

1. 急性细菌性痢疾

急性卡他性炎	黏膜充血、水肿、点状出血，中性粒细胞和巨噬细胞浸润
↓	
假膜性炎	渗出物中的大量纤维素与坏死脱落的黏膜上皮、炎细胞、红细胞及细菌一起形成特征性的假膜；假膜出现于黏膜皱襞的顶部，呈糠皮样
↓	
溃疡形成	假膜脱落，形成大小不等、形状不一的浅表"地图状"溃疡
↓	
愈合	一般不留痕迹

2. **慢性细菌性痢疾**　病程超过两个月,肠道病变新旧交杂,慢性溃疡边缘不规则,黏膜常过度增生而形成息肉,肠壁各层有慢性炎细胞浸润和纤维组织增生,致肠壁不规则增厚、变硬,可引起肠梗阻。

3. **中毒性细菌性痢疾**　多见于小儿。起病急,来势凶,全身中毒症状严重,肠道病变及症状轻。

四、钩端螺旋体病

钩端螺旋体病是由钩端螺旋体所致的一组自然疫源性急性传染病的总称。我国除少数省份外均有发病,尤以长江以南诸省较为常见。病理变化属急性全身中毒性损害,主要累及全身毛细血管,引起不同程度的循环障碍和出血,以及广泛的实质器官变性、坏死而导致严重功能障碍。炎症反应一般轻微。临床上表现为高热、头痛、全身酸痛和显著的腓肠肌痛、表浅淋巴结肿大、眼结膜充血、皮疹等全身感染症状。本病死亡率较高(约 5%),以黄疸出血型最为严重,患者多死于肾衰竭,或因肺出血而造成窒息。

五、流行性出血热

流行性出血热是汉坦病毒引起的一种由鼠类传播给人的自然疫源性急性传染病,又称肾综合征出血热。基本病变是全身小血管的出血性炎症,导致全身皮肤、黏膜和各脏器广泛出血,实质细胞变性坏死,以心、肾、垂体病变最为突出。临床以发热、出血、休克和肾脏损害为主要表现。

六、性传播性疾病

性传播性疾病指通过性接触而传播的一类疾病。传统的性病包括梅毒、淋病、软下疳、性病性淋巴肉芽肿和腹股沟淋巴肉芽肿。

(一)淋病

由淋球菌引起的急性化脓性炎症。是最常见的性传播性疾病,以 20~24 岁为高发年龄。男性病变从前尿道开始,可逆行蔓延到后尿道,并波及前列腺、精囊和附睾,不累及睾丸。女性病变主要累及外阴和阴道腺体,可逆行至子宫颈内膜及输卵管。严重者病变可有瘢痕形成,导致男性尿道狭窄和女性不育。临床特点、脓性分泌物的涂片及培养查见淋球菌有助于确诊。

(二)尖锐湿疣

由人类乳头瘤病毒引起的性传播性疾病,好发于 20~40 岁年龄组。好发于黏膜和皮肤交界处。男性主要位于阴茎冠状沟、龟头、系带、尿道口或肛门附近,女性则好发于阴唇、阴蒂、会阴部及肛周。病变表面凹凸不平,呈疣状颗粒、质软、淡红或暗红,或互相融合成菜花状团块。光镜:角质层轻度肥厚并角化不全;棘层肥厚、乳头瘤样增生、表皮突增粗延长,表皮浅层出现凹空细胞有助诊断,凹空细胞较正常细胞大,胞质空泡状,细胞边缘常残存带状胞质,核大居中,圆形、椭圆形或不规则形,染色深,可见双核或多核;真皮浅层毛细血管及淋巴管扩张,大量慢性炎症细胞浸润。免疫组化及原位杂交检测 HPV 有助于诊断。

(三)梅毒

由梅毒螺旋体引起的性传播性疾病;传染源为梅毒患者;传播途径主要为性交(95%以上),其次为输血、接吻、检查受染及母婴传播(先天性梅毒)。

1. **基本病变**

(1)闭塞性动脉内膜炎和小血管周围炎:闭塞性动脉内膜炎指小动脉内皮细胞及纤维细胞增

生,使管壁增厚、血管腔狭窄闭塞。小动脉周围炎指围管性单核细胞、淋巴细胞和浆细胞浸润。浆细胞恒定出现是本病的病变特点之一。

（2）树胶样肿:病灶灰白色,大小不一,肉芽肿质韧而有弹性。镜下结构类似结核结节,其不同点为:①结节中央为凝固性坏死,不如干酪样坏死彻底,弹力纤维尚存;②坏死灶周围肉芽组织中富含淋巴细胞和浆细胞;上皮样细胞及 Langhans 巨细胞较少;③必有闭塞性小动脉内膜炎和动脉周围炎;④树胶样肿后期可被吸收、纤维化,最后使器官变形,但绝少钙化。

2. **后天性梅毒**　根据病程分为三期:

（1）第一期梅毒(形成硬性下疳):发生于梅毒螺旋体入侵后 3 周左右,好发于阴茎头、子宫颈及阴唇,以局部单发为特点,局部淋巴结常肿大,大体观察为硬性下疳(质硬、底洁、边缘耸起之溃疡),病变部位镜下为闭塞性动脉内膜炎及血管周围炎。特染可见大量梅毒螺旋体,2~6 周自行愈合,但螺旋体仍在体内继续繁殖。

（2）第二期梅毒(形成梅毒疹):在下疳发生后 7~8 周发病,可累及全身皮肤和黏膜,伴全身淋巴结肿大,大体观察为多发性梅毒疹,镜下为典型的血管周围炎,内含螺旋体,传染性大。梅毒疹可自行消退。

（3）第三期梅毒(形成树胶肿):在感染后 4~5 年发病,病变累及内脏,特别是心血管、中枢神经系统、肝脏和骨骼,常引起结构破坏。树胶样肿纤维化、瘢痕收缩引起严重的组织破坏、变形和功能障碍。

3. **先天性梅毒**　分为早发性和晚发性,前者见于胎儿和婴幼儿,后者发生于 2 岁以上幼儿。

七、深部真菌病

由真菌引起的疾病称为真菌病。根据病变部位不同分为浅部真菌病和深部真菌病。浅部真菌病主要侵犯含有角质的组织,如皮肤、毛发和指甲等处,引起各种癣病;深部真菌病侵犯皮肤深层和内脏,常见于免疫抑制的个体如 AIDS、白血病、恶性淋巴瘤患者,发生于健康个体者罕见。真菌在人体引起的病变没有特异性,诊断依据是病灶中找到病原菌。常见的深部真菌病有假丝酵母菌病、毛霉菌病、曲菌病和隐球菌病。

八、寄生虫病

（一）阿米巴病

阿米巴病是由溶组织内阿米巴原虫感染引起的疾病。溶组织内阿米巴分包囊期和滋养体期,前者为感染型,后者为致病型。包囊随食物或水进入胃内,其囊壁具有抗胃酸作用,多能进入肠道,经肠液的消化作用,发育为滋养体。致病机制可能包括机械性损伤和吞噬作用、接触性溶解作用及免疫抑制和逃避。

1. **肠阿米巴病**　病变位于盲肠、升结肠,次之为乙状结肠和直肠。基本病变为组织溶解液化为主的变质性炎。

（1）急性期病变:早期肠黏膜为黄色点状坏死,后期形成口小底大烧瓶状溃疡,边缘呈潜行性,具有诊断意义。溃疡间黏膜正常。镜下,溃疡底部和边缘可见液化坏死组织,病灶周围组织充血、出血、少量淋巴细胞、浆细胞及巨噬细胞浸润。溃疡边缘与正常组织交界处可见阿米巴滋养体。临床表现:腹痛、腹泻,大便呈暗红色果酱样。粪便可找到阿米巴滋养体。

（2）慢性期病变:病变复杂,可见坏死、溃疡和肉芽组织增生,形成息肉及阿米巴肿。肠壁增厚,肠腔狭窄。

2. **肠外阿米巴病**

（1）阿米巴肝脓肿：是肠阿米巴病最常见的并发症，阿米巴滋养体经肠壁小静脉到达肝脏形成脓肿。脓肿为单个或多个，多位于肝右叶。肉眼观，脓肿大小不等，腔内容物呈棕褐色果酱样，其壁呈破絮状。镜下，脓肿壁有未彻底液化坏死组织，在坏死与正常组织交界处可查见阿米巴滋养体。临床上表现为发热、右上腹痛及肝大和压痛。

（2）阿米巴肺脓肿：少见，多由阿米巴肝脓肿穿过横膈直接蔓延而来。多位于右肺下叶，单发，脓肿腔内含咖啡色坏死液化物质。临床上咳出褐色脓样痰，其中可查到阿米巴滋养体。

（3）阿米巴脑脓肿：极少见，往往是肝或肺脓肿内的阿米巴滋养体经血道进入脑而引起。

（二）血吸虫病

血吸虫病是由血吸虫寄生于人体引起的疾病，人通过皮肤接触含尾蚴的疫水而感染，主要病变是由虫卵引起肝与肠的肉芽肿形成。血吸虫卵随粪便排入水中，卵内毛蚴成熟孵化，钻入钉螺体内，发育成尾蚴，再次入水，钻入皮肤、黏膜发育为童虫。进入肠系膜静脉的童虫发育为成虫。感染尾蚴后3周左右可发育为成虫。

1. **基本病变** 见表17-7。

表 17-7 血吸虫所致病变及其病变特点

血吸虫发育阶段	所致病变
尾蚴	引起尾蚴性皮炎。局部皮肤出现红色小丘疹，瘙痒。镜下表现为真皮充血，起初有中性粒细胞及嗜酸性粒细胞浸润，以后主要为单核细胞浸润
童虫	引起血管炎和血管周围炎。局部组织充血、水肿、出血及白细胞浸润
成虫	代谢产物能使机体发生贫血、嗜酸性粒细胞增多、脾大，肝、脾内巨噬细胞增生，增生的细胞常吞噬血吸虫色素
虫卵	主要沉着于乙状结肠及直肠壁和肝 急性虫卵结节由成熟虫卵所致。灰黄色，粟粒至绿豆大。镜下，结节中央为成熟虫卵，其表面附着放射状嗜酸性的棒状体，其周围为颗粒状坏死物质及大量嗜酸性粒细胞浸润，状似脓肿，称为嗜酸性脓肿 慢性虫卵结节镜下形态类似结核结节，故称假结核结节，中央为卵壳碎片及钙化的死卵

2. **主要器官的病变及后果**

（1）结肠：血吸虫在肠道主要侵犯乙状结肠和直肠。急性期，肠黏膜为表浅溃疡；慢性期，肠壁纤维化，息肉状增生，可并发肠腺癌。临床上伴有腹痛、腹泻症状。

（2）肝脏：急性病变呈粟粒或绿豆大小灰黄色结节。镜下，为小灶状坏死及急性虫卵结节；慢性病变为慢性虫卵结节及纤维化，形成粗大结节，结缔组织呈树枝状分布，故称干线型或管道型肝硬化。可引起腹腔积液、巨脾、食管静脉曲张等。

（3）脾脏：早期成虫代谢产物致单核巨噬细胞增生；晚期因门静脉高压致淤血性巨脾，临床出现脾功能亢进症状。

（4）异位血吸虫病：肺血吸虫病是常见的异位血吸虫病，在肺内可形成急性虫卵结节，X线照片似肺粟粒性结核。

（三）棘球蚴病

棘球蚴病也称包虫病，是人类感染棘球绦虫的幼虫（棘球蚴，或称包虫）所致的疾病。棘球蚴主要有细粒棘绦虫及多房(或泡状)棘球绦虫两种。

细粒棘球蚴病　食入被细粒棘绦虫的孕节或虫卵污染的水、食物,在体内发育成包虫囊,囊壁之外囊为一层纤维包膜,内囊为虫体本身,内囊壁外层为角质层,白色半透明状,如粉皮,镜下为红染平行的板层结构。内囊壁内层为生发层,向囊内形成生发囊,继而形成子囊;囊内为无色或微黄色液体,其中含具有抗原性蛋白。囊壁破裂则引起局部组织过敏反应。

棘球蚴可寄生在任何部位,肝最常见,肺次之,其他部位少见。

肝棘球蚴囊肿多为单发,位于膈面,囊肿增大压迫周围肝细胞使之萎缩、变性,其外纤维组织增生。主要并发症为继发感染、囊肿破裂致过敏性休克而死亡。

肺棘球蚴囊肿分原发性和继发性。囊肿多见于右肺下叶,常为单个。囊肿周围肺组织受压萎缩、纤维化。囊壁较薄易破裂,可引起支气管炎、窒息、包虫性胸膜炎。

实习目的

1. 观察原发性和继发性肺结核病的大体形态和镜下特征,体会各型之间的转归;掌握肺粟粒性结核病(以增生为主和以渗出为主)的镜下形态特点。

2. 观察常见肺外结核病的形态改变,掌握肠结核的形态特征。

3. 观察肠伤寒和细菌性痢疾的大体和镜下形态特征,比较几种肠道传染病的病变特点。

4. 观察尖锐湿疣的镜下形态特征。

5. 掌握肠阿米巴病及肠外阿米巴病的病变与临床病理联系。

6. 了解深部真菌病、钩端螺旋体病及流行性出血热的病变特征。

7. 了解其他常见寄生虫病的基本病变。

实习内容及观察要点

大 体 标 本

17-1　原发性肺结核病(primary pulmonary tuberculosis)

肺脏胸膜下可见一灰白的结核病灶,中心可见干酪样坏死,此为肺的原发性结核病灶,肺门淋巴结肿大,干酪样坏死,原发病灶和肺门淋巴结病灶间有淋巴管炎(肉眼常不易见到),三者共同形成原发综合征(图17-1)。

17-2　支气管淋巴结结核病

肺内原发病灶愈合,肺门淋巴结病灶扩大,并互相融合,中心干酪样坏死(图17-2)。

17-3　肺粟粒性结核病(pulmonary miliary tuberculosis)

双肺充血,重量增加,切面暗红,密布灰白或灰黄色粟粒大小的结节(粟粒性结核结节),病灶界限清楚,稍凸起于表面。病灶的数量多,大小一致,分布均匀(图17-3)。

17-4　全身粟粒性结核病(systemic miliary tuberculosis)

此标本可见肺、脾、肾等脏器内均匀密布大小一致,灰白色,圆形,境界清楚的小结节。

17-5　局灶型肺结核

病灶位于右肺尖下2cm处,直径约1cm,病灶境界清楚,中心为干酪样坏死,周围有纤维组织包绕。

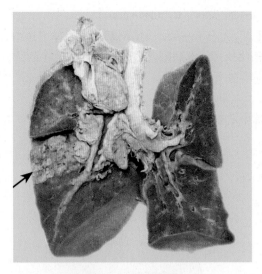

图 17-1　原发性肺结核

肺的原发性结核病灶、肺门淋巴结结核和淋巴管炎三者共同形成原发综合征(↑所示为原发性结核病灶)

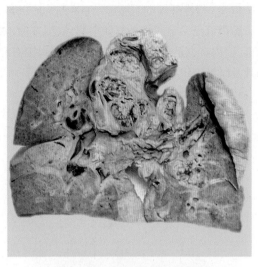

图 17-2　支气管淋巴结结核病

肺门淋巴结肿大、融合,中心可见干酪样坏死

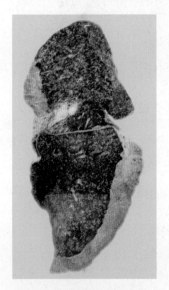

图 17-3　肺粟粒性结核病

肺内密布界限清楚、大小一致、分布均匀的灰白或灰黄色粟粒大小的结节

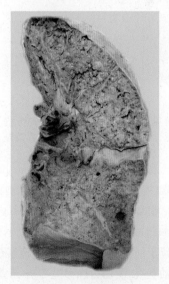

图 17-7　干酪性肺炎

肺内可见多个干酪性坏死病灶,部分坏死物质液化,形成空洞

17-6　浸润型肺结核(infiltrative pulmonary tuberculosis)

　　病变位于肺上叶,病灶境界不清,其中可见黄白色的干酪样坏死灶。部分区域可见急性空洞形成。

17-7　干酪性肺炎(caseous pneumonia)

　　肺上下叶内可见多个黄白色干酪性坏死病灶,部分坏死物质溶解,形成空洞(图 17-7)。

17-8　急性空洞性肺结核

　　肺内可见较大之新鲜结核空洞,空洞形态不规则,壁上有一些干酪样坏死物质,肺内其他部位可见散在的结核病灶。

17-9 慢性纤维空洞型肺结核（chronic fibro-cavernous pulmonary tuberculosis）

肺内可见一个或多个厚壁空洞，空洞多位于肺上叶，大小不一致、形态不规则，洞壁厚可达 1cm 以上，壁内有少量干酪样坏死物质，空洞周围有纤维组织增生，空洞附近的肺组织可见散在的结核病灶及纤维组织增生。

17-10 肺结核球（tuberculoma）

肺组织内可见一孤立的球形病灶，状如瘤块，其中心部分为干酪样坏死，周围有纤维组织包绕，境界清楚（图 17-10）。

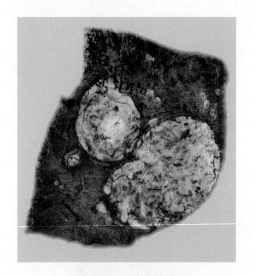

图 17-10 肺结核球
肺内可见两个球形病灶，其中心部分为干酪样坏死，周围有纤维组织包绕，境界清楚

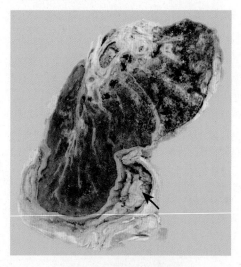

图 17-11 结核性胸膜炎
肺脏胸膜下可见纤维素性渗出物和干酪样坏死物（↑所示），机化后导致胸膜增厚粘连

17-11 结核性胸膜炎（tuberculous pleuritis）

纤维素性渗出物和干酪样坏死物机化，致胸膜增厚粘连（图 17-11）。

17-12 肠结核病（溃疡型）（intestinal tuberculosis，ulcerative type）

病变位于回盲部，溃疡呈带状环绕肠壁，其长径与肠轴垂直，溃疡边缘参差不齐，底部附有干酪样坏死物质。

17-13 肾结核病（tuberculosis of kidney）

肾髓质乳头部及肾盂大部分已为干酪样坏死所破坏，皮质内有空洞形成，肾盂及输尿管黏膜亦呈干酪样坏死（图 17-13）。

17-14 结核性脑膜炎（tubercular meningitis）

脑蛛网膜下腔内有黄色渗出物存积，并呈干酪样坏死，部分可见散在粟粒样结核结节，病变以脑底脑膜最为显著。

17-15 脊椎结核（tuberculosis of spine）

脊柱之一椎体及椎间盘完全为结核病灶所

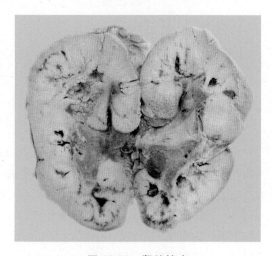

图 17-13 肾结核病
肾髓质乳头部及部分肾盂被干酪样坏死所破坏，皮质内有空洞形成

破坏,该处可见干酪样坏死物质。由于病变椎体不能负重,发生塌陷而成楔形,可造成脊椎后突畸形(图17-15)。

17-16　关节结核(tuberculosis of joint)

关节表面软骨破坏消失,骨质裸露,并有部分破坏。关节表面被覆干酪样坏死物(图17-16)。

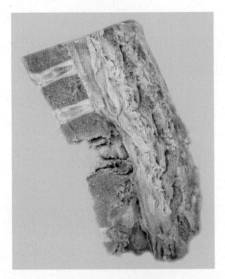

图 17-15　脊椎结核
病变锥体发生干酪样坏死,病变破坏椎间盘和邻近锥体,由于病变锥体不能负重,发生塌陷而成楔形

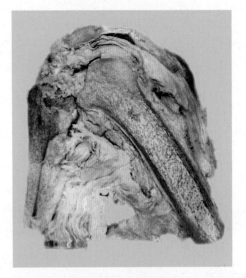

图 17-16　关节结核
膝关节表面软骨破坏消失,骨质裸露,并有部分破坏,表面被覆干酪样坏死物

17-17　附睾结核(tuberculosis of epididymis)

附睾体积增大,切面中心可见干酪样坏死。

17-18　腹膜及肠系膜淋巴结结核(tuberculosis of peritoneum and mesenteric lymph nodes)

肠管浆膜粘连,肠系膜淋巴结肿大,互相愈着形成团块,位于肠管之间,淋巴结结核中心干酪样坏死(图17-18)。

17-19　肠伤寒各期之回肠(typhoid fever)

髓样肿胀期:病变发生于回肠下段的集合和孤立淋巴小结。此标本回肠下段的淋巴组织明显肿胀,突出于黏膜表面,色灰红,质软,表面形似脑的沟回,故称为髓样肿胀期(图17-19)。

溃疡期:坏死组织崩解脱落,形成溃疡。溃疡边缘隆起,底部高低不平,因受累淋巴结的不同,溃疡的大小和形态亦不同,发生于集合淋巴小结者,溃疡较大,呈椭圆形,其长轴与肠的长轴平行;发生于孤立淋巴小结者溃疡较小,呈圆形。溃疡一般深及黏膜下层,坏死严重者可深达肌层及浆膜层,甚至引起穿孔。

17-20　细菌性痢疾之结肠(colon of bacillary dysentery)

结肠黏膜充血、水肿,肠皱襞顶部可见有假膜形成,初期如撒在黏膜面上的糠皮状物,随着病变发展融合成片。由于出血及胆色素的影响,假膜的颜色不一,假膜脱落后形成形状不整、互相融合、比较表浅的溃疡,故不易穿孔。

17-21　中毒型细菌性痢疾(toxic type bacillary dysentery)

结肠的孤立淋巴结和回肠的集合淋巴结均显著肿胀,但无明显假膜形成。

17-22　流行性出血热之心(heart of epidemic hemorrhagic fever)

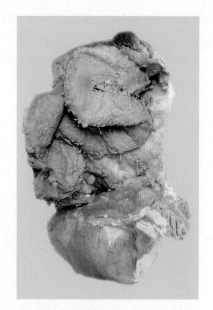

图 17-18　腹膜及肠系膜淋巴结结核
肠管浆膜粘连,肠系膜淋巴结肿大,互相愈着形
成团块

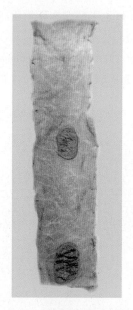

图 17-19　肠伤寒(髓样肿胀期)
回肠下段淋巴组织明显肿胀,突出于黏膜表
面,色灰红,质软,表面形似脑的沟回

右心房内膜下有广泛出血。

17-23　流行性出血热之肾(kidney of epidemic hemorrhagic fever)

肾脏皮髓交界带有明显出血,色黑红。髓质椎体部有坏死,呈黄白色。肾盂黏膜及肾脏被膜下
均见出血。

17-24　白色念珠菌病之食管(esophagus of white candidiasis)

食管黏膜病变部表面呈污垢白色,极为粗糙,有的地方已脱落坏死。

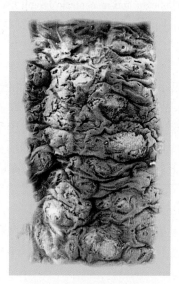

图 17-25　阿米巴痢疾结肠
结肠黏膜面有多数形状不规则的烧瓶状溃疡,溃
疡底可见棉絮状坏死组织

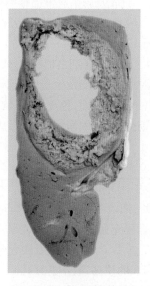

图 17-26　阿米巴肝脓肿
肝右叶有一较大脓肿,脓肿中心部坏死
物已流出,脓肿壁呈棉絮状

17-25　结肠阿米巴病（intestinal amoebiasis）

病变位于升结肠,肠黏膜坏死组织液化脱落,形成多个口小底大烧瓶状溃疡,溃疡间黏膜正常（图 17-25）。

17-26　阿米巴肝脓肿（amoebic liver abscess）

肝脏右叶切面可见一个大脓肿,脓液已流失,脓肿内壁残留破絮状灰白色坏死组织,脓肿周围有结缔组织包绕（图 17-26）。

显微镜切片

17-27　肺粟粒性结核病（以增生为主）（proliferative pulmonary tuberculosis）

肺内可见多数粟粒大小、分布均匀、大小相似的结核结节。结节境界清楚,中心为干酪样坏死,周围有多数上皮样细胞及少数 Langhans 巨细胞,最外层有淋巴细胞及成纤维细胞围绕。干酪样坏死物质呈粉染细颗粒状;上皮样细胞体积较大,胞质丰富,染色较淡,胞核呈椭圆形或梭形,染色质疏松;Langhans 巨细胞是一种多核巨细胞,胞体巨大,胞质丰富,胞核与上皮样细胞核相似,数量由十几个到几十个不等,呈花环状或马蹄形排列于细胞周边部。结节境界清楚,没有明显的病灶周围炎（图 17-27）。

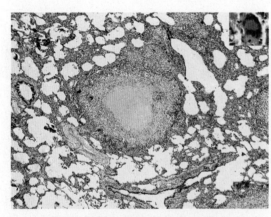 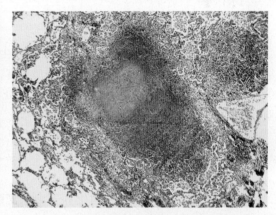

图 17-27　肺粟粒性结核病（以增生为主）

结核结节境界清楚,中央为干酪样坏死,周围绕有上皮样细胞、Langhans 巨细胞和淋巴细胞等;右上角插图示 Langhans 巨细胞

图 17-28　肺粟粒性结核病（以渗出为主）

结核病灶境界不清,中心干酪样坏死不彻底,病灶周围肺组织呈肺泡周围炎改变

17-28　肺粟粒性结核病（以渗出为主）（exudative pulmonary tuberculosis）

肺内可见多数粟粒大小、分布均匀的结核病灶。病灶境界不清,无典型的结核结节结构,中心干酪样坏死不彻底,可见核碎片;外围可见少量的上皮样细胞和 Langhans 巨细胞,周边部肺泡壁结构尚存,肺泡腔内大量纤维素性渗出物,肺泡壁充血、单核细胞及淋巴细胞浸润（图 17-28）。

17-29　肺结核球（tuberculoma）

中心为干酪样坏死物质,可见钙盐沉着和胆固醇结晶;周围可见少量上皮样细胞和 Langhans 巨细胞;最外层为大量纤维组织增生包绕和淋巴细胞浸润。

17-30　肠结核（溃疡型）（intestinal tuberculosis,ulcerative type）

肠黏膜表面可见溃疡形成,深及黏膜下层。溃疡底部为炎性渗出物,其下为结核性肉芽组织,周边部黏膜下层可见结核结节,浆膜有纤维素渗出。

17-31　结核性脑膜炎(tubercular meningitis)

蛛网膜下腔内充满大量浆液、纤维素、淋巴细胞和单核细胞等渗出物;可见结核结节,多位于血管周围或浸润血管壁;脑实质内血管扩张充血,偶见结核结节(图17-31)。

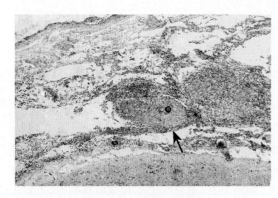
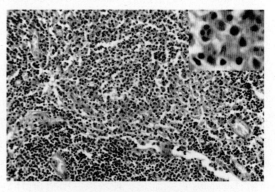

图17-31　结核性脑膜炎
蛛网膜下腔内充满大量浆液、纤维素、淋巴细胞和单核细胞等渗出物,可见结核结节(↑所示)

图17-32　肠伤寒(髓样肿胀期)
大量伤寒细胞聚集成团形成伤寒肉芽肿,右上角插图显示伤寒细胞

17-32　肠伤寒

病变处淋巴组织明显肿胀,其表面的黏膜发生萎缩。肿胀的淋巴组织内可见大量的巨噬细胞增生,形成伤寒肉芽肿,增生的巨噬细胞胞质丰富,染色浅淡,核圆形或肾形,常偏于胞体一侧,胞质中吞噬伤寒杆菌、受损的淋巴细胞、红细胞及坏死细胞碎屑。请同学们判断此为伤寒病变的哪一期(图17-32)。

17-33　细菌性痢疾(bacillary dysentery)

参见第四章炎症实习内容及观察要点4-21。

17-34　尖锐湿疣(condyloma acuminatum)

表皮角质层轻度增厚,细胞角化不全,棘层肥厚,呈乳头状瘤样增生,表皮突增粗延长;棘细胞层可见凹空细胞,细胞体积较正常大1~2倍,胞质空泡状,细胞边缘常残存带状胞质,核增大居中,圆形、椭圆形或不规则形,染色深,可见双核或多核;真皮层可见毛细血管及淋巴管扩张,慢性炎细胞浸润(图17-34)。

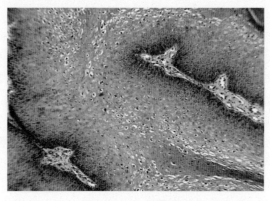

图17-34　尖锐湿疣
鳞状上皮乳头状增生,棘细胞层可见凹空细胞

17-35　肺曲菌病(aspergillosis of lung)

肺内有大块凝固性坏死,呈多发性,坏死灶中性粒细胞浸润(但未形成脓肿)和大量曲菌菌丝生长,有的侵入血管引起管壁坏死和出血。曲菌菌丝长短不一,呈杆状,有分支,并有明显的分隔,如分节状。

17-36　流行性出血热肾脏

肾间质血管明显充血,肾内尤以皮髓交界处有严重出血,出血处肾小管上皮坏死,有的肾小管腔内存在粉染之蛋白物质及少数红细胞。

17-37　肠阿米巴病(intestinal amoebiasis)

病变处肠黏膜及黏膜下层组织坏死溶解,形成溃疡,在溃疡边缘与正常组织交界处及肠壁的小静脉腔内可见阿米巴滋养体,呈圆形,体积较巨噬细胞大,核小而圆。病灶周围炎症反应轻,仅见充血、出血及少量淋巴细胞、浆细胞及单核细胞浸润(图 17-37a,b)。

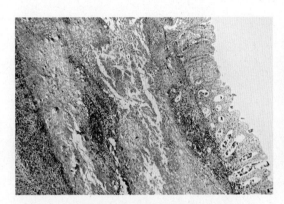
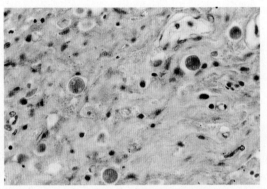

图 17-37a　肠阿米巴病

肠黏膜及黏膜下层组织坏死溶解,形成溃疡,
周围组织炎症反应较轻

图 17-37b　肠阿米巴病滋养体

阿米巴滋养体,呈圆形,体积较巨噬细胞大,
核小而圆

17-38　血吸虫病(schistosomiasis)

病灶呈结节状,结节中央为死亡的虫卵,卵壳破裂或钙化,周围为上皮样细胞、多核异物巨细胞及淋巴细胞,其形态类似结核结节,故称假结核结节。

17-39　肺吸虫病(paragonimiasis)

囊肿内有虫体、虫卵、囊肿周围为增生的纤维组织,因囊肿内有虫体存在,故称虫囊肿。

思考题

1. 在结核病的发病过程中,机体的免疫反应和变态反应如何发挥作用? 简述它们与结核病基本病变之间的关系。

2. 患者,男性,38 岁。近来感觉疲乏无力,夜间睡觉盗汗,时有午后低热,并出现咳嗽、咳痰。实验室检查血沉快,X 线见右上肺有片状模糊阴影,并见不规则透光区。该患者最可能的疾病诊断是什么? 其病理变化是什么? 病变转化方式有哪些?

3. 肠结核、肠伤寒、细菌性痢疾及肠阿米巴病均可导致肠道溃疡形成,请结合本章所学理论阐述它们的鉴别要点及形成原因。

4. 女性患者,患病已 3 周,有持续性高热、腹胀、腹泻,因中毒性休克死亡。尸检发现弥漫性腹膜炎,回肠孤立和集合淋巴小结肿胀、坏死和溃疡形成并肠穿孔,脾大。请根据以上症状和体征对其作出初步诊断。

5. 本章所学感染性疾病中哪些属于肉芽肿性炎症? 请阐述它们各自的病变特点。

6. 阿米巴痢疾与细菌性痢疾的病变特点和临床表现有何不同?

7. 血吸虫性肝硬化与肝炎后肝硬化病变特点及临床表现有何不同?

附录 1
临床病理讨论

临床病理讨论（一）（示例）

一、临床病历摘要

患者男性 38 岁,因上腹部疼痛,消瘦,乏力 10 个月于 2000 年 5 月 3 日入院。6 个月前曾因上述症状在医院行肝脏 B 超、CT 检查,诊断为"原发性弥漫性肝癌"行肝动脉化疗栓塞术,术中无不适。2000 年 5 月 12 日行第二次肝动脉化疗栓塞术,术前血压 18/12kPa(130/90mmHg),一般状态好,但术中患者出现呼吸困难、恶心呕吐,返回病房后呼吸困难加重,大汗,咳大量粉红色泡沫痰,血压增至 30/13kPa(225/97.5mmHg),以急性左心衰竭转入 ICU 病房。既往无高血压史。

查体:体温 38℃,脉搏每分钟 180 次,呼吸每分钟 30 次,血压 30/13kPa(225/97.5mmHg),神清,大汗,端坐呼吸。皮肤黏膜无黄染,颈软,颈静脉无怒张。胸廓对称,肺内满布干湿啰音,心率每分钟 180 次,律齐,各瓣膜区未闻及病理性杂音。腹部膨隆,无腹壁静脉曲张,肝下界于右锁骨中线肋下 6cm,剑突下 7.5cm,质硬,有压痛,表面不平滑、有结节,脾未触及,移动性浊音阴性,四肢无水肿。后经抢救治疗无效,临床死亡。

临床诊断:原发性肝癌,高血压Ⅲ期,急性左心衰竭。

二、尸检所见

尸检大体检查见到:心脏重 430g,左心室壁厚 1.8cm。腹部膨隆,肝脏明显增大,肝下缘位于右锁骨中线肋下 6cm,剑突下 6.5cm,以右叶增大明显,表面不平,切面有多个大小不等的结节,直径 0.5~5cm,灰红色,境界清,部分结节内有出血坏死,门脉及主要分支未见瘤栓,肝脏重 3770g。右肾上腺消失代之以巨大肿物(12cm×7cm×4cm),肿物顶部附着于肝右叶下,有轻度粘连,未侵及肾脏。肿物切面见包膜较厚,实质内有大小不等的囊腔,内含棕色胶样物,被纤维组织间隔分隔。

镜下:肝内结节及肾上腺肿物组织结构及细胞形态相同,肿瘤细胞大小相近,呈圆形椭圆形,胞质淡红色,部分呈颗粒状,核圆形,核仁清晰,染色质稀疏,瘤细胞排列呈巢或腺泡状,其间含有丰富的毛细血管样血窦和纤细的纤维间隔。肝的毛细血管内见到嗜酸性血栓样物,为栓塞化疗后的残余体,与其相应的肝及肿瘤内有大量凝固性坏死。经神经特异性烯醇化酶(NSE)和嗜铬细胞 A 颗粒免疫组化染色,瘤细胞胞质内含有阳性颗粒。电镜下胞质内可见神经内分泌颗粒。

镜下其他病理所见有:心肌细胞肥大,核深染。肺泡壁毛细血管扩张充血,弥漫性肺泡腔内含有粉染的水肿液。脾中央动脉玻璃样变。肾叶间动脉内膜增生。部分入球动脉玻璃样变,相应肾小球纤维化、玻璃样变。

三、病理诊断

1. 肝动脉栓塞术后(病历记载)
2. 恶性嗜铬细胞瘤,肝内广泛转移
3. 急性左心衰竭
4. 继发性高血压(高血压性心肌肥大,小动脉硬化性肾硬化,脾中央动脉玻璃样变)

四、诊断依据

尸检中见到右肾上腺消失代之以巨大肿物,肿物顶部附着于肝右叶下,未侵及肾脏,包膜较厚,实质内有大小不等的囊腔,内含棕色胶样物,被纤维组织间隔分隔。镜下肾上腺肿物的肿瘤细胞大小相近,呈圆形椭圆形,胞质淡红色,部分呈颗粒状,核圆形,核仁清,染色质稀疏,瘤细胞排列呈巢或腺泡状,其间含有丰富的毛细血管样血窦和纤细的纤维间隔。电镜下胞质内可见神经内分泌颗粒。神经特异性烯醇化酶(NSE)和嗜铬细胞A颗粒免疫组化染色呈阳性。根据肉眼及镜下形态特点,结合电镜和免疫组化观察结果,即诊断为肾上腺恶性嗜铬细胞瘤。尸检中见到肝明显增大,重量增加,以右叶增大明显,表面不平,切面有多个大小不等的结节,直径0.5~5cm,灰红色,境界清,部分结节内有出血坏死。镜下肝内结节与肾上腺肿物组织结构及细胞形态相同,说明此肿物为肾上腺恶性嗜铬细胞瘤在肝内广泛转移。

心脏重430g,左心室壁厚1.8cm(正常参考值:心脏重250~350g,左心室壁厚小于1.5cm),镜下心肌细胞肥大,核深染;脾中央动脉玻璃样变;肾叶间动脉内膜增生,部分入球动脉玻璃样变,相应肾小球纤维化、玻璃样变,这些病变支持高血压的诊断,而患者既往无高血压病史,所以高血压是嗜铬细胞瘤引起的,属于继发性高血压。

临床有呼吸困难,咯大量粉红色泡沫痰。镜下见到肺泡壁毛细血管扩张充血,肺泡腔内含有粉染的水肿液,即呈现急性肺淤血水肿的表现,提示患者有急性左心衰竭。

疾病发展过程:肾上腺恶性嗜铬细胞瘤引起肝内广泛转移;恶性嗜铬细胞瘤引起继发性高血压(高血压性心肌肥大,小动脉硬化性肾硬化,脾中央动脉玻璃样变),高血压导致急性左心衰竭。

五、死亡原因

突发性高血压导致急性左心衰竭致死。

临床病理讨论(二)

一、临床病历摘要

患者女性,62岁,因感冒后咳嗽加重,咳黄色黏液脓性痰并带血丝,发热,周身不适,食欲减退一周,于1998年2月4日入院。

既往史：七年半以前曾因发热、寒战、右胸部痛入院治疗，X 线见右肺下叶后底区有大片浓淡不均的阴影，经用抗生素治疗后好转。但胸部 X 线照片上仍留有境界清楚圆形阴影，直径为 1.5cm。一年后仍然以高热、畏寒、咳嗽、咳痰再次入院。X 线检查见右肺下叶阴影有所增大，边缘呈絮状。咳痰细菌学检查：结核菌(−)、真菌(−)，痰细胞学检查未查到癌细胞。经抗生素治疗，症状消退。出院时仍见右肺下叶底部有圆形阴影并有肺萎陷。本次入院前一年半，门诊复查 X 线下见右肺下叶之阴影稍扩大，在圆形阴影旁见有圆形透光区，并有液平面。

入院后体格检查：体温 38.9℃，脉搏 85 次/分，呼吸 22 次/分，血压 130/80mmHg，皮肤苍白，全身乏力。听诊：右肺下叶呼吸音低下，叩诊呈浊音，语颤增强，心脏正常，肝脾肋下未能触及。无水肿，无发绀，亦未见杵状指。

胸透：右肺下叶有弥漫之大片阴影，其中有数处透光区，并有液平面，边缘不清。右心较正常稍肥大。主动脉增粗，并见有钙化点。

痰液检查：发现有 G^+ 双球菌和链球菌。抗酸菌(−)，细胞学检查两次，均未发现肿瘤细胞。

血常规：白细胞 $13.8×10^9/L$，中性粒细胞百分比 65%、淋巴细胞百分比 25%、单核细胞百分比 5%。[正常参考值：白细胞 $(4~10)×10^9/L$，中性粒细胞百分比 50%~70%，淋巴细胞百分比 20%~40%、单核细胞百分比 3%~8%。]

经用大量抗生素治疗，体温降到 37.7~38.2℃。痰色黄黏稠仍带有血丝。于入院第 19 天开胸手术摘除右肺下叶。

二、切除右肺下叶病理检查（活检检查）

大体检查：肺叶背侧胸膜面有纤维性条索。切面见肺叶背段支气管腔内有一 2.5cm 的圆形、灰白色、质地坚硬肿物将支气管堵塞。支气管远侧端呈圆柱状扩张，腔内有脓性液体，肺门淋巴结肿大明显，大者如蚕豆。

显微镜下：肿物组织学切片形态如图（病理讨论图 2-1）所示。支气管远侧端黏膜面有破坏，支气管周围有大量纤维组织增生，其中有多数圆形空腔，腔内容为脓性渗出液。

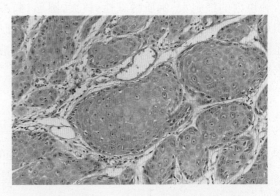

病理讨论图 2-1　右肺背段支气管腔内肿物

三、讨论题

1. 作出病理诊断，说出诊断根据。
2. 结合临床表现分析病变发展过程。

临床病理讨论（三）

一、临床病历摘要

患者男性 45 岁。近 4 年来逐渐出现食欲缺乏，时有恶心、呕吐，疲乏无力，体重减轻及下肢轻度水肿，有时鼻出血。近一个月来面色苍白，右上腹部胀痛逐渐加重，显著消瘦、衰弱，明显水肿。

查体:明显贫血貌,巩膜黄染(+),腹腔积液(+),肝下缘在肋下 1.5~2.0cm,质硬,表面不平滑,有压痛,脾在肋下 1.5cm,胸前有蜘蛛痣。

实验室检查:红细胞 1.5×10^{12}/L,血小板 110×10^9/L,血清总蛋白 40g/L,白蛋白/球蛋白 =1/1.2[正常参考值:红细胞$(4~5) \times 10^{12}$/L,血小板$(100~300) \times 10^9$/L,血清总蛋白 60~80g/L,白蛋白/球蛋白=1.5~2.5],硫酸锌浊度 15U,麝香草酚浊度 7U,碘反应(+),血清谷丙转氨酶 354U,黄疸指数 20U,双相反应,尿胆红素(+),甲胎蛋白(+),腹腔积液为淡黄色透明之液体。

钡餐透视:食管静脉曲张。

住院期间曾输血及对症治疗,于死前四日突然呕血 2 次,量达 900ml,以后反复出现黑便,陷入昏迷,抢救无效而死亡。

二、尸检所见

大体见:体表检查见明显黄疸,贫血貌。胸腔脏器:两肺下叶可见散在圆形肿物,肺动脉内见有血栓样固体物质充塞,粗糙松脆(与门静脉内血栓样固体物质相同)。食管静脉曲张、破裂出血。腹腔见有血性腹腔积液。肝脏:重 2070g,质硬,表面和切片由多数大小相似的结节组成,结节直径均为 0.2~0.6cm,结节周围有细的纤维间隔,肝内还有数个黄白色肿块,最大的直径 3.5cm,粗糙松脆,其中有坏死及出血,肿块散在于肝内各处。肝内门静脉右侧横枝为血栓样固体物质充塞,粗糙松脆。脾体积增大,脾重 340g,暗红色。

显微镜下:肝脏内纤维组织增生,围绕着许多假小叶。此外,肝内黄白色肿块显微镜下显示肿块内的细胞大,胞质嗜碱性,核大,圆形、椭圆形或不规则,大小不等,形状不一,核染色质积聚于核膜下,核仁明显,核分裂象多见,有的细胞排列成不规则条索状,细胞索之间有毛细血管窦。门静脉血栓样固体物质显微镜下除血液成分外,有许多大细胞,其形态及结构与肝内肿块相同。

三、讨论题

1. 作出病理诊断并指出诊断根据。
2. 分析临床症状、体征和化验检查结果与病变的关系。
3. 结合此病例运用有关理论,比较肝癌与肝硬化在病变发展及所引起的主要临床表现有何异同。

临床病理讨论（四）

一、临床病历摘要

患者男性 77 岁,未提供病历资料。家属自述死者因胸腹部感觉不适,请医生往诊,输液后死亡。家属考虑输液过敏死亡。

二、尸检所见

外表检查:男性尸体。发育正常,营养中等,两上臂内侧、左小腿内侧有多数、散在的出血斑点,背部尸斑明显。上肢和下肢尸僵存在。全身淋巴结未触及。双侧瞳孔等大同圆,直径为 0.6cm。

口鼻外耳道未见明显分泌物,外阴及肛门无异常。

胸腔检查:喉、气管、肺共重 1860g。喉头轻度水肿,右支气管腔内有少量血性液体,左支气管腔内有少量黏液,肺动脉内无栓子,肺呈灰黑色,肿大,无弹性,双侧肺上叶各见一大泡,肺内未触及实变区及硬结。食管未见异常。主动脉内膜散在硬化斑块,部分有溃疡形成,管壁坚硬,主动脉弓与左肺动脉各见一动脉夹层,长 2cm,与血管长轴平行。心脏重 320g,脏、壁两层光滑,心包腔少量淡黄色的液体;二尖瓣周径 9.5cm,三尖瓣周径 13cm,主动脉周径 8cm,肺动脉周径 7.5cm,左心室厚 1.5cm,右心室厚 0.2cm,各瓣膜未见异常。冠状动脉壁增厚,坚硬,腔小。

腹腔检查:腹部器官位置正常,腹腔内未见积液。肝重 1172g,体积 26cm×17cm×6cm。胆囊未见异常。脾重 90g,体积 12cm×7.5cm×2cm。左肾重 126g,体积 11cm×7cm×4cm,肾皮质厚 0.6cm,右肾重量及大小同左肾,肾盂黏膜光滑。肾上腺、胃肠、胰腺未见明显异常。

脑:重 1074g,脑底动脉硬化,枕骨大孔疝Ⅲ度。

显微镜下:部分组织切片图像见病理讨论图 4-1 及病理讨论图 4-2。

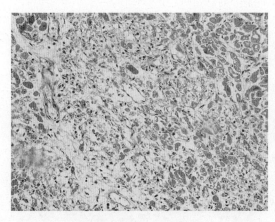

病理讨论图 4-1 心肌

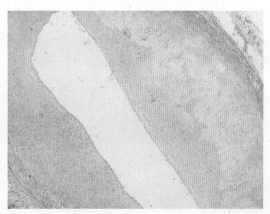

病理讨论图 4-2 冠状动脉

三、讨论题

1. 提出病理诊断及诊断依据。
2. 分析各种病变之间的关系及死亡原因。

临床病理讨论(五)

一、临床病历摘要

患者男性,50 岁,2002 年 8 月 9 日入院。

患者半年前发热、咳嗽,咳痰,当地医院诊断为肺炎,经抗感染治疗后好转。但病情总是反反复复。2 个月前开始咳痰带血,呼吸有些困难,去某县医院,X 线发现左肺门有蛋黄大块状阴影,经支气管镜取病理,诊断为肺癌。一月前患者出现右下肢疼痛难忍,明显消瘦,近日呼吸困难明显加重,并有吞咽困难,尿量减少,多方医治无效死亡。

二、尸检所见

外表检查:发育正常,营养差,极度消瘦。头颈、胸腹、四肢未见异常。

胸腔检查:双侧胸膜增厚,脏、壁层粘连,左肺门处肺内有一个直径为10cm肿物,肿物呈灰白色,质地硬,粗糙,与周围界限不清。左下肺还有一肿物,切开后有恶臭脓汁流出。肺门及纵隔处有数个肿大的淋巴结。心脏大小形态未见明显异常,二尖瓣周径11cm,三尖瓣周径13cm,主动脉周径8cm,肺动脉周径9.5cm,左心厚0.8cm,右心厚0.5cm。

腹腔检查:左右膈高在第5肋,肝于肋弓下10cm,剑突下6cm,表面、切面均见多个大小不等的灰白色结节。脾脏重230g,体积6.5cm×14cm×13cm,暗红色,质脆,切面刮之有泥浆样物。肾脏颜色深褐色,左肾重130g,体积11.5cm×5cm×2.5cm;右肾体积同左肾,重125g;双肾被膜光滑,肾盂黏膜光滑。胃肠道未见明显异常。

脑重量1300g,小脑扁桃体处有较深压痕为Ⅲ度脑疝。切面未见明显转移灶。

显微镜下:部分组织切片图像见病理讨论图5-1~图5-4。

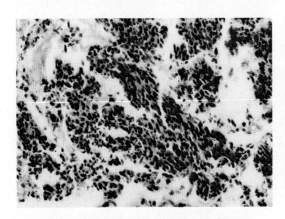

病理讨论图5-1　左肺门处肺内支气管肿物

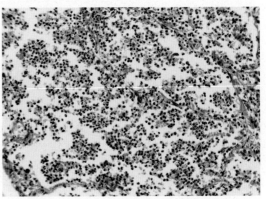

病理讨论图5-2　左下肺内大量中性粒细胞

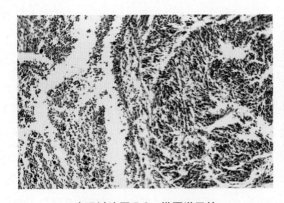

病理讨论图5-3　纵隔淋巴结

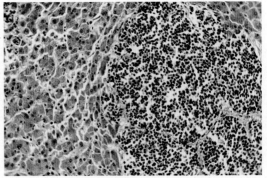

病理讨论图5-4　肝脏

三、讨论题

1. 提出病理诊断并列出诊断依据。
2. 结合临床表现分析病变发展过程,分析死亡原因。

临床病理讨论（六）

一、临床病历摘要

患者女性 47 岁。十年前曾患"乙型肝炎"，1998 年以来先后呕血 6 次，均经输血、对症治疗后好转。

于 2002 年 5 月 3 日，无明显诱因排柏油样便 4 次，轻度头晕乏力，恶心。5 月 6 日去某医院就诊，急诊以"上消化道出血、继发性贫血、肝硬化、脾大"收入消化内科，给予止血、对症治疗，黑便消失后，拟进行手术治疗而将患者转入外科。

体检：结膜苍白，巩膜无黄染，移动性浊音(+)，脾大，肋下 2cm，质地较硬，无压痛。

辅助检查结果：白细胞 $1.7×10^9$/L，红细胞 $2.72×10^{12}$/L，血红蛋白 64g/L，血小板计数 $41×10^9$/L，均明显低于正常[正常参考值：红细胞$(4\sim5)×10^{12}$/L，血红蛋白$(110\sim150)$g/L，血小板$(100\sim300)×10^9$/L]，凝血四项中纤维蛋白原降低。其余未见异常。乙肝两对半中 HbsAg(+)、HBcAb(+)，余未见异常（说明患者感染过 HBV）。

患者贫血较重，血小板较低，故输血 200ml，输血小板 2 单位，连输两天。5 月 13 日行脾切除。术后第八天突然持续性剧烈腹痛，有压痛、反跳痛，肌紧张明显。行剖腹探察，确定小肠静脉血栓形成，行部分小肠切除术。术后病情平稳。6 月 1 日下床活动时，患者突然出现意识不清，持续抽搐状态，经多方抢救无效死亡。

二、尸检所见

外表检查：发育正常，营养一般。头部外观正常，面色、结膜苍白，双侧瞳孔散大，口鼻外耳道未见异常。全身淋巴结未见肿大。四肢无畸形，肛门及生殖系统无异常。

胸腔检查：胸腔内未见积液。心脏大小形态未见明显异常。两肺灰黑色，柔软，未触及硬结。肺动脉主干未见血栓。

腹腔检查：腹腔各脏器位置正常。腹腔有淡黄色腹腔积液 1500ml，双侧膈肌高度均为第四肋下，肝脏大小为 29cm×18cm×5cm，重量为 1220g，肝表面凹凸不平，有无数大小相似的结节。脾已切除。食管静脉曲张。髂静脉腔内可见固体质块，质地较硬，与血管有些粘连。距回盲部 45cm 处有小肠吻合术后缝线，肠腔通畅。

脑：打开颅腔有脑脊液流出，脑回宽，脑沟窄，小脑扁桃体被挤入枕大孔，形成Ⅲ度脑疝。

显微镜下：部分切片图像见病理讨论图 6-1 及病理讨论图 6-2。

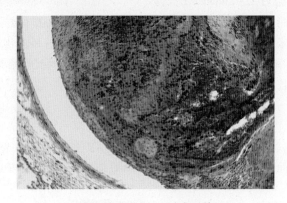

病理讨论图 6-1　肺内血管

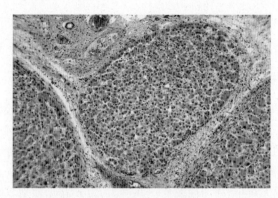

病理讨论图 6-2　肝脏

三、讨论题

1. 用中英文提出病理诊断,列出诊断依据。
2. 结合临床表现分析病变发展过程及死亡原因。

临床病理讨论（七）

一、临床病历摘要

患者男性,30 岁。全身及颜面水肿,血尿两周,恶心、呕吐两天,于 1999 年 5 月 22 日急诊入院。

患者于入院前十天左右曾有发热、咽痛、头痛,发病第三天开始出现眼睑水肿,尿色深,之后迅速出现全身水肿,尿少,全尿呈红色,近两天开始出现恶心、呕吐。

入院检查:全身水肿,以眼睑为重,脸色苍白,体温不高,血压 24/14.6kPa（180/109.5mmHg）,心率快,呼吸深大。

实验室检查:白细胞 $7×10^9$/L,红细胞 $2×10^{12}$/L,血红蛋白 50g/L[正常参考值:白细胞$(4~10)×10^9$/L,红细胞$(4~5)×10^{12}$/L,血红蛋白$(110~150)$g/L]。血肌酐 400μmol/L,尿素氮 14μmol/L,血清总蛋白 58g/L,白蛋白/球蛋白 = 1.2/1,K 2.6mmol/L,CO_2 结合力 28mmol/L[正常参考值:血肌酐 $50~120\mu$mol/L;尿素氮 $3~7.1\mu$mol/L;血清总蛋白 $60~80$g/L;白蛋白/球蛋白 = $(1.5~2.5)$/1;K $3.5~5.5$mmol/L;CO_2 结合力 $22~29$mmol/L]。

尿常规:尿太少,未测比重,蛋白(++),高倍镜下红细胞满视野,并有透明管型和细胞管型。

入院后经对症治疗未见好转,患者于 25 日出现咯血,逐渐加重,26 日出现心包摩擦音,27 日出现半昏迷,血压 22.6/13.3kPa（170/100mmHg）。30 日出现呼吸困难,心音弱,心跳快,肺内布满中小水泡音,于 31 日经抢救无效死亡。

二、尸检所见

大体检查:皮肤苍白、全身水肿;心脏较大,以左室左房扩张较明显,左室厚 1.3cm,心包有轻度纤维蛋白性炎。双肺表面和切面见多个暗红区域。肾脏体积未见明显缩小,表面色苍白,并有一些针尖大的出血点。

显微镜下:双肾见弥漫性肾小球多量细胞性新月体形成,压迫肾小球毛细血管袢,部分毛细血管祥见有纤维素样坏死,偶见肾小球纤维化、玻璃样变。肾小管上皮细胞变性,管腔内有红细胞及蛋白管型。间质弥漫多量淋巴细胞、巨噬细胞浸润伴轻微纤维化;小动脉内膜水肿增厚,部分管壁见有玻璃样变。肺灶状和大片状出血,出血灶内的肺泡腔内充满红细胞,弥漫性肺泡间隔血管明显扩张淤血,弥漫性肺泡腔内充满淡粉染水肿液。心外膜和心包腔内见有多量粉染纤维素。

三、讨论题

1. 请从病理变化及主要临床表现提出本病的诊断。

2. 解释水肿、CO_2 结合力及血肌酐、尿素氮的异常是怎样发生的? 是否有肾衰竭及心力衰竭? 并提出根据。

3. 从整个病程分析纤维蛋白性心包炎的成因。

附录 2

尸 体 剖 检

尸体剖检简称尸检,即对死者的遗体进行病理解剖和后续的显微镜观察,是病理学的基本研究方法之一。尸检对于病理学和医学科学的发展有着极其重要的意义。首先,在临床方面,通过尸检能够确定诊断,查明死因;协助临床总结在诊断和治疗过程中的经验和教训,以提高诊治水平。其次,在预防医学方面,尸检能及时发现和确诊某些传染病、地方病、流行病和新发生的疾病,为卫生防疫部门采取防治措施提供依据。此外,尸检在教学及医学研究方面也很重要。通过尸检不仅积累了各种疾病的人体病理材料,作为深入研究和防治这些疾病的基础的同时,也为病理学教学收集各种疾病的病理标本及提供临床病例讨论所需的材料,进一步充实与提高教学质量。由于种种原因,目前我国的尸检工作进行的还不够普遍,尸检率较低,因此,需要亟待立法和大力宣传尸检的意义。

为了使同学们对尸体剖检有一个比较全面的了解,将在下面将尸检用具、方法、记录格式作以简要介绍。

一、尸体剖检工作中的注意事项

1. 尸体剖检宜于死后最短期内进行。因为尸体虽然储于冷藏室内,其脏器仍可在短期内发生死后改变。若患者于死前患有高热,或死于炎热季节,则死后改变更快。严重时,病变常为改变所掩盖,妨碍诊断。

2. 观察者在进入尸检室时应着白衣,必须佩戴口罩。

3. 尸检室内态度要严肃、郑重、认真,严禁说笑打闹,对尸体应尊重。

4. 尸检前应了解病历。

5. 尸检时要经常保持尸检台、尸体及术者的清洁,不使血液或污水溅于尸检台之外。取心血培养等要严格灭菌手续。尸检完毕后严密消毒。如剖检传染病尸体时尤应注意消毒。

6. 尸检后要将尸体整形,缝好,擦洗干净。

7. 尸检所取的材料应立即置于固定液(一般用 10% 甲醛溶液)中保存,应用显微镜检查的材料,则必须在清水冲洗之前先切成小块,固定于充足的固定液内。大体脏器于固定时要尽量保持其原形。

8. 尸检工作完毕后应立即检查所见并写出大体检查记录,待镜下检查部分完成后结合病史作出结论。尸检材料及报告一定要按号排列,妥为保存,以备查用。

二、尸体剖检用具

1. 脏器刀　尖端,35cm×3cm,切大脏器用(附图 2-1)。

2. 截断刀　尖端,20cm×1.8cm,取颈部脏器及切开心脏用。

3. 解剖刀　尖端,7cm×1.5cm,切皮肤等用(附图 2-2)。

4. 脑刀　钝端,极薄,30cm×3.5cm,切脑用。

5. 解剖剪　大号——直剪,17cm(附图 2-3)。中号——直剪,14.5cm(附图 2-4)。

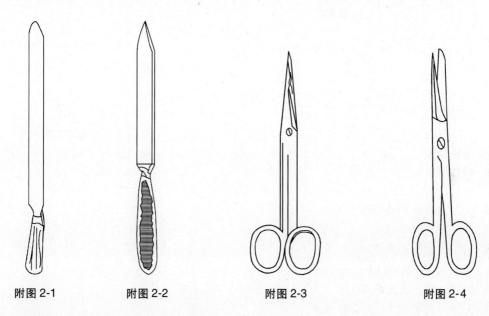

附图 2-1　　　　　附图 2-2　　　　　附图 2-3　　　　　附图 2-4

6. 肠剪　钝端,21cm,剪肠管用(附图 2-5)。

7. 软骨剪　21cm,剪肋骨或其他较硬组织用(附图 2-6)。

8. 镊子　有齿和无齿两种。

9. 脊椎锯　取脊髓用(附图 2-7)。

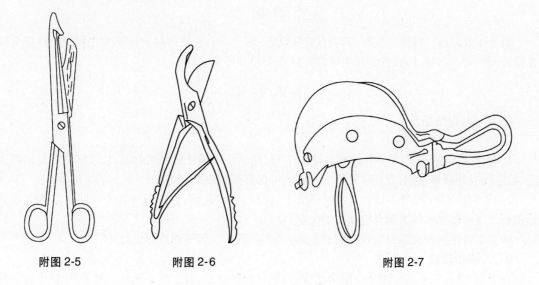

附图 2-5　　　　　附图 2-6　　　　　附图 2-7

10. 板锯　锯头骨或四肢骨用(附图2-8)。

11. 丁字凿　凿颅骨用(附图2-9)。

12. 骨膜剥离器　剥离颅骨骨膜用(附图2-10)。

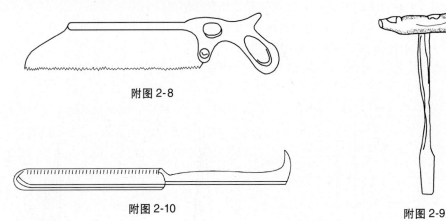

附图2-8

附图2-10

附图2-9

13. 金属锤。

14. 血管钳。

15. 探针。

16. 大三角缝针和缝合线。

17. 搪瓷量筒(500ml)。

18. 勺子　取体腔积液用。

19. 金属米尺　30cm以上并有明显刻度者。

20. 磅秤　5kg,量大脏器。

21. 天平　灵敏度1g,量小脏器用。

22. 体重秤。

三、尸体检查方法

尸体检查方法及观察顺序,简述如下(其应具体观察各项,参看记录表格)。

外 表 检 查

测量体重、身长、观察其发育,营养及皮肤状态,淋巴结。注意各种尸体腐败之程度。检查头部各器官、颈、胸、腹、背、四肢各部及生殖器等处有无异常征象。

体 内 检 查

(一)胸、腹壁切开

切皮之方法,可分两种:

1. 作丁字形切开(附图2-11),横线略向下弯、两端止于锁骨肩胛端附近,竖线起自胸骨柄部附近,沿中线绕过脐部左侧,直到耻骨联合。此法可保存颈部皮肤完整。

2. 作直线切开(附图2-12),自颌下部沿中线绕过脐部左侧,直到耻骨联合。此法取颈部器官较便利。故可根据尸体情况及检查需要决定。

胸部皮肤连同胸大肌自切线沿胸骨表面,剥离至腋线。腹部则沿切线剪开腹壁。

(二)腹腔检查

腹壁切开后,注意腹壁脂肪及肌肉之状态,观察腹膜状态,观察有无积液。测量肝、脾下缘及横

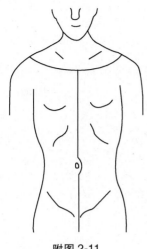
附图 2-11

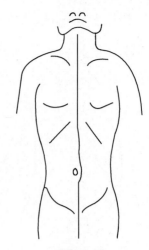
附图 2-12

膈高度。观察腹腔内各脏器之位置关系。

（三）胸腔打开及检查方法

方法如附图 2-13，先用软骨刀或解剖刀在肋骨与肋软骨交接部之内侧 1cm 处，从第 2 肋向下逐个切开，切断肋间肌，将胸骨提起与纵隔组织及膈肌剥离，注意勿损伤大血管，检查胸腔积液情况，然后用小解剖刀切开胸锁关节。

切断第 1 肋骨，即可将胸骨连肋软骨拿掉，检查胸部器官、胸膜及胸腔有无异常。

心包依心下缘弧度由心尖作弓形剪开。检查心包内有无粘连或积液。

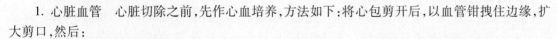
附图 2-13

（四）各脏器之取出及检查方法

各脏器之检查：首先应在体腔内原位进行，然后顺序取出，根据个别情况可将各脏器联合取出。

1. 心脏血管　心脏切除之前，先作心血培养，方法如下：将心包剪开后，以血管钳拽住边缘，扩大剪口，然后：

（1）用血管钳将右心耳向左拉。

（2）用烧红带柄铲烧灼右心耳左侧。

（3）用灭菌带橡皮头吸管自烧灼部插入心房，吸血约 2ml，送作细菌培养。

切取心脏时，将心提起，用刀或剪将各大静脉及动脉自心包根部截断，取出心脏检查，欲检有无肺动脉栓塞时可在取心脏之前，先切开右心室，剪开肺动脉检查。

心脏取出后，注意观察心脏之大小、形状、心外膜，然后切开。心脏切开方法如附图 2-14。

右心切开 {
1. 右心房剪开：沿上、下腔静脉入口之连线剪开右心耳。
2. 右心室剪开：自 1 线中心沿右心室冠状血管后降支与右缘间剪至心尖。
3. 肺动脉剪开：再沿心室中隔右侧，剪开右心室，剪向肺动脉。
}

左心切开 {
4. 左心房剪开：将四个肺静脉开口作 H 形剪开，剪开左心耳。
5. 自 4 线之中点，以尖刀沿左心室左缘切至心尖。
6. 再沿心室中隔左侧，切开左心室，并剪开主动脉。
}

检查房室中隔、心内膜、心肌、瓣膜及房、室腔、测量各瓣口长度及心室肌厚度，检查主动脉、肺动脉及冠状动脉，并测量心脏重量。

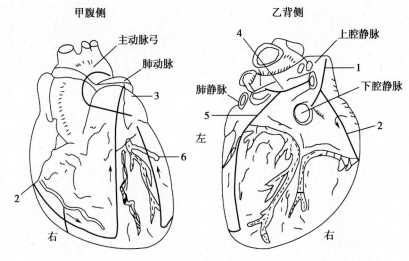

甲腹侧　　　　　　　　　乙背侧

主动脉弓

肺动脉

3

2

右

4

上腔静脉

1

肺静脉

下腔静脉

5

2

左

右

6

附图 2-14

2. 气管及肺　将两肺背侧剥离,使之游离,自气管切断,或连同颈部脏器,将两肺一同取出。检查两肺表面,测量重量。

（1）气管及支气管自前面剪开。

（2）切肺:先自上、下叶之大支气管内,各插入探针两个,将刀插入各对探针之间,然后向肺之侧面切开。

检查肺切面、气管黏膜及肺门淋巴结。

若肺内有严重传染性疾患,如广泛的结核病变,则可先从气管内灌入10%的甲醛溶液,固定几日后再切开检查。如需马上诊断时,可放在甲醛液内切开。

3. 小肠及结肠　自十二指肠出后腹膜处夹住后,切断肠管,然后沿肠与肠系膜附着部,将肠与肠系膜剥开、直至直肠部,夹住切断。将小肠及大肠取出,再沿肠与肠系膜附着部剪开肠管,检查肠内容物、肠黏膜、肠浆膜。

4. 胆道检查　在肝脏及十二指肠取出之前,先检查胆道,自腹侧面切开十二指肠下行段,露出壶腹,挤压胆囊,观察胆道是否通畅。必要时沿壶腹向上切开胆管,观察胆管内腔及黏膜。

5. 肝及胆囊　剪断肝脏横膈面之镰状韧带,肝后缘之附着部及肝门部之动静脉,将肝及胆囊一同取出,剥离胆囊后。测量肝之重量、大小,观察其被膜、颜色、硬度,再纵切成3~4片,观察其切面。

6. 脾　自脾门部切断血管等即可取出。测量重量、大小,检查包膜及硬度,纵切开后观察切面、颜色等。

7. 胃、十二指肠及胰腺　胃、十二指肠、胰腺与周围组织剥离,自贲门上端切断食管,必要时连同食管一同取出。

胃沿大弯剪开,继续剪至十二指肠,检查其内腔、内容及黏膜。

胰腺测量其重量、观察切面。

8. 肾脏及肾上腺　切开腰部后腹膜,分开肾周围之脂肪结缔组织,取出肾上腺及肾脏。

肾上腺测量其重量,横切数刀,检查其皮质,髓质。

切开肾脏时,以手握之,自外面切向肾门,再剪开肾盂、输尿管。检查包膜、切面、皮质、髓质、肾盂、输尿管黏膜及血管。

9. 颈部脏器　剥离颈部皮肤,用刀紧靠下颌骨将口腔底、软腭和咽后壁切断,将颈部脏器,或与肺一起取出,检查舌、扁桃体、咽喉、气管、食管、动脉、甲状腺、甲状旁腺。

10. 盆腔脏器　剥离盆腔周围之结缔组织,将膀胱、直肠、前列腺或卵巢、输尿管、子宫等自其下端离断,取出。

膀胱自腹侧面尿道部直线剪向膀胱底,直肠自背侧面纵剪开,检查其内腔黏膜。

11. 睾丸及附睾　以小刀自腹股沟内口插入阴囊扩大通路,将睾丸推入腹腔,断其精索,取出,将睾丸与附睾一齐纵切开,观察鞘膜及组织硬度。检查细精管组织。

12. 脑及脊髓　取脑之方法,如附图 2-15。

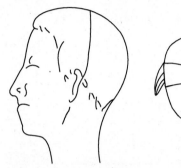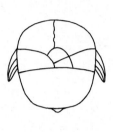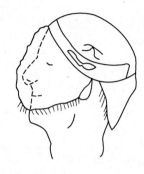

附图 2-15

（1）切头皮:绕颅顶连接两耳后切开。

（2）锯颅骨:作环行线,但前后两线在颞窝之下部要成 100°~120°,后线正中会合部要成 120°~150°,以免缝合后活动。

颅骨经锯开后,再用丁字凿凿开,揭去颅骨,环行切开硬脑膜,自大脑镰深处前端切断,拉过硬脑膜,露出大脑半球,然后自脑底切断各对脑神经再剪开小脑幕,再自延髓下方尽低切断,取出大脑、脑干及小脑。

检查脑膜、脑脊髓液及血管等,测量脑之重量前后及左右径,脑于固定后 5~6 天再切开。

切时步骤:

（1）取下脑干及小脑,自中脑部离断。

（2）将小脑干分开,自小脑脚切断。

（3）大脑自前向后作多数额切面(厚 1cm)。

脑干作多数横切面(厚 7~9cm),小脑作多数与小脑垂直之切面,观察各切面之灰质、白质、脑室及血管等。

取脊髓之方法:先沿脊柱,背侧正中线,自头颈部至脊椎部切开皮肤,剥离棘突及两侧之软组织,用脊柱锯沿棘突两旁锯开椎弓,将一串棘突夹下,即可露出脊髓神经根,取出脊髓,切忌挤压或弯曲脊髓。

沿前后正中线切开脊髓硬膜,固定后再用刀作多数横切面,检查各段脊髓。

四、记录表格

1. 外表检查　体重_____ kg。身长_____ cm。

发育:良好、中等、不良。

营养:良好、中等、不良。

皮肤:正常、苍白、青紫、黄疸、水肿、出血斑点_____。

尸僵:_____尸斑:_____尸体腐败:_____。

全身淋巴结:正常、肿大。

头部外观有无异常。

眼:

    结膜:苍白、出血小点,黄疸

    角膜:透明、混浊

    瞳孔:圆形、不整

    直径:左_____ cm、右_____ cm。

鼻:_____分泌物。

口唇:黏膜正常、苍白、青紫。

齿:缺、龋齿。

耳:_____分泌物。

颈部:_____

_____

胸廓:_____

_____

腹部:隆起、平坦、凹陷_____

_____

外生殖器:正常、发育不全_____

_____

四肢:_____

背部:_____

特殊发现:_____。

2. 腹腔检查　腹壁:紧张、松弛、皮下静脉扩张。

皮下脂肪_____厚_____ cm、色_____

腹膜:光滑、粗糙,色_____。

腹腔积液_____ ml,性质_____。

粘连

肝之下缘:位于肋缘下_____ cm,剑突下_____ cm。

脾之下缘:位于肋缘下_____ cm。

横膈膜高度:左第_____肋骨或肋间,右第_____肋骨或肋间。

膀胱扩张程度:膀胱底高于耻骨_____ cm,内容小便_____ ml。

特殊发现:_____。

3. 胸腔检查　胸腔积液:左侧_____ ml,右侧_____ ml。

性质:_____

胸膜粘连:_____

心包积液:_____ ml,性质_____粘连_____

胸腺:消失、尚存在,重量_____ g。

肺动脉:栓塞有、无,栓子直径_____ cm。

特殊发现:_____。

4. 心脏　重量_____ g,直径_____ cm,心外膜:平滑、光泽、绒毛状、出血点。

    卵圆孔:闭锁、不闭锁(直径_____ cm)。

    心室中隔缺损:无、有(_____ cm)。

心内膜:平滑、粗糙,有无心内血栓。

心肌:正常、柔软、有无脓肿、脂肪变。

各心室心房及瓣膜之检查:(包括心房心室,有无扩大肥厚、萎缩,各瓣膜之周径、厚度、透明否,有无赘生物,大小及性质,有无穿孔及变形等。肌腱细长或粗短。冠状动脉口畅通或闭塞,冠状动脉直或弯曲,有无硬化及血栓或主动脉之病变)_____。

各瓣叶之周径及心室肌壁厚度测量如下:

三尖瓣_____cm、肺动脉瓣_____cm、右心室壁_____cm

二尖瓣_____cm、主动脉瓣_____cm、左心室壁_____cm

5. 肺脏　重量:左肺_____g、右肺_____g

　　　　沉水试验:左_____浮、沉,右_____浮、沉

左肺:胸膜:平滑、光泽、粗糙、粘连。

切面:色_____干燥或湿润,有无泡沫样血水被挤出。

肺不张_____

_____。

肺气肿_____

肺实质_____

支气管:黏膜_____

_____

位置_____

_____。

血管:有无病变,肺门淋巴结有无肿大或其他病变。

特殊病变:_____

_____。

右肺:观察程序同左肺。

6. 脾脏　重量_____g,体积_____cm×_____cm×_____cm

肿大或缩小、色泽_____。

包膜:紧张、平滑、变厚、变皱。

切面:因包膜紧张而外翻。

脾小梁_____。

淋巴滤泡:增大、萎缩

脾髓:软、坚实、色_____

特殊变化_____

_____。

7. 肝脏　重量_____g,大小_____硬度_____颜色_____。

边缘_____表面_____包膜_____。

切面:小叶界限_____颜色_____。

特殊病变:_____。

8. 胆囊　黏膜_____整齐、平坦、水肿充血、胆汁性质_____。

有无胆石,胆石性质_____。

9. 胆道　胆总管:有无阻塞,有无肿瘤。

胆石:无、有,性质_____

瓦特壶腹通畅、阻塞_____。

10. 肾脏　左侧重量:＿＿＿＿＿＿g,大小＿＿＿＿＿cm×＿＿＿＿＿cm×＿＿＿＿＿cm。

　　　　　右侧重量:＿＿＿＿＿＿g,大小＿＿＿＿＿cm×＿＿＿＿＿cm×＿＿＿＿＿cm。

（1）左肾:包膜剥离　容易、不易;硬度＿＿＿＿＿＿＿,肾表面＿＿＿＿＿＿＿,颜色＿＿＿＿＿。

切面:皮质厚度＿＿＿＿＿＿cm。有无肿胀,条纹明显、不明、皮质髓质界限＿＿＿＿＿＿＿。

肾盂:＿＿＿＿＿＿正常、扩大。

黏膜:苍白、红色、出血点、有无结石,性质＿＿＿＿＿。

输尿管:正常、扩大、狭窄,位置＿＿＿＿＿＿＿＿＿＿＿＿＿。

特殊病变:＿＿＿＿＿＿＿＿＿＿＿＿＿＿＿＿＿＿＿＿＿＿＿＿＿＿＿＿。

（2）右肾:观察顺序同左肾。

11. 膀胱　黏膜苍白、红色,有无出血点、光滑、粗糙。输尿管开口处畅通、阻塞＿＿＿＿＿＿＿。

12. 男女生殖器　（男性包括前列腺、尿道、精囊、睾丸、附睾。女性包括阴道、子宫、输卵管、卵巢）。特殊病变:＿＿＿＿＿＿＿＿＿＿＿＿＿＿＿。

13. 胃　内容物＿＿＿＿＿＿＿＿＿ml,食物性质＿＿＿＿＿＿＿。

黏膜:(有无出血、糜烂、溃疡等)＿＿＿＿＿＿＿＿＿＿＿。

14. 十二指肠　黏膜(有无溃疡,寄生虫等)＿＿＿＿＿＿＿＿＿。

15. 小肠　黏膜＿＿＿＿＿＿＿平滑、粗糙,有无渗出物,渗出物之性质＿＿＿＿＿＿＿＿＿。有无穿孔。

肠腔有无阻塞,有无狭窄。

粪便性质:液、质软、干、柏油样、陶土样＿＿＿＿＿＿＿＿。

黏膜＿＿＿＿＿＿＿＿苍白、充血、水肿、溃疡及其他(如寄生虫、肿瘤、畸形)＿＿＿＿＿＿＿＿。

16. 大肠　观察程序同小肠＿＿。

17. 直肠　黏膜＿＿＿＿＿＿苍白、红色、溃疡及其他(如肿瘤、痔)＿＿＿＿＿＿＿＿＿。

18. 胰腺　重量＿＿＿＿＿＿g,出血、坏死、囊肿＿＿＿＿＿＿＿＿＿＿。

19. 肾上腺　两侧共重＿＿＿＿＿＿g,切面构造＿＿＿＿＿＿＿＿＿＿。

20. 颈部器官　（包括舌、咽、扁桃体、喉、气管、食管、甲状腺、甲状旁腺等）＿＿＿＿＿＿＿＿＿＿＿＿＿＿＿＿＿＿＿＿＿＿＿＿＿＿＿＿。

21. 脑　重量＿＿＿＿＿＿＿＿g,前后径＿＿＿＿＿＿cm、左右径＿＿＿＿＿＿＿cm。

硬脑膜＿＿＿＿＿＿＿平滑、增厚、粗糙、出血＿＿＿＿＿＿＿＿＿＿＿＿＿＿＿。

软脑膜＿＿＿＿＿＿＿平滑、出血＿＿＿＿＿＿＿＿＿。

有无渗出物,渗出物之性质及部位＿＿＿＿＿＿＿＿＿＿＿＿＿＿＿＿＿＿。

脑底动脉有无变化＿＿＿＿＿＿＿＿＿＿＿＿＿＿＿＿＿＿＿＿＿＿＿＿＿。

脑垂体:重＿＿＿＿＿＿g。

22. 颅腔　血窦内有无血栓,位置＿＿＿＿＿＿＿＿＿＿。中耳＿＿＿＿＿＿＿＿＿＿＿＿。

23. 脊柱　＿＿＿＿＿＿＿＿＿＿＿＿＿＿＿＿＿＿＿＿＿＿＿＿＿＿＿＿＿＿＿＿＿。

24. 骨及骨髓　骨取自于＿＿＿＿＿＿＿处、特殊改变＿＿＿＿＿＿＿＿＿。

骨髓取自＿＿＿＿＿＿＿＿＿＿＿＿＿处,苍白、红色、黄色。

25. 细菌培养

培养材料:

培养结果:

显微镜检查:

吉林大学白求恩医学部基础医学院病理学系

剖检临时记录　　　　尸检号：

姓　　名				剖检日期	20　年　月　日　时	
身　　长		体　重		主检医师		助手
瞳　　孔	左		右	特记事项：		
肝 前 缘		肋弓下				
膈　　高		脾下界				
腹腔积液						
胸腔积液	左					
	右					
心包积液						
心　　脏	重　量					
	大　小					
	二尖瓣					
	主 A 瓣					
	左心厚					
	三尖瓣					
	肺 A 瓣					
	右心厚					
肝　　脏	重　量					
	大　小					
脾　　脏	重　量					
	大　小					
肾　　脏	左	重　量				
		大　小				
	右	重　量				
		大　小				
肺　　脏	左	重　量				
		大　小				
	右	重　量				
		大　小				
甲 状 腺	重　量					
肾 上 腺	重　量					
胸　　腺	重　量					
胰　　腺	重　量					
	大　小					
垂　　体	重　量					
脑	重　量					
	大　小					

附录 3

活体组织检查

活体组织检查简称活检,即用局部切取、钳取、细针穿刺、搔刮和摘取等手术方法,从活体内获取病变组织进行病理诊断。由于活检所取的组织新鲜,固定后能基本保存病变的原貌,有利于及时、准确地对疾病作出病理诊断,可作为指导治疗和判断预后的依据;而且必要时还可在手术进行中作冷冻切片快速诊断,协助临床医生选择最佳的手术治疗方案;并能在疾病治疗过程中,定期活检可动态了解病变的发展和判断疗效;还可采用一些新的研究方法,如免疫组织化学、电镜观察和组织培养等对疾病进行更深入的认识及诊断。因此,活检是目前诊断疾病广为采用的方法,特别是对肿瘤良、恶性的鉴别具有十分重要的意义。外科病理学或称诊断病理学就是在活检的基础上建立起来的病理学分支。目前,活体组织检查已不局限于组织形态的变化,而更多基于对病变组织和整个机体的分子变化的认识。活体组织检查,不但能阐明病变,解决临床诊断需要,且通过这些取自生活机体的材料的积累,将大大有助于疾病过程、机制、甚至治疗效果的分析与总结。从实践中不断丰富及提高医疗与医学科学水平。随着诊断技术和外科学手术的进步,活体组织检查的范围也日渐广泛,一般可包括下列三大类:

一、诊断性活检

自病变部采取小块组织或穿刺组织,如内镜观察取材、肝脏活体组织穿刺、局部病变组织的切除、局部肿大淋巴结的摘除、肿瘤或溃疡、瘘管边缘小块组织切除以及刮宫等,以判定炎症或肿瘤性质,甚至早期发现肿瘤。

正确的病理诊断与临床医师采取标本的部位是否得当密切相关。以肿瘤为例:应选择肉眼最可疑为肿瘤组织而无坏死的地方采取标本,标本不宜过小,有时由于标本采取过浅,过小或已坏死常致诊断困难,甚至误诊。

此类标本采取时切忌挤压,采取后应立即固定于十倍于组织体积的固定液中(常用的为 10% 中性福尔马林,即 4% 中性甲醛),容器之出口大小不应妨碍组织的自由取放。

二、治疗性活检

手术切除之整个或部分脏器组织或摘除之肿瘤,如食管、胃肠、阑尾、脾、肾、肺叶、甲状腺、截肢、男女生殖器或单纯肿瘤摘除,皮下肿瘤等。这些比较大的标本,最好手术后即刻送检或立即予以固定。根据标本种类于固定前应采取不同方法检查处理,如胃肠等先行剪开,肺叶先行灌注固定等。避免标本材料因固定不及时或固定不当而造成变形、腐烂或干涸,影响观察及诊断。

三、术中快速活检

是指临床医师在实施手术过程中通过采取新鲜组织即刻送至病理科制成冷冻切片,要求病理医师快速诊断以确定手术方案有关的急会诊。目的在于:明确病变性质(如:是否肿瘤,肿瘤良恶性);确定恶性肿瘤扩散情况(如乳腺前哨淋巴结是否有转移);确定手术切缘有无肿瘤成分;鉴定切取组织类型(如是否为肠管)等。

活体组织检查系依组织或细胞的形态变化来确定诊断,所以将标本材料进行妥善固定是一个首要条件;同时要作出正确的病理诊断也必须由临床医生提供病人的临床资料(病史、症状及手术所见等)作为参考,所以送检时务必写出较详细的病历。现将病理检验申请单格式附在下面:

病理标本检查申请单

填写申请单前先请看注意事项！	病理标本检查申请单	（由病理室填写）

送检医院＿＿＿＿＿科别＿＿＿＿病室＿＿＿＿床号＿＿＿＿＿　门诊住院　号＿＿＿＿＿　病理号＿＿＿＿＿＿

姓名		性别		年龄		婚否		籍贯		职业	

注意事项

1. 申请单为存档资料，要求逐项详细填写，字迹清楚，并保持申请单的整洁，不得污损。
2. 标本须立即用中性甲醛液固定，标本瓶口必须大于标本横径。
3. 标本请勿自行切开，并请全部送检，如有特殊要求，请注明，如为骨标本请务必携带影像学图片。
4. 不符合上述要求的标本或申请单，病理科拒绝受理。

永久通讯地址

临床诊断（术后诊断）

病历摘要（有关之简要病史、身体检查、化验、其他特殊检查及治疗）

手术所见（务请注明肿瘤生长之确切部位，大小，与周围组织关系，送检标本之解剖关系）

标本采取部位及所采取组织名称（请填写确切，如取自不同部位，或需分别检查，请分瓶盛装）
第一瓶：　　　　　　　　　第三瓶：
第二瓶：　　　　　　　　　第四瓶：

以前如曾作过病理检查，请填写此栏。
检查医院：　　　　　　　检查日期：　　　　　病理号：
病理诊断：

标本保留或其他要求：

送检日期：20　　年　　月　　日　　　　送检医生：

此页各项均由病理室填写

大体检查：	标本处理： 陈列，科研， 教学，不保留 切片　　　张 照片　　　张 幻灯片　　　张 蜡块　　　块

记录者＿＿＿＿＿＿＿＿

1		2		3		4	
5		6		7		8	
9		10		11		12	

特殊项目检查：

冰冻病理诊断：

显微镜检查及病理诊断：

报告者＿＿＿＿＿＿＿　　20＿＿＿年＿＿＿月＿＿＿日

病理诊断与临床诊断对照　　　　符合　　　　不符合　　　　无法对照

活体组织病理学诊断是病理医师应用病理学知识、相关技术和个人专业实践经验,对上述临床送检的标本进行全面仔细检查,并需结合有关临床资料和其他辅助学检查,通过综合分析后作出的有关疾病的诊断。通常活检诊断(病理检查报告)的类型包括以下四类:

Ⅰ类:明确或基本明确的病理诊断,如:"急性蜂窝织炎性阑尾炎""皮下脂肪瘤""甲状腺乳头状癌""肺鳞状细胞癌""结肠中分化腺癌"等。

Ⅱ类:不能作出完全肯定的诊断,这类诊断通常在诊断病变名称前冠以"符合""考虑""倾向""提示""怀疑""不能除外"等名词;如:"考虑为非霍奇金淋巴瘤,建议做免疫组化染色进一步明确诊断""不除外低分化腺癌,请进一步结合临床"等。

Ⅲ类:描述性诊断,因送检标本检查不足以诊断某种疾病,如:"送检穿刺标本为纤维脂肪组织,其内见少许淋巴细胞浸润""送检为少许增生鳞状上皮成分,请结合临床"。

Ⅳ类:不能诊断,因送检标本过少、挤压、烧灼、自溶、干涸或组织处理不当等无法作出病理诊断,部分情况可建议再送检。

附录 4
正常脏器体积和重量

脏器		大小	重量(g)
心脏	心脏重量		250~300
	左右心房壁厚度	0.1~0.2cm	
	左心室壁厚度	0.8~1.2cm	
	右心室壁厚度	0.3~0.4cm	
	三尖瓣周径	11cm	
	肺动脉瓣周径	8.5cm	
	二尖瓣周径	10cm	
	主动脉瓣周径	7.5cm	
肺	左肺		325~480
	右肺		360~570
肝		28cm×20cm×7cm	1300~1500
脾		11.5cm×7.5cm×3.5cm	150~190
胰		16.0cm×5.5cm×1.5cm	90~120
肾(一侧)		11.5cm×5.5cm×3.5cm	120~140
脑			1100~1500
甲状腺		6cm×3cm×1.5cm	30~70
肾上腺(一侧)		(4~5)cm×(2.5~3.5)cm×0.5cm	5~6
胸腺		新生儿	13.26
		1~5岁	22.98
		6~10岁	26.10
		11~15岁	37.52
		16~20岁	25.58
		21~25岁	24.73
		26~35岁	19.87
		36~45岁	16.27
		46~55岁	12.85
		56~65岁	10.08
		66~75岁	6.00

附录 5

常规病理学技术

一、病理学组织切片制备及染色技术

（一）常规石蜡切片的制备

1. 取材与固定　切取组织时应使用锋利的刀、剪,切取组织块时,从刀的根部开始向后拉动切开组织。组织块的厚度为 0.2~0.3cm,大小为 1.5cm×1.5cm×0.3cm 为宜。取好的组织块用 10% 中性甲醛溶液固定 24~48 小时。

2. 包埋　先经梯度乙醇脱水后用二甲苯透明,然后入熔融的石蜡中浸透,每次 30 分钟,共 3 次,再包埋。

3. 切片　包埋好的石蜡块即可进行切片,切片的厚度为 5μm 左右。

（二）苏木精-伊红(hematoxylin and eosin,HE)染色方法

1. 脱蜡　主要用二甲苯脱蜡。

2. 梯度乙醇水化。

3. 自来水冲洗。

4. 苏木精染色　切片放入苏木精染液中浸染 5~20 分钟,染细胞核。自来水冲洗 3~5 分钟。

5. 1%盐酸乙醇分化 5~30 秒。自来水冲洗 1~3 分钟。

6. 弱碱性水溶液返蓝 30 秒~1 分钟。自来水充分冲洗 5~10 分钟。

7. 伊红染色　切片放入伊红染色液中,染细胞质 5~15 分钟。

8. 梯度乙醇脱水。

9. 二甲苯透明。

10. 中性树胶封片。

二、组织化学及免疫组织化学技术

（一）组织化学(histochemistry)

一般称为特殊染色,基本原理是通过应用某些能与组织细胞化学成分特异性结合的显色试剂,定位地显示组织细胞的特殊化学成分并保持原有的形态学改变,对一些代谢性疾病的诊断具有一定的参考价值。通过光镜或电镜观察,可以检测组织切片内的蛋白质、糖类、脂类、酶类、核酸与某些金属元素等。

1. 过碘酸雪夫氏染色(periodic acid-schiff stain,PAS 染色)　过碘酸是一种氧化剂,它能氧化

糖类及有关物质中的 1,2-乙二醇基使之变为二醛,醛与 Schiff 试剂结合,形成红色的取代色素而得到定位。PAS 染色可显示糖原、中性黏液物质、基底膜、软骨、垂体、霉菌及寄生虫等物质,是广泛应用的染色方法。在肾小球肾炎时 PAS 染色可显示基底膜和系膜区的改变。

染色方法:

(1) 切片按常规脱蜡水洗,再用蒸馏水洗涤。

(2) 0.5%~1%过碘酸水溶液氧化 5~10 分钟。

(3) 蒸馏水充分洗涤,至少 3 次。

(4) Schiff 试剂染 10~30 分钟。

(5) 倾去染液后,直接用亚硫酸冲洗液处理切片 3 次,每次 2 分钟,以达到分化。

(6) 自来水冲洗 5~10 分钟,使之显现出红色。然后蒸馏水洗 1 次。

(7) 明矾苏木精染核,自来水充分洗涤。

(8) 95%乙醇及无水乙醇脱水、二甲苯透明、中性树胶封固。

结果判定:PAS 阳性物质呈鲜紫红色,其他组织淡粉红色,细胞核呈浅蓝色。

2. 结缔组织的染色方法　一般所说的结缔组织是指纤维性结缔组织而言,其结构特点是细胞间质内基质外含有较多的纤维成分,主要是胶原纤维、弹性纤维和网状纤维,我们仅简述这三种纤维的常见染色方法。

(1) Mallory 三色染色法:常用于判定多种组织、器官的病变程度及修复情况,区分肿瘤组织中的纤维成分与平滑肌。

染色步骤:

1) 中性甲醛液固定组织,石蜡切片,常规脱蜡至水。

2) 切片入重铬酸钾液浸染 10 分钟。

3) 蒸馏水冲洗 2 分钟。

4) 酸性复红液浸染 2 分钟,蒸馏水稍洗。

5) 苯胺蓝液染 20 分钟,95%乙醇快速分化。

6) 直接用无水乙醇脱水,二甲苯透明,中性树胶封固。

结果判定:胶原和网状纤维呈蓝色。

(2) Van Gieson 苦味酸酸性复红法:可以显示组织、器官的损伤、修复及硬化情况,特别是用于鉴别肿瘤组织中的胶原纤维与平滑肌纤维,可为诊断提供重要依据。

染色步骤:

1) 织切片按常规脱蜡水洗。

2) Weigert 苏木素液染细胞核 5~10 分钟。

3) 自来水充分洗涤数分钟。

4) 显微镜检查细胞核的着色程度,过深可用 0.5%盐酸乙醇分化。

5) 自来水洗至变蓝后,用蒸馏水洗。

6) Van Gieson 液染 1~5 分钟。

7) 倾去染液,直接用 95%乙醇分化和脱水。

8) 无水乙醇脱水,二甲苯透明,中性树胶封固。

结果判定:胶原纤维呈深粉红色,肌纤维、胞质及红细胞呈黄色,细胞核呈棕黑色或蓝黑色。

(3) 网状纤维染色——Wider 染色法:可以用来显示病变组织网状支架的破坏情况。特别是在肿瘤病理诊断中,网状纤维染色对于鉴别来源于上皮组织和间叶组织的恶性肿瘤具有重要价值。

染色步骤:

1) 组织切片脱蜡至水。

2) 切片入 10%磷钼酸染 2~5 分钟。蒸馏水冲洗 5 分钟。

3) 1%硝酸铀染 5 秒。蒸馏水冲洗 10 秒。

4) 氧化银溶液染 5~10 分钟。

5) 95%乙醇速洗,1~2 秒。

6) 还原液还原 1~2 秒。蒸馏水冲洗 2 分钟。

7) 0.2%氯化金调色 2~20 秒。蒸馏水冲洗 5 分钟。

8) 入 5%硫代硫酸钠 2 分钟。蒸馏水冲洗 2 分钟。

9) 核固红染细胞核 5~10 分钟。水稍洗。

10) 常规无水乙醇脱水、二甲苯透明、中性树胶封固。

结果判定:网状纤维呈黑色、细胞核呈红色。

3. 脂肪的染色方法　　脂肪染色常用脂溶性色素,如苏丹Ⅲ、苏丹Ⅳ、油红 O 等。这类染料既能溶于有机溶剂如乙醇、丙酮内,又能溶于脂肪内。由于该类染料在脂质中溶解度较大,染色时染料便从染液中转移到被染的脂质中去,使脂质呈染液的颜色。主要用于显示组织脏器的脂肪变性和类脂质的异常沉着。

苏丹Ⅲ(Ⅳ)染色方法:

(1) 冰冻切片用 70%乙醇漂洗,不超过 30 秒。

(2) 切片入苏丹Ⅲ(Ⅳ)染液中 3~15 分钟或延长至 1 小时。

(3) 50%~70%乙醇分化,直至洗去切片上的浮色为止,蒸馏水洗。

(4) 用稀释 1 倍的明矾苏木精浅染核 1 分钟或稍长。

(5) 用滤纸将切片及周围的水分吸干。

(6) 用甘油或甘油明胶封固。

结果判定:脂肪呈橘黄色或橘红色,细胞核浅蓝色。

(二) 免疫组织化学(immunohistochemistry,IHC)

是指应用免疫学和传统的组织化学的原理,利用抗原抗体特异性结合反应对组织、细胞中的特定抗原(或抗体)进行定位和定性的一种染色技术。具有较高的敏感性和特异性,其特点是将形态学改变与功能、代谢变化结合起来,直接在组织切片、细胞涂片或培养细胞爬片上定位一些蛋白质或多肽类物质的存在,并可精确到亚细胞结构水平,利用计算机图像分析系统或激光共聚焦显微镜技术等可对被检物质进行定量分析。标记物为荧光、酶、免疫金银及铁标记技术等。

IHC 可用于各种蛋白质或肽类物质表达水平的检测、细胞属性的判定、淋巴细胞的免疫表型分析、细胞增殖和凋亡的研究、激素受体和耐药基因蛋白表达检测,以及细胞周期和信号传导的研究等。

染色步骤:

(1) 石蜡切片脱蜡至水(放入二甲苯中脱蜡后,梯度乙醇至水化)。

(2) 3% H_2O_2 室温孵育 5~10 分钟,以消除内源性过氧化物酶的活性。

(3) 蒸馏水冲洗,PBS 浸泡 5 分钟(如需采用抗原修复,可在此步后进行)。

(4) 5%~10%正常山羊血清(PBS 稀释)封闭,室温孵育 10 分钟。倾去血清,勿洗,滴加适当比例稀释的第一抗体或即用型第一抗体,37℃孵育 1 小时或 4℃过夜。

(5) PBS 冲洗,5 分钟×3 次。

（6）滴加适当比例稀释的生物素标记二抗（1% BSA-PBS 稀释）或滴加生物素标记二抗工作液,37℃或室温孵育 10~30 分钟。

（7）PBS 冲洗,5 分钟×3 次。

（8）滴加适当比例稀释的辣根酶标记链霉卵白素（PBS 稀释）或辣根酶标记链霉卵白素工作液,37℃或室温孵育 10~30 分钟。

（9）PBS 冲洗,5 分钟×3 次。

（10）显色剂显色（DAB 或 AEC）。

（11）自来水充分冲洗,梯度乙醇脱水,二甲苯透明,苏木精复染,中性树胶封片。

结果判定:在光镜下,阳性细胞显示出棕褐色（DAB）或鲜红色（AEC）。

附录6
英中文名词对照

A

acquired immunodeficiency syndrome, AIDS	获得性免疫缺陷综合征—艾滋病
acute appendicitis	急性阑尾炎
acute catarrh gastritis	急性卡他性胃炎
acute cholecystitis	急性胆囊炎
acute diffuse proliferative glomerulonephritis	急性弥漫性增生性肾小球肾炎
acute gangrenous appendicitis	急性坏疽性阑尾炎
acute hepatitis	急性肝炎
acute infective endocarditis	急性感染性心内膜炎
acute inflammation of omentum	大网膜急性炎
acute myeloid leukaemia, AML	急性髓系白血病
acute pulmonary congestion	急性肺淤血水肿
acute pyelonephritis	急性肾盂肾炎
acute rheumatic endocarditis	急性风湿性心内膜炎
acute severe hepatitis	急性重型肝炎
acute suppurative appendicitis	急性化脓性阑尾炎
air pollution	空气污染
alcoholism	酒精中毒
amoebic liver abscess	阿米巴肝脓肿
anal fistula	肛门瘘管
aneurysm	动脉瘤
angina pectoris	心绞痛
animal model	动物模型
anthrax meningitis	炭疽性脑膜炎
aortic atherosclerosis	主动脉粥样硬化
aortic valve insufficiency	主动脉瓣关闭不全
aortic valve stenosis	主动脉瓣狭窄
appendix mucocele	阑尾黏液囊肿

Aschoff body	阿绍夫小体
Aschoff cell	阿绍夫细胞
aspergillosis of lung	肺曲菌病
atheroma	粥瘤
atherosclerosis, AS	动脉粥样硬化
autoimmune disease	自身免疫病
autophagy	自噬

B

bacillary dysentery	细菌性痢疾
benign hypertension	良性高血压
biliary cirrhosis	胆汁性肝硬化
birth defect	出生缺陷
blood vessel thrombus	血管内血栓
body mass index, BMI	体重指数
brain metastasis of lung cancer	肺癌脑转移
bronchiectasis	支气管扩张

C

carcinoma of colon	结肠癌
carcinoma of esophagus	食管癌
carcinoma of pancreas	胰腺癌
carcinoma of the breast	乳腺癌
carcinoma of the lung	肺癌
cardiac atrophy	心脏萎缩
cardiac mural thrombus	心房附壁血栓
cardiomyopathy	心肌病
caseous necrosis	干酪样坏死
caseous pneumonia	干酪性肺炎
cavernous hemangioma of liver	肝内的海绵状血管瘤
cerebral atherosclerosis	脑底动脉硬化
cerebral hemorrhage	脑出血
cervical carcinoma	子宫颈癌
cervical intraepithelial neoplasia, CIN	子宫颈上皮内瘤变
chondroma	软骨瘤
chondrosarcoma	软骨肉瘤
choriocarcinoma	绒毛膜癌
chronic appendicitis	慢性阑尾炎
chronic atrophic gastritis	慢性萎缩性胃炎
chronic bronchitis	慢性支气管炎
chronic cervicitis	慢性子宫颈炎
chronic cholecystitis	慢性胆囊炎
chronic cor pulmonale	慢性肺源性心脏病

chronic fibro-cavernous pulmonary tuberculosis	慢性纤维空洞型肺结核
chronic gastric ulcer	慢性胃溃疡
chronic glomerulonephritis	慢性肾小球肾炎
chronic hypertrophic gastritis	慢性肥厚性胃炎
chronic myelogenous leukemia,CML	慢性粒细胞白血病
chronic pericarditis	慢性心包炎
chronic pulmonary congestion	慢性肺淤血
chronic pyelonephritis	慢性肾盂肾炎
chronic salpingitis	慢性输卵管炎
chronic tonsillitis	慢性扁桃体炎
classical Hodgkin lymphoma,CHL	经典型霍奇金淋巴瘤
coagulative necrosis of the kidney	肾凝固性坏死
colonic adenocarcinoma	结肠腺癌
colonic adenomatous polyposis	结肠腺瘤性息肉病
colon of bacillary dysentery	细菌性痢疾之结肠
concentric hypertrophy	向心性肥大
condyloma acuminatum	尖锐湿疣
coronary atherosclerosis	冠状动脉粥样硬化
coronary heart disease,CHD	冠状动脉性心脏病
cranial pressure atrophy	颅骨压迫性萎缩
crescentic glomerulonephritis	新月体性肾小球肾炎
cystic teratoma	囊性畸胎瘤

D

dermal ulcer	皮肤溃疡
diabetes mellitus	糖尿病
diffuse nontoxic goiter	弥漫性非毒性甲状腺肿
diffuse toxic goiter	弥漫性毒性甲状腺肿
dry gangrene	干性坏疽

E

eccentric hypertrophy	离心性肥大
emphysema	肺气肿
encephalic pressure atrophy	脑压迫性萎缩
endometrial adenocarcinoma	子宫内膜腺癌
engulfing	自吞
enteric adenoma	肠腺瘤
environmental and nutritional diseases	环境和营养性疾病
epidemic cerebrospinal meningitis	流行性脑脊髓膜炎
epidemic encephalitis B	流行性乙型脑炎
epiploon implantation metastasis of gastric mucinous carcinoma	胃黏液癌大网膜种植转移
epithelial papilloma of the bladder	膀胱乳头状上皮瘤
esophageal varices	食管静脉曲张

esophagus of white candidiasis	白色念珠菌病之食管
exudative pulmonary tuberculosis	肺粟粒性结核病（以渗出为主）

F

fibrinous inflammation	纤维素性炎
fibrinous pericarditis	纤维素性心包炎
fibroadenoma of the breast	乳腺纤维腺瘤
fibroma	纤维瘤
fibrosarcoma	纤维肉瘤
foreign body granuloma	异物肉芽肿

G

gastric mucinous carcinoma	胃黏液癌
glioma	胶质瘤
granulation tissue	肉芽组织

H

healing of bone fracture	骨折愈合
heart of acute Keshan disease	急性克山病之心脏
heart of chronic Keshan disease	慢性克山病之心脏
heart of epidemic hemorrhagic fever	流行性出血热之心
heart of hypertension	高血压之心
heart transplantation	心脏移植
hematoxylin and eosin	苏木精-伊红
hemorrhagic infarct of intestine	肠出血性梗死
hepatic fatty degeneration	肝脂肪变
hepatic hydropic degeneration	肝水变性
hepatocellular carcinoma	肝细胞癌
hereditary diseases	遗传性疾病
histochemistry	组织化学
Hodgkin lymphoma, HL	霍奇金淋巴瘤
hyaline degeneration of central arteriole of spleen	脾中央动脉玻璃样变
hydatidiform mole	葡萄胎
hydropic and hyaline degeneration of renal tubular cells	肾小管上皮细胞水肿和细胞内玻璃样变
hypothyroidism	甲状腺功能低下

I

immune deficiency diseases	免疫缺陷病
immunohistochemistry, IHC	免疫组织化学
infarction scar of kidney	肾梗死瘢痕
infiltrating type of gastric carcinoma	浸润型胃癌
interstitial pneumonia	间质性肺炎
intestinal amoebiasis	肠阿米巴病

intestinal polyp	肠息肉
intestinal tuberculosis, ulcer type	肠结核病（溃疡型）
intestine adenocarcinoma	肠腺癌
invasive ductal carcinoma of the breast	乳腺浸润性导管癌
invasive squamous cell carcinoma of cervix	子宫颈浸润性鳞状细胞癌
isolated myocarditis	孤立性心肌炎

K

keloid	瘢痕疙瘩
kidney congestion	肾淤血
kidney of epidemic hemorrhagic fever	流行性出血热之肾
kidney of hypertension	高血压之肾
kidney pressure atrophy	肾压迫性萎缩

L

laryngeal and tracheal diphtheria	咽喉及气管白喉
leiomyoma of uterus	子宫平滑肌瘤
lipoma	脂肪瘤
liquefactive necrosis	液化性坏死
liver abscess	肝脓肿
liver fatty change	肝脂变
liver metastasis of pancreaticcancer	胰腺癌肝转移
liver of acute myeloid leukaemia	急性髓系白血病之肝脏
lobar pneumonia	大叶性肺炎
lobular pneumonia	小叶性肺炎
lung cancer	肺癌
lupus nephritis	狼疮性肾炎
lymphangioma	淋巴管瘤
lymph node metastasis of breast carcinoma	乳腺癌淋巴结转移
lymph node of non-Hodgkin lymphoma	非霍奇金淋巴瘤之淋巴结
lymphocyte depletion, LD	淋巴细胞减少（型）
lymphocyte-rich, LR	富于淋巴细胞（型）

M

malignant hypertension	恶性高血压
mammary adenocarcinoma	乳腺腺癌
melanoma	黑色素瘤
membranoproliferative glomerulonephritis	膜增生性肾小球肾炎
membranous glomerulopathy	膜性肾小球病
metastasis carcinoma of the lymph nodes	淋巴结转移癌
minimal change glomerulopathy	微小病变性肾小球病
mitral insufficiency	二尖瓣关闭不全
mitral stenosis, MS	二尖瓣狭窄

mixed cellularity, MC	混合细胞(型)
mixed thrombus	混合血栓
moist gangrene	湿性坏疽
mucinous cystadenoma of ovary	卵巢黏液性囊腺瘤
multifocal type with numerous nodules of primary carcinoma of liver	结节型肝癌
myelo-proliferative neoplasms, MPN	骨髓增殖性肿瘤
myocardial infarction, MI	心肌梗死
myocardiopathy	心肌病
myocarditis	心肌炎
myocarditis due to immune-mediated reactions	免疫反应性心肌炎

N

Nabothian cyst	纳博特囊肿
nasal polyp	鼻息肉
nasopharyngeal carcinoma	鼻咽癌
necrotizing enterocolitis	坏死性小肠结肠炎
nephroblastoma	肾母细胞瘤
neurilemmoma	神经鞘瘤
nicotine	尼古丁
nodular lymphocyte-predominant Hodgkin lymphoma, NLPHL	结节性淋巴细胞为主型霍奇金淋巴瘤
nodular sclerosis, NS	结节硬化(型)
non-Hodgkin lymphoma, NHL	非霍奇金淋巴瘤
nutmeg liver	槟榔肝
nutritional diseases	营养性疾病

O

occupational disease	职业病
osteoma	骨瘤
osteosarcoma	骨肉瘤
ovary mucinus cystadenoma	卵巢黏液性囊腺瘤

P

papillary carcinoma of bladder	膀胱乳头状尿路上皮癌
papilloma of the skin	乳头状瘤
paragonimiasis	肺吸虫病
peptic ulcer disease	消化性溃疡病
perinatal infection	围产期感染
periodic acid-Schiff stain	过碘酸希夫染色
perisplenitis	脾周围炎
phlegmonous inflammation	蜂窝织炎
polypoid type of gastric carcinoma	息肉型胃癌
portal cirrhosis	门脉性肝硬化
post-necrotic cirrhosis	坏死后性肝硬化

pressure atrophy of liver	肝细胞压迫性萎缩
primary granular atrophy of the kidney	原发性颗粒性固缩肾
primary pulmonary tuberculosis	原发性肺结核病
proliferative pulmonary tuberculosis	肺粟粒性结核病（以增生为主）
pseudomembranous inflammation	假膜性炎
pulmonary abscess	肺脓肿
pulmonary artery embolism	肺动脉栓塞
pulmonary miliary tuberculosis	肺粟粒性结核病
purulent meningitis	化脓性脑膜炎

R

reactive hyperplasia of lymph nodes	淋巴结反应性增生
renal abscess	肾脓肿
renal cell carcinoma	肾细胞癌
renal clear cell carcinoma	肾透明细胞癌
renal coagulative necrosis	肾凝固性坏死
rheumatic endocarditis	风湿性心内膜炎
rheumatic myocarditis	风湿性心肌炎
rheumatic pericarditis	风湿性心外膜炎
rheumatic valvular heart disease	风湿性心脏瓣膜病
rheumatism	风湿病

S

schistosomiasis	血吸虫病
serous cystadenoma of ovary	卵巢浆液性囊腺瘤
silicosis	硅肺
small cell lung carcinoma	肺小细胞癌
solid teratoma	实性畸胎瘤
spleen anemic infarct	脾贫血性梗死
spleen atrophy	脾萎缩
spleen congestion	脾淤血
spleen of chronic myelogenous leukemia	慢性粒细胞白血病之脾
splenic infarct scar	脾梗死瘢痕
squamous cell carcinoma of esophagus	食管鳞状细胞癌
squamous cell carcinoma of penis	阴茎鳞癌
squamous cell carcinoma of skin	皮肤鳞癌
subacute infective endocarditis	亚急性感染性心内膜炎
subacute severe hepatitis	亚急性重型肝炎
subcutaneous capillary hemangioma	皮下的毛细血管瘤
subcutaneous phlegmonous inflammation	皮下蜂窝织炎
systemic lupus erythematosus, SLE	系统性红斑狼疮
systemic miliary tuberculosis	全身粟粒性结核病

T

the morphological change of necrosis cell	坏死细胞的形态
thrombus organization	血栓机化
thyroid adenoma	甲状腺瘤
tobacco use	吸烟
toxic type bacillary dysentery	中毒型细菌性痢疾
transplantation	移植
tubercular meningitis	结核性脑膜炎
tuberculoma	肺结核球
tuberculosis of epididymis	附睾结核
tuberculosis of joint	关节结核
tuberculosis of kidney	肾结核病
tuberculosis of peritoneum and mesenteric lymph nodes	腹膜及肠系膜淋巴结结核
tuberculosis of spine	脊椎结核
tuberculous pleuritis	结核性胸膜炎
typhoid fever	伤寒

U

ulcerative type of gastric carcinoma	溃疡型胃癌
unifocal large mass type of primary carcinoma of liver	巨块型肝癌

V

valvular insufficiency	瓣膜关闭不全
valvular stenosis	瓣膜口狭窄
valvular vitium of the heart	心瓣膜病
viral myocarditis	病毒性心肌炎
viral pneumonia	病毒性肺炎